巴山夜语系列教材

吴述温病研究 · 伏邪

吴雄志 著

辽宁科学技术出版社
·沈阳·

图书在版编目（CIP）数据

吴述温病研究·伏邪/吴雄志著. —沈阳：辽宁科学
技术出版社，2017.6（2024.7重印）
巴山夜语系列教材
ISBN 978-7-5591-0241-6

Ⅰ．①吴…　Ⅱ．①吴…Ⅲ．①伏气温病—教材
Ⅳ．①R254.2

中国版本图书馆 CIP 数据核字（2017）第 100520 号

出版发行：辽宁科学技术出版社
　　　　　（地址：沈阳市和平区十一纬路 25 号　邮编：110003）
印　刷　者：辽宁新华印务有限公司
经　销　者：各地新华书店
幅面尺寸：145mm×210mm
印　　张：8.75
插　　页：12
字　　数：300 千字
出版时间：2017 年 6 月第 1 版
印刷时间：2024 年 7 月第 5 次印刷
责任编辑：寿亚荷
封面设计：翰鼎文化/达达
版式设计：袁　舒
责任校对：王春茹

书　　号：ISBN 978-7-5591-0241-6
定　　价：49.00 元

联系电话：024-23284370
邮购热线：024-23284502
E-mail：syh324115@126.com

自 序

　　《经》云：冬伤于寒，春必病温；藏于精者，春不病温。由是伏邪温病，内外感召，伏而未发，发而化热，反复迁延，非内外一统、寒温一统，何以治之？是故风、劳、臌、膈，四大顽症，以辨证治之，医者皆云可治，然病家难免一死。故常人辨证准确而疗效不佳者甚多，阴虚肺痨而养阴归天者古今依然。伏邪温病，由何而伏，因何而发？伏于何地，发于何处？寒邪何以化热，失精何以病温？治之缓解，未尝不是邪气潜伏；症状加重，或有伏邪外透之时。余乃立温、补、托、清四法，寒温并用，攻补皆施，标本异治，随时进退。仓促之间，虽语焉不详，然示人以法，贤者自可见病知源。

　　余不敏，复惰于世。是年弟子劝言，救苍生疾厄，于光明境地，无异菩萨。余乃惶惶然赘述，复得众弟子整理成书，万一有益于世，不负众望。

吴雄志

2016 年 12 月 28 日

目　录

第一章　伏邪概论

第一节　伏邪学说

伏邪是我们治疗疾病的一个非常有特色的学术领域。关于伏邪的表述最早见于《内经》："冬伤于寒，春必病温。"就是说上一个季节感受寒邪，下一个季节发病。伏气的概念是张仲景在《伤寒杂病论·平脉法》中提出的。到了明清时期，伏邪形成了完整的学术体系，成为温病学的重要组成部分。但是实际上伏邪远远要比温病的范围广泛。我们对伏邪理论做出了更多的发挥，形成了一套独特的学术体系，临床用来治疗重大疑难疾病，如慢性细菌感染、慢性病毒感染、自身免疫病、过敏性疾病、恶性肿瘤等，其中多数都是西医认为治不好的病，而应用伏邪理论指导治疗，往往会取得意想不到的效果。

一、伏邪的致病特征

人的疾病可分为两大类：外感疾病和内伤疾病。中医将外感分为两大学科，一个是伤寒，一个是温病。温病又可以分为新感和伏邪，新感主要是机体感受外邪，感而即发，常常表现为急性传染性疾病；伏邪往往感而不发或反复发作。感而不发，是指机体在感受了邪气之后，邪气潜伏下来，经过一段时间后才发作。反复发作，是指疾病呈现从邪气潜伏到疾病发作、活跃，再到疾病缓解、邪气潜伏的反复发作的过程。感而不发和反复发作是伏邪的两个基本特点。感而即发往往是急性病，而反复发作往往是慢性病。

伏邪为何感而不发和反复发作呢？常见原因有三个：一是正邪不争。机体发生疾病的一个重要的原因就是正气抗邪，正邪相争。

我们在少阳病讲了"正邪分争，往来寒热"，正气抗邪表现出症状。疾病是机体对致病原因的应答，应答引发症状，表现为疾病发作；而机体对疾病无应答，正邪不争，则邪气潜伏。二是少阴虚寒，感而不发，如"冬伤于寒，春必病温""冬不藏精，春必病温"。三是厥阴久病入络，邪气潜伏，反复发作。厥阴入络就是有瘀血，那为什么会导致病邪潜伏呢？炎症的一个结局就是纤维化和瘢痕，纤维化和瘢痕的组织缺少血液的供应，免疫细胞、抗生素无法到达病位，而邪气正好潜伏在有纤维化和瘢痕的组织里面，我们叫作厥阴久病入络。

伏邪温病有其独特的发病规律和表现特征。伏邪与新感不仅发作规律不同，传变规律也不同。新感是从卫分到气分、到营分、到血分，而伏邪是自内而外，由血分、营分到气分、卫分。此外，伏邪还具有六气皆可伏邪、伏邪易从火化、伏邪转出少阳等典型特征。

（一）六气皆可伏邪

伏邪包括伏寒、伏火、伏风、伏燥、伏饮。为什么没有伏热呢？火分为火、热两端，我们讲的伏火包括了伏热。为什么没有伏湿呢？伏饮是伏湿的典型表现，我们讲了伏饮就没有再讲伏湿。六气皆可伏邪，风、寒、火、热、燥、湿都可以潜伏，其中温热之邪和寒邪最为常见。

（二）伏邪易从火化

伏邪易从火化，伏邪最后都要化热，就是刘河间讲的"六气皆从火化"。《内经》讲："冬伤于寒，春必病温。"比如五苓散治疗伏饮，伏饮化热要用桂苓甘露饮；再如厚朴麻黄汤治疗阳虚型慢性阻塞性肺病，用干姜、细辛、五味子的同时又用石膏；小青龙汤证也是类似的思路，心下有留饮（伏饮），一个阳虚痰饮的病人，患了感冒咳嗽（新感），新感引动伏饮，一个星期后发生肺部细菌感染（化热），化热加石膏。

（三）伏邪转出少阳

伏邪转出少阳，就是伏邪发作的时候，常常伴有少阳的症状。为什么？因为"少阳之上，火气治之"，六气化火要通过少阳。伏邪伏于三阴，转出三阳，以少阴、少阳为核心。伏于少阴，受太阴和厥阴的影响；转出少阳，受太阳和阳明的影响，但核心是少阴、少阳。"冬不藏精"是少阴，"春必病温"是少阳。当然，还有内外感召的因素，春天少阳当令，所以"春必病温"。

那么，哪些原因导致伏邪转出少阳而发作呢？一个是新感，新感引动伏邪，内外感召，比如小青龙汤证，受寒是新感，水饮是伏邪，寒、饮都是阴邪，内外感召，新感引动伏饮；一个是季节，如"冬伤于寒，春必病温"，春天流行病、传染病多发。再比如我们做过研究，卵巢癌属于阳虚型的肿瘤，冬季复发的病人预后差，大家有兴趣可以去看我们发表的论文。此外还有疲劳、正气衰弱等原因，我们有一节课专门讲述影响伏邪发作的因素。

二、伏邪与相关疾病的鉴别

究竟哪些病可以称之为伏邪？是不是所有的慢性病都是伏邪呢？不是。伏邪与新感、伏邪与痼疾、伏邪成劳与虚劳都有区别。

（一）新感

疾病可分为新感与伏邪，感而即发叫新感，感而不发叫伏邪。感而不发又有两种：一种是隔季，就是隔一季发作，如"冬伤于寒，春必病温"，冬天受了寒，第二年春天发温病，这叫隔季；还可以隔年，有的可以隔十多年，比如小时候感染乙肝病毒，到了十几岁甚至二十几岁的春天发作，就叫隔年。

（二）痼疾

伏邪与痼疾怎么区别？痼疾分为两种情况：一是反复发作的痼疾，这类痼疾往往是因为有伏邪。因为有伏邪，痼疾才容易反复发作；二是慢性迁延的痼疾，这是内伤导致的，疾病没有急性发作期，就是持续的进展。所以，如果痼疾表现为有缓解期、迁延期和急性发作期，那就是有伏邪；如果痼疾表现为慢性迁延、慢性进展，那是内伤引起的，不是伏邪。

（三）虚劳

虚劳包括两种：一种是因虚成劳，这种需要用补法。比如营养不良导致的虚劳，就是因虚成劳。另一种是伏邪成劳，因实致虚，需要攻补兼施，比如鳖甲煎丸证，或者以攻代补，比如大黄䗪虫丸证，伏邪成劳，因为存在伏邪，是"因实致虚，治其实"，这种需要用攻法，要清除伏邪，伏邪清除了，虚劳就缓解了。很多肿瘤病人表现为虚劳，如果只用补虚的方法，有的时候没有效果或者效果不明显，或者病人症状改善，但是肿瘤进展了。可见，因虚成劳和伏邪成劳的治疗方法是截然不同的。

三、伏邪学说的特色

伏邪学说是我们中医的特色。要搞清这个特色，首先要明白伏邪学说与其他中医理论的区别。

（一）辨证论治与伏邪学说

传统中医讲辨证论治，其实辨证论法是存在缺陷的。"证"是什么？"证"是机体对疾病的反应，不同的个体对同一种疾病可以出现不同的反应，表现为不同的"证"。比如，气虚体质的人得了病表现为气虚证，阳虚体质的人表现为阳虚证，阴虚体质的人表现为阴虚证，瘀血体质的人表现为瘀血证。

其实在大多数情况下，导致疾病发作的原因是病，所以叫"病因"。所谓"病因"，就是导致疾病的原因，而"证型"是不同的人表现出不同的证的类型。"病"具有连续性和传变的规律性。比如，太阳病传少阳病，少阳病传阳明病；而"证"是横断面式的，是此时此刻患者的表现。比如，经典的糖尿病，它是按照胃热→胃热阴虚→气阴两虚→阴阳两虚的规律传变，中间兼夹瘀血、肝气郁结，这是它的核心病机。一个气阴两虚的患者，他之前是胃热阴虚证，再之前是胃热证，之后可能是阴阳两虚证，但是，此时此刻辨证论治的结果是气阴两虚证，而没有反映和把握这一疾病的传变规律。

（二）辨病论治与伏邪学说

这里我们要弄清楚，疾病的转归究竟是受"病"的影响还是"证"的影响。有时候是证决定的，比如不同体质的人会导致相同疾病的不同转归。所以说"证"可以影响疾病的转归，导致不同的个体表现为不同的证，最终疾病的转归也是不同的。比如感冒，体质壮实的人用麻黄汤，气虚的人用桂枝汤，阳虚的人出现太少两感证，要用麻黄附子甘草汤。

然而，在更多的情况下、更多的疑难疾病的转归是由"病"决定的，而不是由"证"决定的，比如，风、痨、臌、膈和瘟疫。肺痨病人多表现为阴虚内热、气阴两虚乃至阴阳两虚等证型，我们辨证是准确的，但是为什么治不好呢？林黛玉得的是肺痨病，她的证型表现是阴虚或气阴两虚，这个辨证明明是准确的，但是一个阴虚肺痨的人，为什么百合固金汤治不好？而我们的验方劳咳汤里面并没有养阴的药，为什么能治疗肺结核？因为，决定疾病转归的核心因素不是"证"而是"病"，劳咳汤的思想就是以攻代补，直取其病，随证加减。

再比如臌证——肝硬化。肝硬化的病人，我们通过辨证论治用防己黄芪汤等来治疗，腹水消下去了，一段时间后又会复发，再用防己黄芪汤、柴胡桂枝干姜汤等，腹水又消了，但再过一段时间还是会复发，最终病人仍然死于腹水。是我们不会辨证吗？不是。这是因为导致腹水的核心病机不是"证"，而是"病"！再如瘟疫。历史上，严重的瘟疫会导致人大规模地死亡，一个城市一个城市地毁灭，万里无人，千村无烟，尸骨遍野，它是由"证"决定的吗？

很多时候，复杂的、重大的疑难疾病是由"病"本身决定的，而不是"证"决定的。这就警示我们要树立"病"的思想，直取其病，随证加减。这些问题大家都要认真地思考。

（三）伏邪与截断法的思想

可见，在面对一些重大疑难疾病，由"病"决定疾病转归的时候，辨证论治就有它的瑕疵。明明辨证准确，为什么治不好？这个时候应该直取其病，随证化裁。"病"具有连续性与传变规律，而传变规律受"证"的影响，知道了这一点，才能真正领会和使用我们的截断法。如果没有"病"的思想，如何去截断？辨证论治看到的是此时此刻病人的表现，如果不知道疾病的连续性和发展的规律，如何去截断？所以我们要研究"病"。

比如，伏邪分内伏和外发两个阶段，什么叫内伏？从卫、气分到了营、血分；什么叫外发？从营、血分到了卫、气分。卫气营血的传变规律是从三阳到三阴：由少阳传入太阴，邪气潜伏，再传入少阴，伏邪成巢，最后传到厥阴，病人死亡。一个肝炎患者，少阳病兼有气虚，传入太阴成为柴胡桂枝干姜汤证；然后传入少阴，雌激素灭活障碍，生殖器萎缩，男性出现阳痿；最后传入厥阴，动风、动血。它有固定的传变规律，只有掌握了疾病内伏与外发的规律，才能做到截断。如果连疾病往哪里传都不知道，截断就只是个口号了。

（四）伏邪与复杂疾病观

这里尤为重要的是，伏邪可以让我们认识到疾病的复杂性。重大疑难疾病的表现是更加复杂的，中医学告诉我们，要先表后里，分清表里，分清虚实，分清寒热。对于简单的疾病，比如感冒，要分清表里；病人消化吸收不良，要分清虚实，吃多了不消化，要用消导的办法，如保和丸，长期吸收不良、腹泻，要用理中丸。疾病有表里、虚实、寒热。

疾病的表现常常是复杂的，比如伏邪，表病入里，里病出表，虚实寒热错综复杂。邪气内伏，伏的时候是个虚证，脉微弱，表现为气虚、阳虚；邪气外发，发的时候是个实证。"冬伤于寒"，那是单纯的寒证吗？"春必病温"，那是单纯的热证吗？我们学习了伏邪，把疾病表现的复杂性搞清楚，就会明白表里、寒热、虚实并不是对立的；就会真正理解什么是"冬伤于寒，春必病温"；就会知道新感可以引动伏邪；就会知道一个疾病如何表现为新感和痼疾。如果病人的急性炎症发作了，要用栀子去清，但旧有微溏者，还要用干姜去温，微溏、脾虚、纳少是痼疾。用栀子，可以是新感，也可以是伏邪外发，平时表现为畏寒，急性发作时表现为栀子证。为什么邪气会潜伏下来？因为病人气虚，急性炎症发作，应该用栀子干姜汤，但是误用了栀子豉汤，邪气就会潜伏，反复发作。

我们有了伏邪的思想，就会知道内因和外因是统一的，表里、虚实、寒热是统一的，新感和痼疾是统一的，就会明白为什么风、痨、臌、膈、瘟疫这些重大疑难疾病难以治愈。伏邪学说可以使我们做到病证结合、内外一统、超前截断、化繁为简，真正实现我们提出的古今一统、内外一统、寒温一统和中西一统。这就是我们研究伏邪学说的重要意义。

四、如何学习伏邪学说

我们学习伏邪学说，应该注意以下几点：

第一，内外一统，就是外感和内伤一统。外感和内伤是什么关系？什么样的体质容易发生外感形成伏邪？伏邪形成之后又是如何伤害我们的身体，导致虚劳？外感和内伤相互影响，所以"冬不藏精，春必病温"。我们不要把外感和内伤割裂开来，很多内伤疾病都有外感的因素，很多外感疾病最后都可能导致内伤。

第二，寒温一统。"冬伤于寒，春必病温"，伤寒和温病是什么关系？我们不能把伤寒和温病对立起来，学《伤寒论》就不学《温病学》，或者学《温病学》就不学《伤寒论》，这都是有问题的。

第三，古今一统。为什么"冬伤于寒，春必病温"？因为"六气皆从火化"，这是刘河间的学说，我们叫作古今一统。这属于各家学说，各家学说有很多精彩的论述。他不是伤寒学派，不是温病学派，他讲"六气皆从火化"，道理是什么？背后的实质是什么？怎样去认识这些问题？

第四，中西汇通。对于中西医都很难治的重大疑难疾病，如何利用伏邪学说去取得突破性的疗效？

内外一统、寒温一统、古今一统、中西一统是我们的核心学术思想，我们将在伏邪这门课里，给大家讲述如何在这个领域实现内外一统、寒温一统、古今一统和中西一统。

第二节　伏邪的发病与复发

一、影响伏邪发作的因素

伏邪疾病的发作和转归究竟受哪些因素影响呢？

（一）体质

第一个影响因素是体质，不同体质的人发生疾病后转归不同。同样是"冬伤于寒"，但有的人没有形成伏邪，"春不病温"；有的人形成了伏邪，到了春天发生温病，这就是受体质的影响。

中医讲的体质，既来自于先天禀赋，又来自于后天获得。先天占主导因素，先天导致遗传性疾病或者对某些疾病发生遗传易感性。遗传性疾病是指一生下来就得的某些疾病，遗传易感性是指比正常人更容易得某些疾病，或者得了某些疾病之后容易发生不同的转归。后天因素，比如长期的疲劳、营养不良、恶性的情绪刺激以及重大的生活变故、高强度的工作、劳心、劳房、劳力等也会影响人的体质。先天是体质的底层代码，是影响体质的内因，是根本因素；后天是外因。我们的底层代码 DNA 决定了 RNA、蛋白质，最后表现出不同的体质。当然，底层代码也受后天的影响。

（二）痼疾

第二个因素就是《伤寒杂病论》讲的痼疾。痼疾是发生外感之前本身就有的一些疾病，比如，一个人有肝胆疾病，这是痼疾，表现为柴胡汤证，他在感受风寒后就表现为柴胡桂枝汤证，这是痼疾对疾病的影响。有肝胆疾病的人，也容易发生外感中风，为什么？"见肝之病，知肝传脾"，这类病人往往是肝郁脾虚的人。脾虚的人外感常常表现为桂枝汤证，所以肝病患者感冒之后常常表现为柴胡桂枝汤证。如果是阳虚的人，感冒的时候多表现为麻黄细辛附子汤证。

痼疾又分为两种情况：一种是急性发作期，比如说素有肝胆疾病，又出现胆囊炎急性发作，慢性肝炎急性发作；一种是缓解迁延期，就形成了伏邪。

（三）外感

感邪之后，可以感而即发，也可以感而不发，感而不发就是伏邪，邪气潜伏。我们要注意，六气皆可伏邪，不光是寒，不光是"冬伤于寒"，火也可以潜伏下来。比如肝炎，很多都属于伏火。

《内经》中讲到了形成伏邪的原因既有外感，又有内伤，"冬伤于寒"讲的是外感，是外因；"冬不藏精"讲的是痼疾，是内因。痼疾受体质的影响。比如木形人（这是体质），就是肝气郁结的人，感染乙肝病毒之后容易形成慢性乙型肝炎，形成痼疾，这类人得了感冒以后（这是外感），表现为柴胡桂枝汤证，这就是体质、痼疾和外感之间的关系。

二、七情与伏邪

伏邪是由外感六淫和内生五邪潜伏所导致的，七情情志本身不构成伏邪，但七情和伏邪有着密切的关系，主要体现为：

首先，七情都可以化火（导致我们的肝火旺），这个七情化火就是内生五邪的一邪——火邪，它的一个由来就是七情，就是机体内产生的火邪。虽然是接受外界的不良刺激引起的，但也是内在的悲、疯疯癫癫、哭哭笑笑化的火，这个是肝火。

那么，七情所化的火能不能潜伏？哪类人七情化火能伏下来，哪类人不能呢？外向型的人就不容易七情化火潜伏下来，因为这类人有一个特点，受到情绪刺激，立刻就发作出来，就是中医讲的感而即发，发泄出去了就不容易化火，也就不容易潜伏下来，情绪本身不潜伏，但是情绪可以化火潜伏，容易出现潜伏的是以下两种人：

一种是内向型性格的、抑郁的人。这类人往往阳气不足，严重阳虚的人往往表现为抑郁症；火气重的人往往表现为躁狂症。阳虚的人表现为"少阴之为病，脉微细，但欲寐也"，精神状态很萎靡，你骂他，他不回应，回家掉眼泪，此类人就容易七情化火潜伏下来，这与"冬伤于寒，春必病温"机理相似。

还有一种是本来就有伏邪的人，当情绪刺激时可以引动伏邪。但是情绪本身不能成为伏邪，因为七情化火，肝阳暴张，导致伏邪外发，这个就相当于"春必病温"的机理，因为肝主疏泄，肝主生发，肝阳旺盛的时候，一个肝阳暴张的人，本身又有伏邪，就会引动伏邪化火，然后可能会出现诸如心脑血管的急症，最后导致病人的死亡，这类人本身有伏阳，突然间出现的种种情绪刺激而发病，仍然符合"冬伤于寒，春必病温"的机制。

所以伏邪的"伏"是指外感六淫、内伤五邪这种邪气的潜伏，当然内生五邪的原因很多，情绪是原因之一。而情绪（七情）化火，既可以在抑郁的（冬伤于寒的）人体内潜伏下来，也可以作为一种"春必病温"的因素引动本就潜伏在体内的伏邪。

另外，还有个原因就是伏邪外发于少阳，是因为这种有伏邪的人都有肝胆疾病，即中医讲的肝气不调达引起的疾病，就容易形成伏邪。当然，这里的肝胆疾病，在伏邪温病里指少阳，不包含厥阴的部分。

少阳是伏邪外发的因素，伏邪发自少阳，而伏邪内在核心因素是少阴，即"冬伤于寒""冬不藏精"。内因和外因，就是三阳和三阴共同决定了伏邪的发生，伏邪转出少阳，前面太阳后面阳明，当病邪伏于少阴时，前面太阴后面厥阴，所以抓住"少阳—少阴"这根轴，就能深刻地理解伏邪形成的机理。

三、伏邪的复发

伏邪有个特点是反复发作，没有发作的时候，病邪就潜伏，发作的时候，它就"病温"，要么伏、要么发，迁延不愈。病邪潜伏时，往往难以察觉，病人看起来与正常人没有区别，当然，我们可以诊断，在伏邪的诊断这个章节我再给大家详细讲述。

伏邪复发主要分为以下六种情况：劳复、正复、食复、自复、病复、时复。《伤寒杂病论》主要讲了劳复和食复，清代温病学派吴又可在《温疫论》中对劳复和食复作了发挥，提法与《伤寒杂病论》一脉相承，此外他还提出了新的观点：自复。我们认为，伏邪的复发不止这些，还应有正复、病复和时复。

（一）正虚劳复

什么是劳复？《温疫论》讲："疫邪已退，脉证俱平，但元气未复，或因梳洗沐浴，或因多言妄动，遂致发热，前证复起，惟脉不沉实为辨，此为劳复。"就是说正气虚弱，疲劳的时候疾病可以复发。劳复是因为正虚，正气虚弱相当于西医讲的免疫功能低下，这个时候伏邪容易复发。临床常见于以下四种疾病。

1. 肿瘤。肿瘤病人做完手术以后，由于正气没有得到恢复，免疫功能低下，在疲劳的情况下可以引起肿瘤的复发。

2. 暴发性肝炎，常常导致患者死亡。以前农村打谷子没有机器，全靠人力，非常耗费体力，有的肝炎患者本来恢复得挺好，他回家打谷子，由于劳累过度，发生暴发性肝衰竭导致死亡。肝为罢极之本，肝脏病经常表现为乏力，原因很多，有可能是肝气不舒，也有可能是肝郁脾虚，我们要告诉患者注意休息，尤其是肿瘤患者。

3. 肿瘤合并疱疹。带状疱疹是个伏邪，感染带状疱疹，可发作可不发作，也可以早期有发作，随后病毒潜伏在神经根，在免疫功能低下时，疱疹病毒活跃，发生带状疱疹或单纯疱疹，比如还有口唇的疱疹。所以晚期肿瘤患者如果合并疱疹，提示他免疫功能低下，在西医看来预后不良。

4. 支气管哮喘，此病儿童易发。到了 12 岁以后，一部分儿童的哮喘可以自愈，为什么？因为随着年龄的增长，机体正气恢复，哮喘自己就好了。

（二）正复

传统中医没有正复这个概念，它是伏邪中很特殊的一种情况。我们知道，疾病的基本病机是正邪相争，正邪不争，邪气潜伏，西医称为免疫耐受，就是机体不识别这种邪气，就会发生伏邪。当机体正气来复、正邪相争的时候，一些疾病反而可能急性发作。

以乙肝为例，中国有一亿多乙肝病毒携带者，尤其是在农村，很多都是儿童感染。儿童感染乙肝病毒后，常常并不发生肝炎，而是成为病毒携带者。随着儿童的成长，到了"二八"进入青壮年期之后，乙肝病毒开始活跃，所以患者往往是 20 岁到 40 岁的人。而且，这个年龄段的人容易发生暴发性肝衰竭，因为正邪相争太过，少阳传阳明，然后出现肝昏迷，甚至死亡。正邪不争病邪潜伏，正邪相争太过则容易导致患者死亡。

再如自身免疫病，好发于育龄期女性。育龄期女性有个特征是雌激素水平高，而雌激素是免疫活化剂。为什么女性比男性平均寿命长？从生理学上讲一个重要的原因就是雌激素是免疫活化剂。也正因于此，育龄期女性自身免疫病最多见，这种患者局部或全身表现为热，有的人偏阴虚，如"冬不藏精"的人；还有的人是"冬伤于寒，春必病温"。随着人体衰老，雌激素分泌减少，一些自身免疫病反而会减轻。可见，正邪相争也是导致伏邪发作的一个重要原因。

正复可以导致伏邪发作，这是传统中医没有认识到的。西医治疗乙肝使用干扰素，前提是转氨酶要上升，胆红素正常。因为转氨酶上升，表明正邪相争（炎症反应），肝脏没有炎症反应的情况下用干扰素基本无效；同时，又要求胆红素正常，如果胆红素也上升，表明正邪相争太过，容易导致肝衰竭死亡，西医也是从这个角度去认识疾病的。这就是我们提出的正复。

（三）食复

《温疫论》讲："若因饮食所伤者，或吞酸作嗳，或心腹满闷而加热者，此名食复。"因此，中医常常讲饮食禁忌。食复怎么办？"轻则损谷自愈，重则消导方愈"。

比如过敏。很多食物可以导致过敏，尤其是海鲜，吃了海鲜后发病了，甚至过敏性休克，好了以后再吃海鲜又发病了，这就是食复。

再比如肿瘤。牛羊肉可以促进肿瘤的生长，熏肉、泡菜、咸菜、烟、酒等都可以促进肿瘤生长，但对不同的肿瘤有不同的促进作用。有的肿瘤明显地受这些饮食影响，有的肿瘤受到的影响小或者没有影响，这与发病的部位有关系。不同的肿瘤有不同的饮食禁忌，中医叫"食复"。

（四）自复

吴又可还提出了自复，什么是自复？"无故自复者，以伏邪未尽，此名自复"，即莫名其妙疾病就复发了，找不到原因。"当问前得某证，所发亦某证，稍与前药，以彻其余邪，自然获愈"，就是伏邪没有彻底的治愈，自己复发了，然后用以前相同的药，自然获愈。

其实我们知道，自复的人用前面的药常常不能治愈。为什么伏邪未尽呢？一是前面的治疗有问题，伏邪没有得到正确的治疗，二是疾病本身有一定的传变规律，如果再用前面的药，往往还是病邪潜伏，不一定能够治愈。比如类风湿关节炎，吃了药后症状缓解，关节不疼了，3个月后复发，再吃药，关节又不疼了，病好了吗？没有，是病邪又潜伏了，可能两年、三年以后又再次发作。

再比如肿瘤，一个7cm的肿瘤，手术切了5cm，剩下2cm，这种情况下绝大多数都会复发。为什么？因为肿瘤没有切干净，伏邪未尽。所以对可以手术治愈的，一定要行根治性手术，这是肿瘤外科的第一原则。但是，肿瘤切干净了，为什么还复发呢？因为肿瘤是全身性疾病，局部发生的肿瘤只是整体疾病的一种表现。比如一期乳腺癌，肿瘤小于2cm，虽然外科切干净了，但实际上在患者的骨髓中可以找到潜伏的细胞团，还没有形成转移灶，我们叫微转移。为什么？"冬不藏精"，病邪潜伏到了骨髓。当然，肿瘤切除后，西医还有相应的治疗方案，比如危险的评估，杀灭残余肿瘤细胞等，我们这里不做讲述。

在伏邪理论中，自复的概念是很重要的。因为邪气可以聚集生长，邪气能够自己增殖，如潜伏的肿瘤细胞活化后会越长越大。

（五）病复

病复是我们提出来的，即伏邪可以由疾病引发，新感引动伏邪。比如支气管哮喘，常常被感冒所诱发。

（六）时复

时复，就是环境可以诱发伏邪，如温度、湿度、季节等。温度可以诱发伏邪，如天气冷了，关节就开始疼；湿度也可以诱发伏邪，如刮风下雨的前一天，关节就开始疼；季节也可以诱发伏邪，如"冬伤于寒，春必病温"。

第三节 伏邪的病理模型

本节课我们以病毒性肝炎（图1）为例，讲述伏邪疾病总的病理特征。为什么以病毒性肝炎为例呢？因为它是非常典型的伏邪，能够完整地体现伏邪的基本转归，其他疾病可以参考它。

一、伏邪的病程转归

乙肝病毒（HBV）是一个DNA病毒，患者感染了乙肝病毒，可以感而即发，也可能感而不发。第一种情况是感而即发，发生急性肝炎，有三种转归：

1. 病愈。这种情况往往要见太阳证，也就是麻黄连轺赤小豆汤证，这是最容易痊愈的。为什么呢？因为急性肝炎感染以后，人体会分泌干扰素，足量的干扰素能够清除乙肝病毒。使用过干扰素的大夫都知道，打了干扰素以后，病人会出现流感样症候群，发烧、一身疼痛。其实我们平时感冒出现发烧、头痛、身痛，就是干扰素引起的。机体分泌干扰素来对抗乙肝病毒，这种情况往往在太阳经，患者出现了麻黄连轺赤小豆汤证，这是最容易治愈的，乙肝可能就此痊愈。

2. 相争太过。急性肝炎由于正邪相争太过，出现严重的肝脏炎症，引起肝衰竭死亡，这是正邪相争太过转入阳明。当然，重症肝炎不一定都会导致死亡，有的患者会转成慢性肝炎、肝硬化。重症肝炎之后，大面积肝坏死，由于再生的肝脏没有肝小叶的结构，特别容易转成肝硬化。当然得了重症肝炎以后，病毒最容易被清除，但它是以牺牲肝脏的器质为代价的。

3. 相争不及。急性肝炎在少阳，相争不及会导致慢性化，病邪潜伏。为什么相争不及呢？太阴脾虚，"见肝之病，知肝传脾"。正邪相争，取决于正气，脾主气，太阴脾虚，正气不足以托邪外出，邪气潜伏导致肝炎慢性化。慢性肝炎可以呈现反复发作的特征。炎症反复发作不能彻底治愈，它的重要结局之一就是纤维化，最后导致肝硬化、肝癌，患者死亡。疾病不一定发展到肝癌才会导致死亡，肝硬化本身就可以导致慢性肝衰竭死亡，重症肝炎也可以引起暴发性肝衰竭，大块肝坏死导致死亡。

由急性肝炎到慢性肝炎的过程，就是因为太阴气虚。慢性肝炎发生肝纤维化，雌激素灭活障碍，生殖器官萎缩，男性出现阳痿，这是传入少阴。从慢性肝炎到肝硬化的过程，不断地发生炎症坏死，最后正常肝脏组织被纤维组织包裹，大量的再生结节代替肝小叶的结构，肝脏变成一块僵硬的组织，这是到了厥阴，伏邪成巢、伏邪成劳、痰凝、血瘀、毒聚，最后导致死亡。

这就是由急性肝炎到慢性肝炎反复发作，最后发生肝硬化的过程。反复发作是伏邪的一个特点，反复发作分为缓解期和发作期，缓解期是伏，发作期是发，呈现伏、发反复交替的特征。

4. 正复，多见于儿童。儿童发生 HBV 感染以后不会即刻发生急性肝炎，表现为感而不发，成为无症状的病毒携带者，携带期可长达数十年。长到 20~40 岁的时候，身体壮盛，正邪相争，病毒开始活跃，发生肝炎，或直接形成慢性肝炎，反复发作。为什么 HBV 会长期潜伏？因为这种人少阴肾虚。为什么到 20~40 岁发作呢？因为人到了这个年龄段，也就是我们讲的生育期，天癸至，身体壮盛，少阴肾气来复，肾气足。这是伏于少阴。伏于太阴的特点是正邪相争不及，反复发作，慢性化；伏于少阴的特点是感而不发，潜伏多年，最后肾气来复再发作。伏于少阴还有一个特征，就是 HBV 的 DNA 可以整合到人的 DNA 中，使人的 DNA 携带乙肝病毒的 DNA 片段，而且整合到人的 DNA 后可以合成一些蛋白质，这些蛋白质可以持续促进肝细胞的再生，最后导致肝癌。

二、伏邪的六经传变

这张图（图 1）可以给大家一些什么样的启示呢？

第一，伏邪以少阳为枢，发自三阳，转出少阳（急性肝炎就是在少阳）。如果在太阳，会出现流感样综合征，这是机体诱生的干扰素引起的，说明机体抗病毒的能力很强，患者常常自愈，这是太阳痊愈。这与用干扰素不同，外部给药（注射干扰素）不能顺利激发机体强大的抗病毒能力；如果相争太过则传阳明，这是大柴胡汤证，发生重症肝炎，可以导致死亡。

第二，从太阴传少阴、厥阴，这是伏于三阴。如果太阴脾虚，相争不及，"见肝之病，知肝传脾"，则转为慢性肝炎，形成伏邪。慢性肝炎反复发作，呈现缓解期、发作期交替的特点，最后发生肝纤维化，生殖器萎缩，出现阳痿，出现少阴病，然后肝脏整个纤维包裹，形成肝硬化出现厥阴病，最后肝衰竭、肝癌死亡。

第三，伏于少阴，感而不发。HBV 感染以后，感而不发，成为无症状携带者，到 20~40 岁的时候，人体肾气来复，肝炎发作，成为慢性肝炎，这是少阴潜伏。还有一种情况是整合到少阴，就是 HBV 的 DNA 整合到人的 DNA 中，为什么说整合到 DNA 中是少阴呢？因为人的底层代码 DNA 决定了人的生长、发育、生殖，这是由肾所主。HBV 的 DNA 整合到人的 DNA 上，促进肝细胞癌变，这种情况很难治愈。

从这张图上我们还可以看到伏邪的几个重要因素：发于三阳，转出少阳，转出少阳可以兼有太阳、阳明；伏于少阴，以少阴为枢，它核心的病机是少阴，可以兼有太阴、厥阴；太阴、少阴都可以导致伏邪的发生，最后到厥阴；伏邪有反复发作、感而不发两种类型，我们从图中也都可以看得很清楚，基本上反映了伏邪发生、发展的全过程。

第四节　伏邪的病理过程

伏邪在温病学中形成了伏邪温病的概念。伏邪首先是"伏"，病邪潜伏，有潜伏期或者缓解期；其次是"发"，邪气外发，有一个发作期或者急性发作期；最后是"化火"，表现为炎症。

一、伏

伏邪的"伏"主要有四种情况：

1. 急性感染性疾病的潜伏期。潜伏期超过多久算伏邪？我们人体的免疫系统接触病原微生物，如果是第一次接触，发生免疫应答需要 10~14 天，有时接触的病原微生物很少，它在体内繁殖几天，然后才在体内发生免疫应答，但是平均就是 10~14 天。从接触病原微生物到发生疾病，如果超过了半个月，那么我们就认为这个潜伏期比正常的潜伏期长，它可能有伏邪。当然过去温病学实际上并没有严格地观察疾病的潜伏期，因为中国的温病学和西方医学的研究方式不一样。按照温病学的理论，如果疾病发自血分，它认为这个病就是伏邪——感染，首先是在卫分、气分，然后到营血分，但是在卫分、气分时没有症状，叫作"伏"，等它有症状的时候一发就是营血分，叫作"发"。虽然我们传统观察疾病的方式不知道潜伏期有多长，但是疾病一开始就发自营血分，那么前面的感染过程就应该有一个伏的过程，这是中医病因学的倒推法，叫"审证求因"。中医没有西方医学的研究方法和手段，所以就采取"审证求因"的方法去倒推，这是中医的一个传统的研究方法。

2. 慢性感染性疾病的缓解期。比如慢性肾盂肾炎，有急性发作期，也有缓解期，缓解期邪气就潜伏，当机体免疫系统被抑制的时候，细菌在肾盂大量繁殖，导致尿路感染急性发作，这是免疫力低下的时候发作。免疫力很强的时候，像乙肝病毒发生严重的正邪相争，也可以发作。

3. 隐匿进展期。隐匿进展就是感染疾病后，炎症持续地损害机体，但临床表现不典型，正邪相争很轻微。比如说乙肝。病人感染乙肝病毒后，他自己并不了解，来就诊时已经是肝硬化，其实患者过去 20 年都在发生肝炎，只不过病情很隐匿，没有临床表现，也没有医生为他诊断出来。隐匿到什么程度？隐匿到他的转氨酶轻微升高，他平时转氨酶只有十几 mmol/L，现在是 30 多 mmol/L，而转氨酶在 40mmol/L 以下我们一般认为是正常的。肝脏穿刺活检病理上发现有炎症，但这个炎症平时没有显著的临床表现，我们观察不到，所以他来就诊时就是肝硬化了。

那么，隐匿进展是不是就没有临床表现呢？有的，只是不管中医、西医，一般大夫难以发现。举个例子，病人感冒，服用柴胡桂枝汤后感冒好了，但是病人体内的隐匿性肝炎往往被漏诊。普通病人感冒初起怎么会是柴胡桂枝汤证呢？桂枝是新感，柴胡是痼疾，我们要立刻去触诊病人的胆囊有没有问题，如果没有胆囊炎、胆结石，病人的肝脏可能就有问题，可以去叩肝区，再一查转氨酶 30 多 mmol/L（在正常范围），需要考虑化验室检查乙肝病毒，或者做一个肝穿看是否有炎症，我们要意识到病人可能有隐匿性的肝炎。另外，我们也可以从舌诊判断，如果感冒后舌的两边肿胀，也提示我们病人有伏邪。再比如病毒性心肌炎，病人没有心肌炎的症状，他一来就诊就是心力衰竭，但其实并非疾病初起就是心力衰竭，而是病毒性心肌炎已经发生了 5 年、10 年，隐匿进展没有临床表现，我们没有诊断出来。

这类疾病往往被误诊，肝炎多见。我们很多病人来就诊就是肝硬化，一查是乙肝病毒感染，而他之前并没有感染症状，但实际他每次感冒都是柴胡桂枝汤证，有时肝区不适。你摸到他脉弦，舌边也是肿胀的。如果做肝脏穿刺，能够穿刺诊断出肝炎来。隐匿发作并不表示诊断不了，而是专业素养不够。我们中医的诊断知识也有助于诊断西医疾病。所以这种隐匿不表示完全无症状，只是没有典型的急性发作的症状而已。

4. 病邪终生潜伏。患者没有表现发作的过程，也没有炎症反应，对患者自己也没有影响，但他是病毒感染者，排毒危害社会。比如西医界很有名的"伤寒玛丽"：一个叫玛丽的厨师，她是伤寒杆菌的携带者，携带终生，自己没有发病，但她一辈子都在排毒，吃她做的食物就患肠伤寒。这里的肠伤寒不是我们讲的《伤寒论》的伤寒，而是西医讲的一种传染病，中医认为是伏邪温病。当她被发现以后，终生隔离。这种情况很少见。

所以，从疾病治疗上来说伏邪有三种情况，第四种情况涉及疾病预防等，也是有意义的。这是伏邪的"伏"。

二、发

伏邪"伏"则不发病，发出来才是病。它发出来是温病。什么是温病？张仲景讲"阳明居中，主土也，万物所归，无所复传"，也就是说感染各种病邪，它在急性期都要传到阳明；到了刘河间就是

"六气皆从火化";到了明清时代温病学就是温病。大家可以看到中医的学说是有连贯性的,只是被我们人为地割裂为张仲景的学说,刘河间的学说和温病学说。

伏邪的"发"也有几种情况:

1. 感染发作。感染以后经过一段时间的潜伏再发作,即先是感染,之后伏,然后发。

2. 慢性疾病急性发作。它可以是感染以后伏,伏而后发,发而又伏,伏而再发,反复发作。它也可能就是一个急性病而非伏邪,先是发,发而不愈,病邪潜伏,伏而再发。也就是说,它既可以是伏邪温病慢性化以后的急性发作,也可以是新感慢性化以后的急性发作。

3. 传变后发作。比如病人患病毒性肠炎好了,两周以后又发生了病毒性心肌炎。这个病毒性肠炎与病毒性心肌炎有关系吗?它们可能是一个病,是导致病毒性肠炎的病毒跑到心脏,损害心脏发生心肌炎。《伤寒论》讲了,用了葛根汤不行的话要用葛根芩连汤。新感的时候是病毒性肠炎,大夫以为肠炎好了,实际上病邪潜伏了,伏而后发,再发的时候传变了。新感的病毒性肠炎,再发的时候是心肌炎,因为是传变后发作,很多人往往不认识。

三、化火

伏邪发了之后有一个共同的特征,它一定是有火。这个火是什么?火就是西医讲的炎症。局部的炎症表现为红肿热痛,这是阳明在经的栀子证,栀子是一个强力的局部抗炎药;全身的炎症表现为大热、大渴、大汗、脉洪大,这是白虎汤证,西医称为全身炎症反应综合征。炎症导致的致炎因子还可以抑制肠道蠕动而出现便秘,表现为承气汤证。

伏邪是温病，它总会出现炎症反应，严重的就出现全身的炎症反应，轻微的就表现为局部的炎症反应。炎症反应在体表则表现为红肿热痛，如果是在体内，加之病人本身是"冬伤于寒"的阳虚体质，炎症反应常常不是很剧烈。这一点，没有受过专业训练的人往往难以发现。

伏邪常常见于慢性细菌感染、慢性病毒感染、自身免疫病和肿瘤等疾病，这些疾病的共同特点就是都表现为炎症反应。

第一，慢性细菌感染可以表现为新感转伏邪，感邪之后，长期感而不发，病邪潜伏多年，发生慢性炎症；也可以是伏邪急性发作后迁延不愈，再次潜伏。我们讲慢性细菌感染，其实还有真菌，真菌特别容易潜伏，形成慢性感染，治疗周期长。第二，慢性病毒感染也是有炎症，机理与慢性细菌感染相似，也表现为新感转伏邪，以及伏邪急性发作后迁延不愈。第三，自身免疫病。自身免疫病是免疫相关性炎症，也是一段时间缓解，一段时间加重。第四，肿瘤。肿瘤也和炎症相关，叫作肿瘤相关性炎症，尤其是白细胞介素-6和肿瘤坏死因子（TNF-α）这两个细胞因子常见于肿瘤相关性炎症。肿瘤常常表现为局部有热，既然它表现为有热，为什么说它是伏邪呢？肿瘤手术切除以后，一段时间后常常会复发。再比如，肺上有一个结节，潜伏了三年、五年不发作，之后快速生长，形成一个大的肿瘤病灶。肿瘤表现为反复潜伏、发作的过程，手术或者化疗以后再潜伏、再发作，所以它是伏邪，而且不光表现为潜伏、发作，它还化火，因为它有肿瘤相关性炎症，所以肿瘤病人全身有寒，但局部却表现为有热，这体现了伏邪的典型特征。

第二章　伏邪病机

伏邪的基本病机包含 6 个方面（图 2）。伏邪的形成首先要感邪，感受外邪后因为太阴气虚，正气不足以御邪，导致正邪不争，感而不发。少阴虚寒又导致邪气潜伏，最后厥阴入络。太阴正邪不争、少阴虚寒、厥阴入络，三阴导致了邪气潜伏，所以我们说伏邪伏于三阴。邪气长期潜伏，导致伏邪成巢，痰凝、血瘀、毒聚，最后伏邪致劳，发生虚劳，乃至死亡。这就是伏邪的基本病机。

第一节　感受外邪

伏邪的形成，首先是感受外邪，邪气潜伏，感而不发。如果感而即发，那是新感，邪气一发，疾病即愈也是新感，正因为感而不发或者反复发作，邪气潜伏，所以才被称为伏邪；第二，内外感召，在环境的影响下疾病发作；第三，六气化火。发作的时候六气化火，表现为温病，同时转出少阳，这是伏邪的一个基本转归。为何转出少阳？《内经》讲"少阳之上，火气治之"，所以六气化火要通过少阳。

一、感受外邪，感而不发

六气都可以潜伏，最常见的是伏寒，"冬伤于寒，春必病温"；伏湿，如类风湿性关节炎；伏热，如乙肝病毒；伏风，如皮肤过敏性疾病，冷性荨麻疹表现为着凉受寒或风吹就起疙瘩，过一会儿又会消失，它就是伏风；还有伏燥，燥邪也可以潜伏，所以我们说六气都可以潜伏。

外感、内伤不外乎都是六淫之邪，在外感叫六淫，在内伤叫五邪。为什么只有五邪呢？火与热为一，分作两端，在外叫六淫，即风、寒、火、热、燥、湿；在内只有风、寒、热、燥、湿，没有把火和热分开。不光外感六淫可以潜伏下来，内生五邪——内风、内寒、内热、内燥、内湿都可以潜伏。像我们用泽漆汤治疗肿瘤，"痞坚之处，必有伏阳"，这个伏阳就是伏火（内热）。

《伤寒杂病论》有很多论述邪气潜伏的地方，只是大家没有注意，比如小青龙汤"心下有留饮"，用姜辛味，化热加石膏；厚朴麻黄汤也是治饮，它直接就用了石膏；防己黄芪汤"下有陈寒者"加细辛；当归四逆汤"内有久寒者"加吴茱萸、生姜；麻杏苡甘汤"久伤取冷所致"，这些都是讲邪气潜伏。

这里注意一下，邪气潜伏，伏于少阴，用附子加细辛；伏于厥阴用吴茱萸加生姜；湿邪潜伏发出来发于太阳，用麻杏苡甘汤，伏于太阴的时候用附子、白术，因为白术健脾行水，附子温肾行水，仲景称为"以术附并走皮中，逐水气未得除故尔"。附子配白术是治湿邪潜伏常用的一个配伍。为什么呢？因为太阴脾主湿，脾主治水，肾蒸腾气化，这两脏与水液代谢关系最密切。可见，寒邪的潜伏，可以用附子配细辛、附子配白术、吴茱萸配生姜，一个在少阴、一个在太阴、一个在厥阴。

二、内外感召

内外感召就是在环境因素的影响下，病邪外发，疾病发作，它是导致伏邪发作的一个重要原因。

（一）内因

内外感召的"内"，指的是机体的正气状况，正气的状况决定了机体能否形成正邪相争及疾病发作。出现正邪相争有两种情况：

第一，正气亏虚。机体的正气不足以抗邪，可以导致伏邪外发。

比如慢性肾盂肾炎等慢性感染性疾病，机体的正气不足以抑制那些潜伏的细菌，它就可以快速增殖，导致炎症急性发作。或者正气不足以把细菌清除掉，细菌也不能大量增殖，正邪处于胶着状态，就潜伏下来进入迁延期，一旦机体处于极度疲劳、机体免疫功能低下时，细菌就会大量繁殖，导致慢性肾盂肾炎急性发作，出现尿频、尿急、尿痛。

第二，正气来复，也可以导致伏邪发作。正气来复指的是什么？由于机体的正气不足以抗邪，所以导致免疫耐受，正邪不争，而当正气来复的时候，正气奋起抗邪，疾病就出现急性发作。比如青少年时期感染乙肝病毒的患者，他们往往处于免疫耐受期，机体不去攻击乙肝病毒，不出现症状，所以很多患病的儿童没有乙肝症状，他根本不知道自己有乙肝。到青壮年正气来复，足以抗邪，正邪相争发生疾病，所以到了青壮年之后，乙肝急性发作，即慢性乙肝急性发作，发生肝脏的炎症。

疾病是机体对外界致病因素的应答，正气不足不能应答，它就导致不发生疾病，一旦正气亏虚和正气来复都可以导致伏邪的外发，这是内因。

（二）外因

外因，指的是外部环境，比如"冬伤于寒，春必病温"。再比如湿邪导致的关节炎、类风湿性关节炎，一刮风下雨关节就疼，或者还没有刮风下雨它就开始疼，像天气预报一样，这是外在的湿邪引动内部的湿邪，潜伏下来的湿邪受环境的湿邪的影响急性发作，内外感召。另外，还有外感引动伏饮，比如慢性阻塞性肺病，就是心下有留饮，一得了感冒，哮喘就急性发作，它是被外寒所引动。

三、六气化火

潜伏的邪气急性发作，有一个六气化火的过程，比如寒邪化热。慢性支气管炎、支气管哮喘的病人感受了寒邪，如果没有及时用小青龙汤发表，过了一段时间并发肺部感染，就转为麻杏石甘汤证。实际上，用麻杏石甘汤并非是最合适的，因为麻杏石甘汤虽然有石膏清阳明，治"汗出而喘，无大热"，但它还有一个虚证在里面。我们可以在麻杏石甘汤里加点当归、川芎养血，人参补气，那就是《古今录验》续命汤。如果是虚象很明显的咳喘，可以直接用续命汤。续命汤原方说得很清楚，"兼治妇人产后出血者，及老人小儿"，咳喘、肺胀还是用石膏。所以续命汤也可以治疗肺病，尤其老人、小孩和妇人的肺病尤为适宜。厚朴麻黄汤治疗寒象很明显的咳喘，也含有石膏。它治疗"咳而脉浮者"，如慢性支气管炎、肺气肿等。为什么不等到脉数而是脉浮就用了石膏？这是截断法，防止病邪发作。这个方治的是寒象很明显的咳喘，但方中仍要用石膏。如果辨证有困难，最简单就是小青龙汤，见烦躁加石膏，即小青龙加石膏汤。所以我们说六气皆可化火，这是伏邪潜伏以后的一个特点。

我们认识了伏邪发生的这些基本特征，就可以根据它的基本特征做相应的处理。

第二节　正邪相争

少阳病的基本病机就是正邪相争，代表方是小柴胡汤。柴胡引邪出表，黄芩清里热，再加上人参托邪，这是小柴胡汤的基本结构。正邪相争太过，那是大柴胡汤证。相争太过转阳明，所以大柴胡汤就用大黄泻阳明之热，用芍药泻肝；去了人参，因为人参托邪，相争太过再用人参病情会加重。正邪相争不及是柴胡桂枝干姜汤证。相争不及实际上是正气不足，脾气不足，此时单用人参托邪力量就弱了，而且患者不光是脾气虚，脾阳也不足，所以用桂枝、干姜。里面还有甘草干姜汤，这是太阴病的方。

正邪相争与否和疾病的转归有很大的关系。如果正邪不争，即便有邪，机体对邪气不应答，这时候机体处于免疫耐受。什么是免疫耐受？就是机体对病邪不应答，用中医理论讲是正邪不争，导致邪气潜伏，也就是我们讲的伏邪。很多病都有伏邪，比如慢性支气管炎，慢性支气管炎的缓解期就是伏邪，有伏寒、伏饮，外感之后急性发作，类似于太阳表证，实际上是个内伤疾病，由外邪引动，所以要与太阳表证相鉴别。治疗一些疑难疾病，如果要缓解症状，可以促使正邪不争，症状就能缓解；如果要治愈，就要让机体与邪相争，驱邪外出。

"冬伤于寒，春必病温"，"冬不藏精，春必病温"，为什么要等到春天呢？因为春天少阳当令，天之阳气和人身的阳气来复，所以春天发为温病。治疗这些疾病托邪外出后，大部分都发于少阳，少阳不解才传阳明，这就是少阳病基本病机为什么是正邪相争的原因，这也是伏气温病为什么都从少阳立法、都从黄芩汤立法的原因，少阳夹湿的，比如达原饮；少阳兼有伤阴的，比如黄芩汤加豆豉玄参方。转出少阳，相争太过则发为阳明，相争不及则邪气又潜伏，出现慢性迁延化。

治疗伏邪的时候还要注意调平，为什么要调平？因为用药托邪，使邪外出，正邪相争，相争太过因转阳明，最后动风动血，可以导致疾病的恶化，所以我们一定要注意调平、平衡。怎么平衡？比如黄芪配黄芩，黄芪诱生干扰素，是一个补气药，用来治疗病毒感染；黄芩清里，是一个免疫抑制剂，抑制免疫应答，抑制炎症反应。黄芪配黄芩就是调平。甘草配附子也是调平，甘草有拟皮质激素样作用，能够抑制正邪相争，所谓"土能盖火"，它能抗炎。附子温阳，可以活化免疫系统，能够振奋机体的阳气，与邪相争。再比如，我们做化疗时，一方面用补法促进肿瘤细胞的生长，一方面用具有细胞毒的、作用于 S 期的药物卡培他滨等或者中医的毒性药物去杀伤肿瘤细胞，而这些药物正好是作用于生长活跃期的细胞。所以说，调平包括了剂量的问题、用药的时机问题和进退的问题。

调平法反映到少阳，就是小柴胡汤的黄芩配人参，用人参托邪，为什么要托邪？第一，使邪气不往三阴内陷；第二，使邪气外出，邪气出来之后再用柴胡和黄芩清解。理中人参黄芩汤的人参、干姜配黄芩，以及柴胡桂枝干姜汤的干姜配黄芩也是调平法。很多肝脏疾病用了中药的补药之后都会出现肝功能的活跃，关键就是人参配黄芩的量，或者干姜配黄芩的量，这两组药剂量的调平是关键。大家有没有这个经验，吃了干姜或者理中丸就会咽喉痛，嗓子痛，这是龙火上炎，"少阳之为病，口苦咽干目眩也"，这种人肝胆是有伏邪的，应该配黄芩。

少阳病的病机为正邪相争，所以调平法是少阳病的核心。如果相争太过就转出阳明，成为大柴胡汤证，最后可能因为疾病的恶化而死亡，见于很多急性病；如果相争不及，疾病就慢性化，表现为柴胡桂枝干姜汤证，多见于慢性胆囊炎，慢性肝炎，慢性胰腺炎等；如果正邪不争就表现为伏邪，疾病潜伏。所以要使正邪相争，又不相争太过，关键就是调平法，少阳病的核心就是调平法。如果病人有少阳病，吃了药以后病情加重，这是很正常的。

调平法的这个思路，这个尺度，其实西医也是这样用的，我们中医只是做得更巧妙而已。比如慢性肝炎，转氨酶升高，这就是正邪相争的结果，只要胆红素正常，肝脏的解毒功能没受到损伤就不用担心。反之，如果用药后胆红素持续升高，越来越高，那就有问题了，容易诱发暴发性肝炎。西医用干扰素治疗慢性肝炎，有几个要求：第一，转氨酶要升高，处于正邪相争的状态。转氨酶正常的患者用干扰素效果不好。第二，没有黄疸，因为有黄疸的时候，肝脏的解毒功能受到损伤。肝损伤严重的，用干扰素容易导致病情恶化，甚至死亡。第三，在使用干扰素期间，不能出现黄疸，如果用了干扰素之后出现黄疸，胆红素持续升高，干扰素要停用。因为正邪相争太过，可能会诱发暴发性肝衰竭，导致患者死亡。所以西医使用干扰素，正邪不争的不用，正邪相争太过的不用，正邪相争的可用，用了以后正邪相争才有效。但用了以后正邪相争太过的，也要停用。中医治疗慢性肝炎等肝脏疾病，我们的治疗方法也是这样的，只不过对正邪不争的，中医还有办法。西医对正邪不争的，干扰素就没有办法了。

治疗慢性疾病，如果不使正邪相争，单纯地驱邪也可以，也往往可以见到病情缓解。比如慢性肝炎，单纯地驱邪，如果正气不足，用了一些清热解毒等的药物，肝功能有的能好转，但是好了以后就转化为慢性肝炎，疾病潜伏，长期不能治愈。疾病之所以出现症状，就是因为正邪相争，正气驱邪，机体会出现各种不适的情况，所以需要很好地去掌握这个尺度。有时候中医治疗疾病，疾病缓解，但是对病人的长期预后不一定有帮助。

少阳为枢，疾病的转归其实就是在少阳，当然，阳明为合，疾病的生死往往是受阳明的影响。急性热病，到了三阳之后，出现感染中毒性休克、死亡，这个有阳明病的特点，但休克死亡之前传到厥阴。白虎汤在《伤寒论》厥阴病篇还有体现，就是指这种感染中毒性休克，如果感染还在持续的，这个时候要控制感染；如果感染没有持续的这种休克，应该单纯从厥阴去治疗，方法很多，需要根据各种情况去化裁。

第三节　邪伏三阴

一、少阴虚寒

"冬伤于寒，春必病温""冬不藏精，春必病温"这是我们讲的少阴虚寒，虚与寒导致邪气潜伏，到春天伏邪外发，发生温病。《素问·太阴阳明论》云"阳道实，阴道虚"，后世讲"实则阳明，虚则太阴"，也就是说正邪相争时，气的有余与不足决定了疾病应答的程度和症状轻重。

气从哪里来？《内经》讲"阳化气"，所以我们称为阳气。阳化气对疾病有什么影响？我给大家举个形象的例子。如图3，有一口锅，锅里有水和米（阴和精），在煮粥，锅下烧火（阳），上面冒气（气）。我们治疗伏邪的时候，如果要促进正邪相争，用黄芪、太子参来补，有时也可用党参或红参；如果发出来了，我们用太子参的时候多一些；如果水不足了，加玄参、生地。煮饭大家都知道，水少了，饭也煮不熟。正常情况下，沸水的温度是100℃，如果完全没有水，那是干烧，把锅烧得通红以至于烧裂，温度就不是100℃了。就像我们的体温始终37℃以下，得了病才会升高。比如，阳明在经表现为大热、大渴、大汗、脉洪大。为什么脉洪大呢？因为有火；体温超过37℃，就会发热；水少了，就会渴；水化为气，就会冒汗。这是伏邪外发，如果是少阴虚寒引起的邪气潜伏呢？虚其实就是肾精不足，米少了，我们加淫羊藿、桑寄生；寒就是火小了，怎么办？用附子、细辛。

从这里可以看出，我们治疗伏邪温病，加减化裁常用的就是这几组药：附子、细辛针对"冬伤于寒"；淫羊藿、桑寄生针对"冬不藏精"；生地、玄参针对阴虚火炽；黄芪、太子参，促进正邪相争。伏邪转出少阳化火用黄芩；大热、大渴、大汗、脉洪大，这是阳明在经，阳明在腑要用大黄；如果到了卫分，用淡竹叶、荆芥等。

　　大体上伏邪温病的治疗就是这样的。而从病机上来讲，我们首先要认识到"冬伤于寒"，"冬不藏精"，也就是少阴虚寒是导致伏邪形成的根本病机。最后病邪能不能发作、出现正邪相争的情况取决于太阴。太阴气虚，正邪不争，就不能发作。气从哪里来？阳加于阴，所以叫"阳化气"，我们简称阳气。这就是少阴虚寒与伏气温病的关系。

二、太少两感

　　《内经》讲"冬伤于寒，春必病温"，那么什么样的人"冬伤于寒，春必病温"？什么样的人冬伤于寒，春不病温？难道每个人冬天着了凉，春天都得温病吗？显然不是。

　　"冬伤于寒，春必病温"，首先是素体阳虚，"冬伤于寒"。冬天寒冷，机体感邪，内外感召，阳虚导致正邪不争，正气不足以抗邪，邪气潜伏。然后是"春必病温"，春天少阳当令，天气转暖，人体阳气来复，正邪相争就发生温病。我们在《吴述伤寒杂病论研究》的标本法讲过，"少阳之上，火气治之"，"六气皆从火化"，就是从少阳火化。

　　那么太少两感证和伏邪化热是什么关系呢？接下来我们通过讲解抓独歌诀（表脉反沉麻附甘，阳气虚弱多两感；反热即向细辛求，但寒不热病缠绵）来说明这个问题。

　　"表脉反沉麻附甘"，表证的脉应该是浮脉，如果反而是沉脉，那就是太少两感证。表证用麻黄，沉脉用附子，就是麻黄附子甘草汤。这种人阳气虚弱，所以容易得太少两感证。外感是浮脉，浮脉是什么原因？发生上呼吸道病毒感染后，感邪激发了机体的阳气奋起抗邪，表现为肾上腺素分泌增加，导致脉搏表浅，出现浮脉。为什么脉搏表浅呢？因为机体随后要发热、出汗，要汗出而解，带走体温。

但是他脉位反沉，沉是因为什么？"少阴沉迟并微细"，他是素体阳虚。少阴病为什么脉沉？因为肾上腺素分泌减少。肾上腺素能够强心，分泌减少则导致心输出量减少，表现为脉沉、脉微，没有力气；肾上腺素还能增加心率，肾上腺素分泌减少则表现为脉迟。脉沉、脉微、脉迟都是肾上腺素分泌减少造成的。阳虚的人感受病邪以后，脉不是浮脉，就说明肾上腺素分泌不足。所以"表脉反沉麻附甘，阳气虚弱多两感"，这种人由于正邪不争，或者相争不及，常常不发热。

发热是炎症的一个表现。局部炎症表现为红肿热痛，全身炎症反应综合征表现为全身发热、一身疼痛、脉搏加快。白虎汤证的大热、大渴、大汗、脉洪大就是全身炎症反应综合征，发热是炎症反应的一个标志。如果高热，是炎症反应太过，正邪相争太过，严重的外感热病是可以导致死亡的；如果体温不升，不发热，甚至体温反而低，说明机体炎症反应不足或缺乏，正邪不争，或相争不及，这是预后不良的一个指征。"反热即向细辛求"。如果太少两感证发热的，把麻黄附子甘草汤的甘草换成细辛，为什么？细辛是少阴病的解热镇痛剂。所以"反热即向细辛求"。"反热"不是坏事，"但寒不热"反而麻烦，因为"但寒不热病缠绵"，寒邪潜伏下来，会形成伏邪。很少感冒的人，一种是体质很壮实，不受寒，比如练气功的人，冬天穿薄衣也不受寒；另一种人，受了寒没有反应，很萎靡，没有发热等外感症状，这是正邪不争，容易形成伏邪，所以"但寒不热病缠绵"。

"冬伤于寒，春必病温"，外因是伤寒，内因是阳虚，形成太少两感证。太少两感证的患者感寒之后，阳虚反发热，这是正邪相争的表现，用麻黄细辛附子汤，微汗而解；如果不表现为发热，炎症反应不典型，感冒症状不明显，甚至没有症状，往往会形成伏邪，得了感冒不发烧的人，往往有伏邪。这就是太少两感证与伏邪的关系。

三、厥阴络阻

伏于三阴是伏邪的重要病机，包括太阴伏邪——正气不足；少阴伏邪——少阴虚寒；厥阴伏邪——瘀血阻络。

瘀血阻络，即厥阴络阻，就是瘀血阻滞于络脉，表现为鳖甲煎丸证和大黄䗪虫丸证。"痞坚之处，必有伏阳"，伏阳指的是什么？就是指的伏邪。鳖甲煎丸以小柴胡汤为基础，大黄䗪虫丸以黄芩汤为基础，体现了治疗伏邪的特点。瘀血阻络为什么会导致邪气潜伏？慢性感染性疾病形成的持续性炎症导致组织纤维化和瘢痕形成，而纤维化、瘢痕组织缺少血管，血液供应差，抗生素的作用难以到达，这个地方就形成了病巢。所以当瘀血阻络的时候，正气作用不到。气血的相互关系非常复杂，气能推动血的运行，气行则血行，而血也能载气，气要驱邪需要血的运载。以白细胞为例，白细胞是机体抵抗病原微生物的卫士，免疫系统通过白细胞去吞噬、攻击和清除细菌、病毒，但白细胞需要从血管里面被血液运输到病变位置。瘀血阻络导致局部的血液供应缺乏，组织纤维化，血不足以载气，正气不能抗邪，邪气潜伏；一段时间后细菌复制严重活跃，机体就表现为伏邪外发，随后又潜伏下去，所以我们说，瘀血阻络是伏邪的一个重要病机。由于瘀血阻络，日久痰瘀互结，结为病巢，形成有形之物，发生肿瘤，我们在伏邪成巢这节课再给大家讲述。

四、伏邪与扶阳

《伤寒杂病论》有许多关于伏邪的条文，我们先说黄芩汤。黄芩汤是个少阳病的方，少阳在腑用黄芩汤。《伤寒论》讲："伤寒脉迟六七日，而反与黄芩汤撤其热。脉迟为寒，今与黄芩汤复除其热，腹中应冷，当不能食，今反能食，此名除中，必死。"为什么？"见肝之病，知肝传脾"，这是少阳寒化传太阴。实则阳明，虚则太阴，少阳寒化传太阴应该是"腹中应冷，当不能食"，消化不良，不想吃东西，"今反能食，此名除中"，这不是真的能吃东西，而是一个坏病，是病人临死之前的一个表现，出现除中，大量进食。

人死之前为什么会出现除中？因为人临死之前皮质激素大量分泌，导致人体产生应激反应，就是老百姓讲的回光返照。皮质激素有刺激食欲的作用，能够导致病人想进食，但这种进食是除中，吃完以后，很快就会死亡。"脉迟为寒"，一个阳虚的人，今与黄芩汤复除其热，腹中应冷，当不能食，如果能吃更严重，是除中，是死证。

说了黄芩汤清热，我们再说四逆汤温阳。"少阴病，下利清谷，里寒外热，手足厥逆，脉微欲绝，身反不恶寒，其人面色赤，或腹痛，或干呕，或咽痛，或利止脉不出者，通脉四逆汤主之"，"吐已下断，汗出而厥，四肢拘急不解，脉微欲绝者，通脉四逆加猪胆汁汤主之"，说的是病人表现为四肢拘急，要加猪胆汁，为什么？防止转出少阳。我们再看看白通汤："少阴病，下利，白通汤主之"，"少阴病，下利脉微者，与白通汤。利不止，厥逆无脉，干呕烦者，白通加猪胆汁汤主之。服汤，脉暴出者死，微续者生"，和通脉四逆汤一样，它要加猪胆汁，多了个"干呕烦者"，什么叫干呕烦者？少阳病，"嘿嘿不欲饮食，心烦喜呕"，转出少阳。"服汤，脉暴出者死，微续者生"，为什么会"脉暴出"？这还是西医讲的人临死前肾上腺皮质的最后一次动员，肾上腺皮质激素和儿茶酚胺大量分泌，导致脉搏变强，随后如果机体不能恢复，则走向死亡，"暴出者死"，也是老百姓讲的回光返照。

从这里可以看到《伤寒论》一个重要的思想，就是伏邪和扶阳的关系。"脉迟为寒"，如果是一个阳虚的人，反与黄芩汤彻其热，重者出现亡阳、除中，轻者导致伏邪，邪气潜伏。在外感病当中，很多处方以黄芩汤为基础，化裁出了众多清热解毒的方剂，如泻心汤诸方，但是如果病人阳虚，脉迟，则服用后轻者形成伏邪，重者亡阳，出现除中。同样的问题，明明是阳虚，应该用通脉四逆汤或者白通汤扶阳，但是，如果这个人肝胆有疾病，用通脉四逆汤或白通汤的时候，轻则化火，出现口苦咽痛，口舌生疮，咽喉肿痛，重者阴阳离绝，脉暴出者死。用黄芩汤彻其热的情况并不多见，当一个阳虚的人伴有严重的感染的时候，用了黄芩汤彻其热，会导致休克；而普通情况下，大不了这个感染迁延不愈，形成伏邪。为什么用通脉四逆汤、白通汤会导致阴阳离绝？其实这就是个休克的患者我们给他扶阳的时候，忽视了"暴出者死，微续者生"，最终导致阴阳离绝；而大多数人用了通脉四逆汤和白通汤导致化火，出现口舌生疮，咽喉肿痛。还有很多人吃了没有出现口舌生疮，咽喉肿痛。为什么有的人不化火，有的人会化火呢？因为有的人没有肝胆伏邪，有的人有肝胆伏邪，前者用通脉四逆汤、白通汤温阳很舒服，而后者服药后口舌生疮，咽喉肿痛。

大家从这个条文可以看到张仲景的思路。他不是说通脉四逆汤、白通汤一定要加猪胆汁，什么时候需要加猪胆汁或者再加童便是有说法的；他也不是说黄芩汤一定不能用，什么时候不能用黄芩汤，误用会导致什么样的变化，这些问题值得大家去思考。

第四节　结巢成劳

一、伏邪成巢与炎症

温病分为新感和伏邪。伏邪是由于邪气潜伏，不断往外发所形成。伏邪温病有什么特色呢？我们前面讲过，新感是按照卫气营血传变，而伏邪是发自血分，由血分到气分、卫分，这是伏邪的一个特征。邪气为什么能够潜伏？"冬伤于寒，春必病温"，"冬不藏精，春必病温"，邪气之所以能够潜伏，重要原因就是正气不足，正邪不争。当然，还有一个原因是伏邪长期盘踞易形成痰窟、巢窟，这也是伏邪的一个重要特征。伏邪成巢，病邪聚集，外感可以导致内伤，温病可以导致内伤病。接下来我们以升麻鳖甲汤治疗慢性盆腔炎为例，来讲解伏邪成巢。

升麻鳖甲汤的组成有升麻、当归、鳖甲、蜀椒、甘草、雄黄，我们常常用来治疗慢性盆腔炎。慢性盆腔炎有几个特点：第一，盆腔容易瘀血。静脉血能够回心主要有两个原因，一个原因是心脏的负压吸力。血液循环是一个封闭的、真空的负压系统，当心室把血液打出去以后，心房的血流到心室，心房空了，形成负压，就像抽水泵一样，促进静脉血回心。还有一个原因就是肌肉的挤压，下肢的回血主要就是依靠肌肉的挤压，下肢的肌肉对抗地心引力，不断地挤压静脉，导致血液回心。但是盆腔的血液完全靠心脏的负压吸引，所以盆腔容易瘀血。第二，慢性盆腔炎容易形成瘢痕组织、广泛的纤维化，伏邪形成巢窟，形成冰冻骨盆，盆腔大量的纤维组织增生。这些纤维组织是缺少血液供应的，病邪潜伏其中，而抗生素难以彻底杀灭这些感染的微生物，所以慢性盆腔炎难以治愈。

　　我们是怎么治疗的呢？慢性盆腔炎有瘀血，所以我们重用当归活血来治疗盆腔的瘀血；盆腔的血液回心依赖心脏的负压系统，用升麻升提可以促进血液循环，同时升麻还有托毒外出的作用；慢性盆腔炎形成冰冻骨盆，用大剂量的鳖甲软坚散结来治疗纤维化；盆腔的两侧是至阴之地，为厥阴经所过，用蜀椒引入厥阴经；升麻配当归可以升举气血，促进气血的循环，气血是相互依存的关系，补中益气汤也用升麻配当归，都是这个道理；甘草解毒，升麻配甘草能够托毒，如升麻葛根汤治麻毒内陷，也是同样的道理。这个处方活血为什么首选当归？因为当归不光能够扩血管，抗血栓，还能够抗炎，它是一个特异性抗炎药，所以四妙勇安汤治疗脱疽用它，金水六君煎治疗肾虚痰泛的咳喘也用它。

　　当然，这个处方清热解毒的力量不足。慢性盆腔炎既然有炎症，转出少阳就用黄芩，还可以加大青叶、薏苡仁、牡丹皮、蒲公英等，来清升麻鳖甲汤托出来的湿热，这样治疗慢性盆腔炎就会有特殊疗效。如果病人大便不好解，需要增强活血的作用，可以加桃仁、土鳖虫等，出自《伤寒论》。为什么选桃仁？因为病在下焦。

　　慢性盆腔炎是一个伏邪形成巢窟的疾病，它原本是一个外感，外感不愈，疾病慢性化就形成了伏邪；伏邪日久，形成了冰冻骨盆，又变成了内伤。由此我们可以看出，从外感到伏邪再到内伤，它是连续的，所以说外感和内伤是有关联的，也就是我们讲的内外一统。从升麻鳖甲汤这个处方，我们就可以理解外感和内伤如何统一起来，一个外感病怎么导致一个内伤病，一个急性的盆腔炎怎么导致一个慢性的盆腔炎，导致盆腔组织广泛的纤维化、瘢痕，形成病巢的。

二、伏邪成巢与肿瘤

　　虚、瘀、痰、热、毒是伏邪的五个基本病因。伏邪潜伏的原因首先是虚，潜伏久了形成痰和瘀，最终导致疾病慢性化，痰瘀互结，结为有形病巢，再加毒邪内生，与痰瘀交织，就恶变为癌。虚，指正气亏虚，包括脾虚和肾虚。脾虚，如小柴胡汤用人参，促进正邪相争。"见肝之病，知肝传脾"，这里邪气已经开始潜伏了。脾气虚导致正邪相争不及，邪气潜伏，疾病慢性化，由小柴胡汤证转化为柴胡桂枝干姜汤证。肾虚也会导致邪气潜伏，"冬不藏精，春必病温"。邪气潜伏反复持续地发作，慢性炎症导致慢性组织水肿与纤维化，形成瘀和痰（湿）。痰瘀互结，结为病巢，也就是病邪生根了，西医一般认为不好治或治不好。伏邪外发就会有热，这个热常常在少阳，反复地热还可以形成毒。那么，我们常用的药物有哪些呢？脾虚用人参，肾虚用蜂房，还可以用桑寄生，桑寄生也是一个治疗伏邪的药物，能够补肾，还可以抗病毒；瘀血用鳖甲、桃仁、土鳖虫；痰湿用半夏、薏苡仁；热用黄芩、白芍、甘草；毒用蜈蚣、白花蛇舌草。

感染可以诱导形成肿瘤，肿瘤和伏邪有着很密切的关系，如图4所示，肝脏由于慢性炎症，导致肝脏的纤维组织沉积，把肝脏分割成一个一个再生的结节，导致肝硬化。肝癌形成后，假性包膜包裹着巨大的肿瘤，里面是癌组织，癌组织里有大量的纤维组织，这就是原发性肝癌，从正常的肝脏到硬化的肝脏，痰凝血瘀毒聚，最终发生癌变。临床常见很多有伏邪的患者最终转化为癌症，由于持续的感染，伏邪成巢，导致癌症发生。

"癥坚之处，必有伏阳"，描述的就是癌，它是有热的。那么，癌症一定有热吗？癌症有阳虚型的吗？有，以乳腺癌为例，大多数乳腺癌表现为阳虚，雌激素水平升高，雄激素和孕激素不足，病人常常手足冰凉，腰膝酸软，我们可以用阳和汤治阳虚。王洪绪认为还要服用小金丹。小金丹注重温，阳和汤注重补，这都是热药。此外，他认为还要用犀黄丸，犀黄丸用了牛黄，牛黄是个清肝的药，两方合用则为乌头配牛黄。"痞坚之处，必有伏阳"，乳腺癌患者全身表现为四肢冰凉，但是肿瘤组织局部发热，皮温升高，就是我们讲的这个原因。通过我们对伏邪特征、病机的讲解，我相信大家对伏邪与肿瘤的关系会有更深刻的认识。

那么，伏邪、内伤和肿瘤有什么关系？以自身免疫病为例，自身免疫病很容易出现皮疹，比如红斑狼疮；它还会导致骨关节、肌肉损害，比如出现肌肉的炎症，骨骼的病变，关节的狭窄、固定、畸形等。出现皮疹和骨关节、肌肉损害，这是伏邪。自身免疫病还会损害内脏，这是内伤。自身免疫病患者发生肿瘤的概率增加，甚至很多自身免疫病合并肿瘤。从自身免疫病的特点，大家可以看到伏邪、内伤、肿瘤之间的关系十分密切，这也是我们认为伏邪学说非常重要的原因之一。我们应用伏邪学说治疗慢性病毒感染、慢性细菌感染、自身免疫病、肿瘤以及其他感染诱发的疾病，比如慢性支气管炎、支气管哮喘等，都取得了特殊的疗效，形成了我们独特的学术思想，我们在以后的章节中将详细讲述。

三、邪伏致劳

伏邪可以导致虚劳，这一点是大家需要深刻认识的。邪伏致劳，指的是邪气潜伏导致虚劳，由外感最终导致内伤病虚劳。邪伏致劳常见于以下几种情况：

第一，晚期肿瘤。晚期肿瘤常常表现为虚劳，西医叫恶液质，患者肿瘤快速生长，局部肿瘤有热，我们可以看到热象，但是病人全身衰竭、骨瘦如柴、四肢冰凉，一派寒象。

第二，感染。不论是细菌感染还是病毒感染，慢性感染都可以导致虚劳。比如肝炎病毒感染导致肝硬化；慢性肾盂肾炎导致肾功能衰竭；病毒性心肌炎最后导致心功能不全；还有肺纤维化等，这些最后都导致邪伏成劳，形成劳病。肝硬化之后，生殖器萎缩；肾功能衰竭以后，骨骼代谢障碍导致骨量丢失，行动困难；心脏有劳，病人不能动，心衰；肺脏有劳，病人脱气，一动就喘，因为肺纤维化之后，肺功能变差，这都是劳病的表现，都是邪伏成劳。

第三，自身免疫病。发生自身免疫病之后出现脏器损伤，也会导致脏器功能的衰竭，还是成为虚劳。

伏邪可以成巢，可以成劳，而且新感可以导致伏邪。如急性肝炎迁延不愈，就会形成伏邪。所以新感和伏邪不能割裂。外感和内伤也不能割裂。新感怎么能形成伏邪呢？前提是"冬不藏精"，他的体质有问题，外感之后导致内伤，最后成劳。

当然，伏邪导致的劳和非伏邪的劳也是有区别的，区别在哪里呢？伏邪导致的劳是结巢成劳，因实致虚，首先要伏邪成巢，然后才会伏邪成劳，首先要形成病巢，进一步才会导致虚劳，结巢成劳，这是伏邪成劳的一个特点。它是在痰瘀互结、毒聚为病巢的基础上形成劳病，故而是因实致虚，治疗需要攻补兼施或以攻代补，与其他的劳病治法是有区别的。这种伏邪成劳，单纯的补法治不好，甚至可能越补疾病越严重，一定要治伏邪，伏邪不去，疾病不愈。我们治疗过一例晚期卵巢癌，治了好几年，后来病人挂不上号，就去找别的医生看，那个医生一看是大黄䗪虫丸，说："这哪行啊？一个虚弱成这样的人还用这个方子？"于是给她开的是十全大补汤。结果不到两个月，患者肿瘤长到 10 多厘米，很快就死掉了。所以，治疗伏邪成劳一定要攻补兼施或者以攻代补。此外，还要托邪外出，伏邪不去，疾病不愈，同时，还需要寒温并用。这些治疗的基本原则我们在伏邪治法中再为大家详细讲述。十全大补汤不是寒温并用，也不是攻补兼施，也没有托邪外出的药，一味地补，促进了肿瘤生长。没有托邪外出的药，伏邪不去，这个病好不了；因为一是因实致虚，如果没有控制这个实，光补虚没有用；二是伤寒化热，没有寒温并用，治不好。所以，用十全大补汤治疗肿瘤的思路是不可取的。

学习了我们的伏邪理论，大家再去治虚劳就不一样了。虚劳究竟是单纯的虚，因虚成劳，还是因实致虚，大家要把它区别开。伏邪成劳也是伏邪的一个病机，但是当伏邪成劳的时候，这个疾病已经发展到了晚期，病情已经经过很长时间，它才会出现这些情况。

第五节　伏邪枢机

大家看图5，我们伏邪学说的奥秘全体现在这张图上，把它看明白了，伏邪理论就打通了。

首先我们来讲水，水对应少阴经。"冬伤于寒"，是外因，"春必病温"是伏邪温病，有伤寒的外因。而且这个伤寒是"冬伤于寒"，为什么特别指出是冬天呢？内外感召，但并不见得仅仅见于冬天，《内经》是举了最特殊、最经典的例子，来告诉大家伏邪病的特征。"冬不藏精"，这是内因。外因是伤寒，内因是失精，"冬伤于寒，春必病温"，"藏于精者，春不病温"，内因和外因都集中在水——少阴经。

木是少阳，水不涵木，木旺生火，伏邪转出少阳，要么发出去，到太阳，即温病的卫分证；要么太过，到阳明，即温病的气分证。发了之后，邪气又潜伏，那是营分证、血分证，平时邪气潜伏，也在营分和血分。伏于哪里？伏于三阴，关键是少阴。

少阴的特点是寒化、热化，寒邪可以化热。太阴的特点是正邪相争，厥阴的特点是厥热胜复。有人可能会疑惑，正邪相争不是少阳病的特点吗？"见肝之病，知肝传脾"，它会损害太阴。为什么？正邪相争。肝病及脾，损害太阴日久，由脾及肾，损害少阴。正邪相争依赖于太阴，这也正是小柴胡汤用人参的原因，如果兼有太阴气虚，正邪相争不及，疾病就会慢性化。

比如一个肝炎患者，如何由急性肝炎变成慢性肝炎的？影响太阴，患者常常不欲饮食，多见脾胃虚寒证，本来是一个小柴胡汤证（少阳病），由于太阴脾虚正邪相争不及，导致慢性化，出现柴胡桂姜汤证；再往后损害少阴、厥阴，病人出现雌激素灭活障碍，导致生殖器萎缩，出现阳痿，最后肝脏都硬化了，动风动血；厥阴又可以转出少阳，这叫厥热胜复，所以正邪相争，需太阴正气来抗邪。而厥热胜复，比如急性肝炎患者，最后导致脾胃消化道功能低下，也可以出现柴胡桂姜汤证。

从这张图（图5）大家可以看到伏邪病总的病机，外因是"冬伤于寒"，即伤寒，内因是"冬不藏精"，即失精，影响少阴。邪气伏于营血，水不涵木，少阳发出来就是火，可以传到太阳卫分，也可以传到阳明气分，这就是温病的卫、气、营、血与六经之间的关系。大家看懂这张图，再去治疗伏邪温病，可以事半功倍。

一、少阳枢机

张仲景对少阳病的病机有一段非常精彩的描述："血弱气尽，腠理开，邪气因入，与正气相搏，结于胁下。正邪分争，往来寒热，休作有时，嘿嘿不欲饮食，脏腑相连，其痛必下，邪高痛下，故使呕也，小柴胡汤主之。服柴胡汤已，渴者属阳明，以法治之。"怎么理解这段话？

第一，感受外邪。因为"血弱气尽，腠理开，邪气因入"导致我们感邪。血指的是营血，气指的是卫气，就是我们常说的"营卫"。所以，小柴胡汤用大枣、生姜。血弱气尽导致机体营卫虚弱，不能固表，腠理开邪气因入，这是第一步。

第二，结于胁下。"结"，留而不去谓之结，"胁下"，就是人体肝脏的位置，邪气因入，结于胁下，留而不去，与正气相搏。

第三，正邪分争。与正气相搏，就会出现正邪分争，正邪分争的表现就是休作有时。什么叫作"休作有时"？正邪不争则伏，潜伏下来，就是"休"，伏在那里；正邪相争则急性发作，就是"作"，所以有潜伏期、有急性发作期。不光慢性疾病如此，急性疾病也可以表现为"往来寒热，休作有时"，比如疟疾，一天之内一会儿发热，一会儿不发热，这叫"往来寒热"。"往来寒热，休作有时"，都是从少阳去治疗。"正邪分争"，一争就作，不争就休，"休"可以是一天，也可以是数日，比如休息疟，可以几天发作一次；如果是慢性病，休的时间更长，正邪不争可以休一个月、两个月、三个月，正邪相争就会急性发作。

第四，脏腑相连。脏指的是肝脏，腑指的是胆。胆和肝有一个特点就是脏腑相连，肝脏下面就是胆，肝脏和胆囊是紧密联系在一起的。脏腑相连导致"邪高痛下"，邪在肝脏，痛在胆囊，因为肝脏没有痛觉神经，除非疾病侵犯了肝脏的包膜。由于肝脏没有痛觉神经，一般肝脏的炎症是感觉不到痛的。肝病有时也会疼痛，是因为肝病容易合并慢性胆囊炎，比如乙肝肝硬化容易合并慢性胆囊炎，是胆囊在疼痛，也就是西医讲的墨菲氏点压痛，正在胁下，所以叫"邪高痛下"。

张仲景的这段话把伏邪的病机描述得淋漓尽致，大家可以结合我们对伏邪发出少阳的讲解去理解。他讲感邪，"血弱气尽"，机体营卫虚弱，导致"腠理开"，"腠理开"后"邪气因入"，所以感邪，这就是"邪之所凑，其气必虚"的道理。然后"邪气因入"结于胁下，就到了肝脏，"正邪分争"则"休作有时"。"休"即潜伏，"作"即发作。"休"、"作"既可表现为一天之内寒热往来，又可表现为数日之内寒热往来，还可表现为数月之内潜伏发作。所以，可以表现为急性过程，也可以表现为慢性过程。"脏腑相连"会影响胆囊，"邪高痛下"合并慢性胆囊炎，出现疼痛，这在肝炎，肝癌，肝硬化的患者中非常常见。

所以，一是感邪，"血弱气尽"；二是"结于胁下"；三是"正邪分争，休作有时"；四是"脏腑相连"；五是"邪高痛下"，这段文字把伏邪的病机表述得淋漓尽致。首先是感邪，继而结于胁下这是外感，然后出现"正邪分争，休作有时"这是伏邪，伏邪之后导致"脏腑相连"，"邪高痛下"，合并慢性胆囊炎或者胆结石，导致内伤。从这里可以看到，外邪合并内伤，比如说胆结石在肝脏疾病中十分常见。肝脏疾病容易合并胆囊炎，合并炎症之后胆汁的排泄不畅，然后形成结石，胆结石可以引起疼痛。从外感到内伤的过程中，邪气潜伏，"正邪分争，休作有时"，这就是我们讲的伏邪病机的少阳为枢。

二、少阴枢机

麻黄附子甘草汤和麻黄细辛附子汤是治疗太少两感证的两个处方。太少两感证就是少阴阳虚兼外感风寒，这类人本质是阳虚，又"冬伤于寒"，表现为"二三日无证"，感寒以后，没有出现正邪分争的症状，典型的表现是不发热，用麻黄附子甘草汤微发汗治之；如果"反发热"，说明患者有炎症反应，即机体的免疫应答，"少阴病，始得之，反发热，脉沉者，麻黄细辛附子汤主之"，这类人反而是不容易得伏邪的。只有冬天感于寒，二三日无证，没有发生免疫应答，导致邪气潜伏，才会形成伏邪。这就是《内经》讲的"冬伤于寒，春必病温"。

《内经》还讲了"藏于精者，春不病温"。急性发作期感了寒，急温之，用了麻黄附子甘草汤或者麻黄细辛附子汤，病情缓解以后用什么? 用薯蓣丸。"虚劳诸不足, 风气百疾, 薯蓣丸方主之", 虚劳的情况下失精, 容易感受外邪, 用薯蓣丸治疗。这里用"风气百疾"来概括六淫之邪, 不光是风邪, 所以叫"风气百疾", 不叫"中风"。

我们来看薯蓣丸的组方特点。①由于"藏于精者, 春不病温", 所以用山药 (薯蓣)、地黄填精; ②由于"冬伤于寒, 春必病温", 所以用桂枝、干姜散寒; ③用当归、川芎、芍药、麦门冬、阿胶、大枣治血弱、营血不足; ④用人参、白术、茯苓、甘草治气尽、卫气不足, 治疗"血弱气尽, 腠理开, 邪气因入", 以上这四组药针对的是内伤; ⑤疏散外邪, 用柴胡和解少阳, 用防风疏风, 杏仁、桔梗止咳化痰, 神曲消食, 白蔹、大豆黄卷退热。这个处方充分体现了张仲景的思想来自于《内经》。伤寒和失精是少阴病的两个原因, 同时血弱、气尽要补营卫, 然后再疏散外邪, 复形质以百日为期, 故以 100 丸为剂, 这就是治疗"虚劳诸不足, 风气百疾"的薯蓣丸。

第六节　免疫与伏邪

一、炎症、免疫与伏邪

根据伏邪的特点, 我们可以将伏邪分为两种: 一种是感而不发的伏邪。急性感染性疾病有的是伏邪, 有的不是伏邪。表现为伏邪的急性感染性疾病, 发作之后有三种转归: 痊愈、死亡、邪气再次潜伏 (伏邪)。以西医的肠伤寒为例, 它是一种传染病, 表现为典型的伏邪, 感而不发, 它有潜伏期, 潜伏一段时间后发作, 发作以后, 有的痊愈, 有的死亡, 有的形成了伏邪, 再度潜伏下来。还有一种是反复发作的伏邪。慢性炎症相关性疾病包括慢性细菌感染、慢性病毒感染、自身免疫病、肿瘤等，都和炎症有关，属于慢性、反复发作的伏邪。

这里说到的伏邪包括了急性和慢性疾病，它与免疫有密切的关系。人体的免疫系统有三大功能：第一，免疫防御，针对感染；第二，免疫稳定，针对自身免疫病；第三，免疫监视，针对肿瘤。这三大功能有一个共同的环节：表现为炎症反应，分别是感染相关性炎症、自身免疫相关性炎症、肿瘤相关性炎症。而炎症有三个结局：一个是痊愈，痊愈指的是组织损伤完全恢复，不留痕迹，和没有得过炎症一样。急性炎症常常会痊愈，如发生急性炎症，通常用点抗生素就痊愈了。如果慢性化则表现为两个结局：一个结果就是钙化，即无机盐沉着。钙化的组织是没有活性的，炎症以钙化为结局说明这个炎症好了，但是这是以机体损伤为代价的。另一个结果就是局部的纤维化、瘢痕和纤维包裹、纤维沉着，这就形成了病巢，即伏邪成巢。感染可以形成纤维化，比如说脓肿、囊腔，外面是纤维组织包裹，里面是脓液；像结核球，外面是纤维组织，里面是结核杆菌。自身免疫也可以导致纤维化，比如自身免疫性肝硬化，肝纤维组织沉着；类风湿，结缔组织纤维化之后导致关节固定畸形；肿瘤也会纤维化，肿瘤的硬度是正常组织的 5~30 倍，所以中医称肿瘤叫"岩"，坚硬如石。为什么坚硬如石？因为里面有大量的纤维组织，它来自于肿瘤相关的成纤维细胞，这个成纤维细胞合成和分泌大量的纤维，导致肿瘤组织的硬度增加。

感染、免疫和肿瘤构成了一根轴线，我们称为感染—自身免疫—肿瘤轴。它们的共同特点是都伴随炎症，无外乎是感染相关性炎症，免疫相关性炎症和肿瘤相关性炎症，而这些炎症其实就是我们讲的"六气化火"。比如说肿瘤相关性炎症——乳腺癌，围绕着乳腺的癌组织发红，大量的炎症细胞浸润，肿瘤细胞分泌白细胞介素 6

（IL-6），导致炎症，而炎症又促进肿瘤的进展，炎症时重时轻，所以肿瘤有时转移，有时又会停在那里，有时还会快速生长，表现为伏邪。

二、免疫系统与伏邪枢机

（一）免疫应答与免疫耐受

免疫应答指的是抗原提呈细胞（APC）识别抗原，并把抗原信息提供给 T 淋巴细胞，T 淋巴细胞进一步活化其他 T 细胞和 B 细胞，发生免疫应答，表现为发病。免疫耐受指的是机体对抗原不发生反应，而是耐受，表现为不发病。人体的免疫系统包括三大功能：免疫防御，针对微生物感染；免疫稳定，针对自身免疫病；免疫监视，针对肿瘤。每一个过程都是需要抗原提呈细胞（APC）处理抗原的信息，由它决定将发生免疫应答还是免疫耐受。抗原既包括外部的微生物（如细菌、病毒、真菌等），还包括人体的自身抗原，也包括肿瘤抗原。

机体是发生免疫应答还是免疫耐受，这个过程有两个显著的影响因素。第一个影响因素是肝脏。肝脏有一类细胞是枯否细胞，它是一种抗原提呈细胞。抗原提呈细胞主要来源于血液和肝脏。肝脏是人体接触抗原的一个很重要的器官，为什么？有两个原因：一个是肝藏血，正常成人肝脏每分钟血流量为 1500~2000mL，血液中的抗原会跑到肝脏去。另一个是消化道，消化道来的食物、微生物，在肠道消化酶的作用下，将蛋白质降解成氨基酸，它就不能引发免疫应答；当人体消化道功能不好的时候，蛋白质常常不能被完全降解为氨基酸，食物中的抗原或者微生物抗原就被吸收入血，血液流经肝脏，肝脏中的枯否细胞即抗原提呈细胞处理这些抗原，由它决定是发生免疫耐受还是发生免疫应答，这就是我们讲的少阳病，发生应答就会表现疾病发作，没有应答就是正邪不争，病邪潜伏。所以说伏邪转出少阳，也就是为什么说有伏邪的人常常有肝胆疾病。当然，这里所说的是中医的肝，其含义比西医讲的肝要广泛。这是一个很重要的因素。

决定机体产生免疫应答还是免疫耐受的第二个影响因素是胸腺。机体对抗原的免疫耐受分为先天形成和后天形成，先天耐受又称中枢耐受，人体对大部分抗原的耐受都是先天形成的，机体就对它不应答，这是在胸腺形成的。机体中枢先天就接触很多抗原，包含自身抗原，形成免疫耐受，对它不应答，这是为什么呢？因为人类在进化过程中，发现一些抗原，一些蛋白质，包括我们自己身上的一些蛋白质，对人体是无害的，所以就不去攻击它。这是先天的中枢耐受，是底层代码，DNA编码就决定了人的胸腺接触这些抗原发生免疫耐受，这是物种进化所形成的规律。自身免疫性疾病就是中枢耐受出问题了，胸腺的先天耐受没有形成，它就容易形成对自身抗原的免疫应答，发生自身免疫病。大家治疗过胸腺瘤没有？胸腺瘤大多表现为气虚，大气下陷。其他的免疫耐受是后天形成的，我们叫外周耐受。免疫耐受对抗原不应答，就是正邪不争，就是伏邪。

（二）肝脏、肾脏与免疫反应

前面我们已经讲到，肝脏的一个很重要的功能是确定免疫耐受还是免疫应答，当然血液系统的单核细胞也会起到抗原提呈作用。肝藏血，肝脏和血液的关系非常密切。比如，肝硬化经常出现球蛋白升高。为什么？因为肝硬化之后，门静脉和体静脉分流，有一部分血液不经过肝脏，这些血液里面含有的抗原就活化免疫系统，机体发生免疫应答，分泌产生大量的抗体，促进球蛋白升高，白球比例倒置，我们叫作高球蛋白血症。另外，如果病人消化功能不好，大量的抗原、蛋白质没有被消化掉，没有被水解为氨基酸，跑到肝脏，有些抗原肝脏枯否细胞没接触过，它就会对这些抗原或蛋白质发生免疫应答，产生抗体。所以"见肝之病，知肝传脾，当先实脾"，是有道理的。

由此可见，肝脏的枯否细胞作为抗原提呈细胞处理抗原，决定了机体应答（发）与不应答（伏），这就是肝脏发挥的重要作用。如果诱导应答，将抗原的信息提呈给 T 淋巴细胞，进一步来活化其他的 T 细胞、B 细胞和 NK 细胞等，发生免疫应答。而淋巴细胞（T 细胞、B 细胞）的功能受到内分泌系统的调节，我们叫作神经-内分泌-免疫轴，通过下丘脑分泌释放激素，影响垂体，垂体分泌促激素，影响肾上腺、性腺和甲状腺的功能。这些包含在中医讲的肾的功能范围内。

肾上腺分泌的皮质激素是重要的免疫抑制剂。性腺分泌的雌激素和雄激素，男女都有，女性多了个孕激素，因为女性要妊娠。雌激素是免疫增强剂，所以女性平均寿命长。雄激素是免疫抑制剂，所以男性的平均寿命相对短。孕激素抑制免疫，母体才不排斥胎儿，如果发生对胎儿（胎儿对母体而言是异物）的免疫应答就会导致流产，所以，是激素在抑制或者说是调节淋巴细胞的作用。下丘脑-垂体-靶腺的内分泌功能，归在中医的肾。中医讲的肾包含了实质的肾，还包含内分泌的功能。

肝脏可调节情绪，那是大脑的边缘系统。边缘系统可以发布指令，它会控制下丘脑，控制垂体，进而控制三个腺体，这是肝脏调节情绪的物质基础。七情能不能形成伏邪？我们所讲的伏邪是指风、寒、火、热、燥、湿外感六淫和内生五邪。七情本身不是伏邪，但是七情能够化火，可以形成伏邪，也可以引发伏邪。

（三）免疫应答与伏邪的内伏外发

机体免疫应答有两种模式：一种是对病原微生物以及各种抗原

的应答，这是发；一种是对病原微生物以及各种抗原的耐受，即不应答，这是伏。这涉及抗原的提呈决定应答还是不应答以及 T 细胞的活化和淋巴细胞的活化。抗原的提呈决定是否应答，信号传递淋巴细胞去执行，抗原提呈细胞是发出指令者，淋巴细胞是执行者。淋巴细胞的功能受神经-内分泌-免疫轴（也就是受下丘脑-垂体-靶腺轴）控制，即中医讲的少阴肾的影响。所以伏与发，受少阳和少阴的影响，伏邪以少阳、少阴为枢。如果疾病发作，转出少阳，提呈抗原让它发作，发作就是炎症反应，化火，太过传阳明。《伤寒论》讲，"服柴胡汤，已渴者，属阳明，以法治之"，服完小柴胡汤口干的是阳明，以法治之，就说明正邪相争太过，炎症的反应太厉害，传入阳明；如果出表，形成皮疹等，那就属卫分。这是三阳。三阴是以少阴为枢，就是神经-内分泌-免疫轴影响淋巴细胞。当然还有太阴，太阴主气，免疫系统本身就属于气的范畴，气虚正邪不争，补气就可以提高免疫细胞的功能。而厥阴入络导致局部的纤维化、瘢痕、狭窄、畸形，免疫细胞不能清除病原微生物。但是调节的核心是少阴，兼有气虚，要去补气，为什么？血弱气尽嘛！如果慢性炎症入于络，那是兼有厥阴。三阳的核心是少阳，三阴的核心是少阴，所以我们说以少阴、少阳为枢。我们的少阳是胆，但是中医上把肝和胆分的并不是很清楚，如小柴胡汤经常用来治疗肝脏疾病，如慢性肝炎，大家要注意这个肝和胆之间的关系。所以，我们说伏邪以少阳、少阴为枢，太过转阳明，出表转太阳，气虚属太阴，血阻属厥阴，它的道理就在这里。

三、神经-内分泌-免疫与伏邪

免疫系统和伏邪的关系是比较复杂的（图6），比如，自身免疫病属于免疫系统功能亢进，病毒感染和肿瘤属于免疫系统功能低下，怎么能都成为伏邪这个病呢？主要的原因在于机体免疫系统的功能不能简单地用免疫亢进和免疫低下来形容。

免疫系统的功能包含特异性免疫和非特异性免疫。非特异性免疫主要是粒细胞（颗粒白细胞）的杀伤作用，NK细胞（自然杀伤细胞naturalkillercell，NK）的杀伤作用，没有抗原特异性。而特异性免疫包含了细胞免疫和体液免疫。体液免疫主要针对胞外菌，我们的细胞免疫主要针对胞内菌、病毒和肿瘤。这里有一个很重要的问题：Ⅰ、Ⅱ、Ⅲ型变态反应，是体液免疫亢进，这类人常常表现为细胞免疫功能不足。所谓体液免疫，即 Th2 型免疫应答；所谓细胞免疫，即 Th1 型免疫应答。

这和伏邪温病有什么关系呢？现代研究认为，中医所讲的肾，主要和内分泌有关系，下丘脑-垂体-靶腺，也就是与神经内分泌功能有关。肾阳虚的人，皮质激素水平低，雌激素水平高，孕激素和雄激素水平低。皮质激素水平低与肾阳虚的关系大家都能理解，为什么雌激素水平高，孕激素和雄激素水平低也属于肾阳虚呢？因为女性体内有雌激素、孕激素和雄激素三种激素，男性体内也有雄激素和雌激素，男女都是阴阳合体。雌激素维持第二性征，女性的乳腺、皮肤等第二性征受雌激素的影响，孕激素保持生育，雄激素维持女性性欲，女性雄激素水平低，性欲就低。女性排卵期卵子排出之后体温升高，就是由于孕激素水平升高导致。所以，对于女性来说，孕激素和雄激素相当于阳，而雌激素相当于阴。乳腺癌就是雌激素水平升高所导致的，阴成形。

肾虚就是《内经》讲的"冬伤于寒""冬不藏精"，会导致下丘脑-垂体-内分泌功能的紊乱，可以表现为雌激素水平低，皮质激素水平低；也可以是雌激素水平升高，孕激素、雄激素水平降低。雌激素是免疫活化剂，这也是女性比男性平均寿命长的原因，孕激素是免疫抑制剂，因为女性怀孕以后，胎儿对母体来说是异物，胎儿一半的基因来自父方，如果孕激素水平不够，发生免疫排斥，会导致流产。所以，阳虚会导致皮质激素水平低下，孕激素水平低下，雌激素水平升高；而内分泌紊乱会影响 Th 细胞，Th 细胞在体内发育成 Th1 型和 Th2 型细胞。Th2 型细胞活化 B 细胞，活化体液免疫，如果 Th2 免疫应答过高，就会发生自身免疫病；而 Th1 型细胞活化 Tc 细胞，活化细胞免疫，针对病毒和肿瘤进行攻击，如果 Th1 型免疫应答低下，就容易发生病毒感染和肿瘤。而皮质激素低下或者雌激素升高，导致 T 细胞应答，由 Th1 型应答转向 Th2 型应答，这种人体液免疫活化，细胞免疫不足，所以自身免疫病、病毒感染和肿瘤常常合并出现，或者先后出现。以皮质激素为例，孕激素和雄激素是同样道理。皮质激素水平低，导致 B 细胞活化，容易过敏、发生自身免疫病，而效应的 T 细胞功能低下，容易发生病毒感染和肿瘤，麻黄附子甘草汤证的人，经常反反复复感冒，一年四季都在感冒，也就是呼吸道病毒感染，还容易发生过敏、关节炎等自身免疫病，也容易发生肿瘤。这就是为什么大家不理解这三个病，一个免疫亢进、一个免疫低下为什么会在一起，因为这不能简单地以免疫功能亢进或者低下来说。

T 细胞活化首先要接受抗原，要由 DC 细胞（树突状细胞，DendriticCells，DC）来提呈抗原，DC 细胞在肝脏或者血液，在肝脏叫枯否细胞，在血液叫单核细胞，DC 细胞不论在肝脏还是在血液，都和肝有关系，肝藏血，肝脏直接影响机体的免疫应答。

另外，中医的肝脏还会影响大脑边缘系统，边缘系统发出指令控制下丘脑垂体，进而影响内分泌。所以肝病的人情绪不好。有的女性与老公生气打架，乳房都气疼了；还有的一生气月经都不来了。这是边缘系统影响下丘脑-垂体，影响内分泌激素的分泌，是肝脏对免疫系统的间接作用。肝脏的直接作用就是 DC 细胞把抗原提呈给 T 细胞，决定了免疫耐受还是免疫应答，而内分泌细胞直接控制 T 细胞，而肾的本质就是神经-内分泌，影响机体的免疫。

　　肝脏一个作用于神经-内分泌-免疫轴的上部的边缘系统，一个直接作用于免疫细胞 T 细胞的活化，所以肝和肾对伏邪影响最大。为什么"冬伤于寒""冬不藏精""春必病温"呢？"冬伤于寒""冬不藏精"，那是肾；转出少阳，"春必病温"，那是肝。还有一个问题，免疫活化，免疫细胞要大量分裂增殖，就需要很多的营养物质，机体就处于高度合成代谢状态，不断地合成 DNA、蛋白质和细胞器，然后进行细胞分裂，人体的合成代谢取决于脾，也就是气，我们讲气化主要就是物质与能量信息的转化。这就是三阴影响伏邪，伏于三阴，转出少阳，出现表证，那是太阳，如果正邪相争比较强烈那就到了阳明，这就是机体免疫系统与伏邪的关系。

四、免疫系统与伏邪化热

　　加减小柴胡汤和加味麻黄细辛附子汤是我们治疗自身免疫病的两个验方。加减小柴胡汤是在小柴胡汤的基础上加了细辛和郁金，如果病人没有消化道的症状，可以去掉生姜。加味麻黄细辛附子汤是在麻黄细辛附子汤的基础上加了黄芩和郁金。这里有一个很重要的思想，麻黄细辛附子汤明明是一个寒证，为什么要加黄芩？这两个处方背后蕴含的原理是什么？自身免疫病为什么是伏邪？伏邪化热，为什么要化热？热是什么东西？接下来我从现代医学的角度给大家讲述。

　　我们前面讲过，抗原提呈细胞决定机体是否应答，这个与肝脏有关系，肝脏的枯否细胞和血液中的单核细胞提呈抗原，决定对抗原是应答还是耐受。抗原提呈细胞提呈给 T 细胞，然后活化 T 细胞与 B 细胞，这个过程受肾脏的影响，因为皮质激素可以抑制免疫细胞的活化。

我们说伏邪转出少阳，对自身免疫病或者过敏性疾病而言，过敏性疾病会释放生物活性介质，主要包括血管活性胺、花生四烯酸代谢产物以及血小板活化因子。麻黄细辛附子汤本身是治太少两感证的一个方，平时这个人是一个寒证，但是当疾病发作的时候，会释放大量生物活性介质。比如，荨麻疹患者平时阳虚怕冷，但疾病发作的时候，他的皮疹可以表现为红色。湿疹也可以表现为湿疹周围呈现红色。为什么会出现这种情况呢？第一，血管活性胺会导致毛细血管扩张和通透性增加，局部形成皮疹。毛细血管扩张，血供增加，就会形成红色的皮疹；毛细血管的通透性增加，大量的水分从血管渗出就会形成丘疹。第二，花生四烯酸代谢产物如前列腺素、白三烯等的释放增加，也会导致血管扩张，通透性升高等炎症反应。第三，血小板活化因子也会增加血管的通透性，促进白细胞聚集和黏着。这三类生物活性介质有一些特点：首先，它是个炎症反应。过敏急性发作的时候是个炎症反应，这一点要明确；其次，这个炎症刺激我们的末梢神经感受器，导致痒；另外，它还会形成高出皮肤的皮疹，这个皮疹可以表现为红色，或者皮疹周围的皮肤红。正因为过敏性疾病本质是炎症反应，所以它有热，而且它是以血管改变为核心的炎症反应，肝藏血，所以要清少阳。我们在抓独法讲过，两手大小鱼际红，是在少阳，那也是血管扩张，充血增加。只不过皮疹是由组织胺引起的，是炎症反应；肝掌是其他的原因，比如雌激素灭活障碍等，不是炎症反应。

加减小柴胡汤和加味麻黄细辛附子汤组方的原理就从这里来。这两个方都有黄芩，加减小柴胡汤基于小柴胡汤化裁，小柴胡汤本身就有黄芩，但是，加味麻黄细辛附子汤为什么一定要加黄芩呢？本身是太少两感的麻黄细辛附子汤证，当急性发作的时候，大量的炎性介质释放，这些炎性介质形成的炎性反应导致过敏的皮疹、风疹等，这个炎症反应是热，我们叫作本寒标热。所以治疗疾病，最简单的是什么？标本同治，简单、直接、迅速、有效。这就是为什么麻黄细辛附子汤要加黄芩，它背后的科学规律就在这里。伏邪转出少阳，寒邪化温，其实背后都蕴含了现代医学的规律。

五、免疫与病理损伤

（一）伏邪导致机体病理损伤的两种情况

第一种情况，免疫应答能够损害机体的组织器官。免疫应答，就是中医讲的正邪相争，这种正邪相争导致病人的寒热往来、脏器损伤。寒热往来是全身的症状，西医叫全身炎症反应综合征。会导致局部的脏器损伤，比如说机体攻击乙肝病毒，乙肝病毒在哪里呀？乙肝病毒在肝脏里面。它怎么攻击乙肝病毒啊？机体的免疫细胞去攻击病毒，首先要破坏肝细胞。所以正邪相争就导致出现肝细胞损伤，出现肝脏炎症，出现黄疸。而乙肝病毒本身并没有破坏肝细胞，肝细胞的破坏是免疫系统导致的，但不破坏肝细胞又不行，乙肝病毒是躲在肝细胞里的。

第二种情况，病原微生物可以直接破坏组织。比如病毒性心肌炎，导致心肌炎的病毒有些具有溶解细胞的作用，感染导致心肌细胞破坏、溶解、坏死，吸收。这种伏邪的病理损伤就不是免疫系统导致的，而是病毒损害的。

所以伏邪导致的病理损伤就分为免疫系统的损伤和病原微生物的损伤。为什么它可以潜伏呢？发生病毒性心肌炎之前有一个病毒性肠炎，肠炎好了，但是病毒从肠道跑到心脏，需要两三天时间，在心脏里面定植下来，然后开始损害心肌，刚开始的时候心肌细胞损害少，症状不明显，到后来损害越来越多，症状明显了就表现为心肌炎。发生心肌炎之前的那个过程，就是伏邪。

（二）机体免疫系统损害组织的两种情况

机体免疫系统损害组织，正邪相争又分为两种情况：

第一种，抗病毒免疫应答。免疫系统去攻击病毒，攻击微生物。由于病毒躲在细胞里，所以攻击病毒的过程就导致了组织细胞的坏死。这是针对外感六淫，因为病毒是外来的感染，是外来的微生物。

第二种，继发自身免疫应答。免疫系统针对病毒的感染，同时会发生自身免疫应答，而这个继发的自身免疫应答可以导致机体组织内部损伤，我们叫作内生五邪，这个时候已经没有病毒了，机体的免疫系统就不应该再发生免疫应答了，但它还针对组织发生免疫应答。

（三）继发自身免疫应答的两种情况

第一种，交叉免疫，嗜心肌病毒的抗原与心肌抗原有共同的抗原决定组，嗜心肌病毒上含有与心肌上相同的氨基酸片段，机体识别后去攻击病毒，但是，它不知道人的心肌细胞上也有这个片段，当病毒被清除以后，它还识别心肌这个片段，它还以为是病毒，实际上它是攻击了自己的心肌细胞，中医叫"同气相求"。

第二种，自身抗原暴露。比如，感染乙肝病毒以后，机体攻击乙肝病毒的过程导致肝细胞坏死，肝细胞里面的很多蛋白质暴露到免疫细胞面前，这些蛋白质都是抗原，免疫细胞过去没有机会接触到，就以为是异物，然后就开始活化免疫系统，持续地攻击肝细胞。也就是说，当病毒已经没有了，我们还在发生针对机体自身的免疫应答。

我们所讲的病毒感染属于外感六淫。当六淫之气都被清除了之后，还有自身免疫应答，我们叫作继发免疫应答，即"内生五邪"。所以有的乙肝病人，乙肝病毒都被清除了，连表面抗原都没有了，为什么还发生炎症？这个时候机体攻击的是自身的肝脏，就是因为交叉免疫和自身抗原暴露，导致了炎症反应持续，或者一段时间复发，一段时间潜伏，一段时间又复发，我们叫内生五邪。可见，外感六淫和内生五邪是有紧密关系的。为什么会内生五邪？因为同气相求（如交叉免疫）以及内外感召。

第三章　伏邪诊断

第一节　伏气脉法与典型症状

　　最早提出"伏气为病"的医家是张仲景。或许有人会质疑，不是《内经》吗？《内经》不是已经提出了"冬伤于寒，春必病温""藏于精者，春不病温"吗？但是，《内经》所描述的疾病非常局限，它提出的"冬伤于寒，春必病温"确实存在，比如病毒性心肌炎，临床可以见到冬天感受轮状病毒，到春天发生病毒性心肌炎，因为轮状病毒的潜伏期大概是 2~4 周，隔了一个月，正好冬春交替可能发作。但是，真正明确提出"伏气为病"的是张仲景的《伤寒杂病论》。《伤寒杂病论·平脉法》提出："伏气之病，以意候之。今月之内，欲有伏气，假令旧有伏气，当须脉之"，告诉医者要注意脉诊；"若脉微弱者，当喉中痛似伤，非喉痹也。病人云：实咽中痛。虽尔，今复欲下利"，这是讲伏气的脉象和症状。伏气的脉是微弱脉；伏气的症状，一个是咽痛，一个是下利。这一段文字把伏气的基本特征描述得淋漓尽致。

　　"少阴之为病，脉微细，但欲寐也"，张仲景讲伏气的脉，没有用"脉微细"，他用词很讲究：脉微弱，而不是脉微细。微是阳微，阳虚而脉微，心脏的收缩、输出功能减退，心脏的射血分数减少，所以微是阳微；弱是气弱，脉弱就是脉没有力气。微和弱代表阳气不足，故而"冬伤于寒"。少阴阳虚是发生伏邪的一个根本病机。同时，因为还伴有太阴气虚，所以脉不仅微，而且弱。微和弱这两个脉是有区别的，如果很难区分就记住一点：脉没有力气，指感不是很清晰，这是伏气的一个基本的脉。但是，并非见微弱的脉就一定有伏气，微弱的脉见证很多，比如阳虚之人，就能摸到微脉，气虚之人，就能摸到弱脉。当然，气虚也可以脉大，见于太阴虚劳。那么，脉微弱合并什么情况才有伏气呢？

伏气的一个典型的症状是咽痛，"非喉痹也……实咽中痛"，这里明确指出患者不是喉痹，是咽中疼痛。为什么咽痛和伏气有关呢？咽部有扁桃体、淋巴环，咽部淋巴环是机体防御疾病的重要屏障。感冒出现鼻塞、头痛、流清涕，这是上呼吸道黏膜病毒感染的表现，如果合并扁桃体的红肿、咽部的肿痛，按照六经传变规律，至少到了少阳，疾病要入里化热，再往下会出现大叶性肺炎，咳嗽气紧，传入阳明会出现麻杏石甘汤证。咽喉是疾病热化的一个重要器官。上呼吸道病毒感染之后，首先是咽部继发细菌感染，其后发生肺部感染。同样，当伏邪外发的时候，首先也是发自咽喉。"冬伤于寒，春必病温"，感受的是寒邪，寒邪外发为温病，就发自咽喉。

举个例子，系统性红斑狼疮急性发作的时候，常常伴有咽喉肿痛，为什么？因为咽喉是重要的淋巴器官，有淋巴环，红斑狼疮是一个免疫系统疾病，当狼疮活跃的时候，淋巴细胞就会活化，导致咽痛。所以，一看到这类患者咽痛，首先要想到狼疮出现活跃，我们常用升麻鳖甲汤加味来治疗。咽痛是转出少阳、寒邪化热的重要标志。

伏气的第二个典型症状是下利，"今复欲下利"，这种下利（大便稀）怎么去治？"太阳与少阳合病，自下利者，黄芩汤主之"，用黄芩汤。"冬伤于寒"，一个脉微弱、冬天感受寒邪的人，应该用麻黄附子甘草汤，如果发热，用麻黄细辛附子汤，如果伴有项背强几几，合上葛根。但是，如果没有得到正确的治疗，一个月以后的开春出现"下利脉促"，表现为咽痛、下利、心慌、心悸、脉促，发生了病毒性心肌炎，即外发为温病，则葛根芩连汤主之。这是一个经典的由伏邪到温病的过程。

再举个例子，"脉沉者，泽漆汤主之"，泽漆汤是治疗肺癌的处方，方用黄芩配紫参清热，半夏配泽漆化痰，脉搏没有力气、脉弱用人参，脉微阳虚用桂枝，生姜配泽漆止呕吐，甘草配紫参是紫参汤，白前止咳。人参可以增强脉力，桂枝可以增强心血的输出，人参配桂枝就可以治脉微弱。泽漆汤证的病人还有一个典型的表现是便溏。我们讲过，泽漆汤是六物黄芩汤（即《外台》黄芩汤，治干呕下利）的变方，泽漆汤用了黄芩、桂枝、人参、半夏，但没有用干姜，而用的是生姜，因为泽漆用三斤，剂量很大，容易引起呕吐，所以用大剂量的生姜止吐。泽漆汤证有下利却没有用干姜，那它用了哪些药治疗下利呢？用了紫参五两。紫参配甘草叫紫参汤，《金匮要略》讲："肺痛下利，紫参汤主之。"紫参经过考证后，我们认为是石见穿。当然，条文说是肺痛，其实肺没有神经，不会痛，肺癌至少侵犯到了胸膜，触及痛觉神经才会痛。胸膜是贴着肺的那层膜，中医没有把肺和胸膜区分开，所以说是肺痛也没有关系。泽漆汤证的病人经常大便不成形，紫参配甘草就是针对下利的处方。那么泽漆汤证和咽痛有没有关系？有。肺癌的咳嗽是个刺激性咳嗽，这个刺激性咳嗽是由于肺部肿瘤的刺激引起的。大家去观察一下肺癌的病人，患者常常说咽喉不舒服、咽喉疼，总想咳，实际上他的咽喉没有生病，是肿瘤对肺的刺激导致的咳嗽。咽部不适怎么治？黄芩配半夏。半夏止咳，可以治疗咽部不适；黄芩也可以治疗咽部不适，"少阳之为病，口苦，咽干，目眩也"，小柴胡汤就用了黄芩，黄芩配半夏就可以治疗咽部不适。

这就是泽漆汤证肺癌的典型的表现：第一脉沉，第二便溏，第三咽不适。这个脉沉指寸脉沉，寸脉沉于尺脉，正常应该是尺脉沉于寸脉，如果反了，我们要考虑有没有肿瘤。这个寸脉的沉脉早期甚至是有力的，可以是沉弦脉、沉滑脉，有胸水的时候是个沉弦脉，但是患者六脉微弱，病情越往后发展，越表现为六脉微弱。虽然病人脉沉，寸脉的力量明显增强，但机体的全身状况越来越差，肿瘤逐步地消耗病人，病人消瘦，最终死亡。肿瘤的脉常常会摸到虚实并见，实是肿瘤实，虚是正气虚，常见六脉无力的患者指下反而摸出急躁、扎实的感觉，尤其是在肿瘤对应的病位上的那个脉，那就是局部有肿瘤。所以，肿瘤的治疗是复杂的，局部有实邪，所以脉跳得躁、扎实；全身虚弱、没有力气，所以是微弱的脉。这是典型的伏气的表现。

《伤寒杂病论》还描述了伏气的其他症状，如《百合狐惑阴阳毒》中讲的"目赤如鸠眼"。如果患者两眼的内眦和眼的下端出现一种特殊的红色，说明厥阴有热，患者有伏邪，容易发生自身免疫病以及一部分血液系统的肿瘤。

我们通过面诊也可以得到一些诊断信息。比如，红斑狼疮患者的毛发有特殊的表现，毛发枯槁，易脆易断，我们叫狼疮发。为什么，红斑狼疮患者毛发细、黄、枯、脆呢？因为患者肾气不足，中医叫"冬不藏精，春必病温"，所以，治疗红斑狼疮需要补肾填精，这就是要加地黄、首乌等的原因。但是，单纯的补肾填精治不好红斑狼疮，得有一套伏邪的理论去处理。通过研究张仲景的学术思想，我们就可以深刻地理解伏邪的临床表现，掌握诊断要点。

第二节　伏邪的舌诊

伏邪的舌诊有特殊的表现，我们怎样通过舌诊去判断有没有伏邪呢？接下来我们详细讲解。

第一，舌背与舌面特征。伏邪没有外发以前，伏邪特殊的舌象主要表现在舌的背面：一是舌下静脉怒张。舌下的血管超过舌底的2/3，静脉怒张，中医认为有瘀；二是舌下有很多白色的、水晶似的小结节，这是痰的表现；三是舌下，尤其舌下的边缘和舌尖的舌质红，红是有热，这是《伤寒杂病论》讲的"瘀热在里"，热伏血瘀，西医认为是炎症启动了机体的凝血系统，导致高凝状态，也就是说中医讲的瘀血对应西医炎症导致的高凝状态。"瘀热在里",瘀,表现为舌下静脉的怒张;热,表现为舌下颜色红;伏邪日久,结为巢窟,就会形成痰,表现为舌下的结节。

那么舌的正面有什么表现呢?舌正面的颜色要比背面的颜色浅,也就是说舌下看到的颜色比舌的正面颜色更深。有伏邪的人,他的舌面是淡白舌,把舌头卷起来看舌下是深红色,这就是"瘀热在里"。舌下是候里,舌面是候表;卫分、气分看舌面,营分、血分看舌下。其实舌面也可以看到营血的改变,但是对比舌面上下颜色更直观。

第二,舌体的变化。部分伏邪患者可以见到舌边肿胀,可高出舌面甚至凸出舌体。舌边是肝所属部位,伏邪外发,转出少阳,可以看到舌边的肿胀或凸起。但是,很多伏邪没有外发之前,看不到舌边的肿胀或凸起。舌边肿胀是伏邪转出少阳的一个指征。

第三,舌苔的特征。邪气完全伏在营血分的时候,舌面是少苔或无苔的。患者刚刚发生伏邪,如果卫分、气分的症状都没有,病邪完全伏于营血分的时候不反映在舌苔上,是一个舌红少苔或无苔的状态;此外,伏邪还可以是舌面舌淡少苔。更重要的是,要注意观察舌边的舌苔情况。正常情况下,舌的两边是没有舌苔的。舌苔是由丝状乳头和菌状乳头所形成的角化上皮,混有食物的残渣和口腔的细菌。由于舌边没有舌乳头,所以没有苔。如果舌边出现了一个个白色的小点,那是跑出来的白细胞团,白细胞从血管里大量地渗出来,游走到舌的两边形成一个个白点,说明患者有炎症,它要发挥抗炎的作用。

正常白细胞是白色的,吞噬细菌之后它应该变成黄色的,也就是我们讲的脓细胞。如果白细胞跑出来呈白色而不是黄色,说明白细胞不能有效地变成脓细胞,也就是说白细胞的功能低下。遇到这种情况,要注意两点:第一要加黄芪,托邪外出;第二,要用银花或者其他的清热解毒药。用了黄芪以后，患者舌苔的白点以及舌面就会变成黄色。一个发生感染的患者，如果他的舌苔表现为白色，有两种可能：要么是感染初起，要么是正气不足。温病初起在卫分，可以表现为一个白苔，随后由于炎症反应，又表现为一个黄苔；如果发生感染以后，患者舌苔仍是白色，说明正气不足，正邪不争，要用黄芪去托邪，托出来之后，化热了苔就会变成黄色，要用银花等去清。而如果在舌的两边，没有分布丝状乳头和菌状乳头的位置，看到很多白色的小点，就说明这个人有伏邪，要去托，一托之后，舌苔就转为黄色，也就是伏邪外发。

还有一种情况，如果邪气伏在营血分，有可能导致舌面少苔。可以有两种表现：一种表现为舌红或者舌绛而少苔。红加紫就是绛舌，绛舌是怎么形成的？热伏血瘀导致了血液的高凝状态，所以它就表现为舌红绛，但是少苔；第二种表现为舌淡紫而少苔，病人稍微一用力伸舌，舌面上就像泥浆水一样，舌下有结节，这是我们讲的寒湿入营，有伏邪，这是我的老师曾升平教授的特殊经验。温病一般讲的是湿热入营，更多的是讲热，其实伏邪伏于营分的时候，它可以表现为寒，即"冬伤于寒，春必病温"嘛。

伏邪具有潜伏性，它为什么能够潜伏下来？因为形不足、气不足。我们从舌面来看正邪关系就明白了。病人张开嘴，你看到他的舌头比口腔小，这是中医讲的舌瘦薄，正虚，而且不光是正虚，还形质不足；如果合并感染，却出现白苔，也是正虚，气不足，需要补气、托邪外出，因为合并感染之后应该是阳明病的大热、大渴、大汗、脉洪大、黄苔。为什么会表现为黄苔？第一种原因，感染导致大量的活化了的白细胞跑出来，这种白细胞吞噬了细菌后呈黄色，把舌面染成了黄色，这是阳明在经表现的黄苔；第二种原因，由于感染抑制胃肠道的蠕动，出现便秘，肠道的小分子气体把舌苔染黄，从舌的根部向舌的尖部浸染、颜色发黄，这是阳明腑实证的舌苔。

如果夹湿，有大量的水分，那就伴有舌苔厚腻。为什么厚呢？当口腔唾液分泌增加，角化的乳头生长也会增加，角化乳头的高度更高，长的更多，而且有水分的时候舌面上角化的上皮细胞不容易脱落，它就更厚，表现为厚苔，水分多，所以经常叫厚腻苔。如果在炎症发生后不呈现这种黄色，在经不黄，在腑也不黄，这就是气不足，要补气，这是形成伏邪的重要原因。为什么发生伏邪？因为形不足，"冬不藏精，春必病温"。为什么邪气能够潜伏下来？因为气不足，正邪不争，不足以托邪外出。所以，一旦熟悉伏邪的特点，你就会找到很多特殊的办法进行诊断。

附门诊实录：一例淋巴癌患者的舌诊讲解

【吴师讲解】（请患者伸舌）从舌的正面看，舌淡，热象并不是很明显，舌根的舌苔为腻苔，这是夹湿；（请患者将舌头卷起）舌下静脉怒张，这是有瘀血；舌下还有很多的小疙瘩，这是有痰；（请患者向左伸舌，观察患者舌下右侧）舌下右侧大量血管，色红，说明血分有热；舌的两边有大量的白色小点，这些是跑出来的白细胞团块没有变成黄色，说明患者免疫功能低下，因为白细胞如果吞噬了细菌跑出来的话，它应该变成黄色。

我们前面讲过，阳明病苔黄有两种情况。第一种是阳明在经，大热、大渴、大汗、脉洪大，这是急性的细菌感染。白细胞吞噬了细菌之后变成脓细胞，从血管里跑到舌面上，就把舌苔染成了黄色，如果看到舌面上的点是黄色的，说明有阳明热证。第二种是阳明腑实，舌根的苔很黄，黄苔由舌根向舌尖延伸，那是肠道的气体把舌苔染黄的，属于大便秘结的阳明腑实证。"苔黄未下者，下之黄自去"，大便一通，那个黄色就消了。

这个患者，跑出来的白细胞在舌上形成一个个的细胞团。这些细胞团有两个特点，第一，这些细胞团是白色的；第二，在不应该有苔的部位出现。这说明患者阳虚有寒，"冬伤于寒，春必病温"，

069 第三章 伏邪诊断 069

他患有淋巴瘤。患者有伏邪，外面有寒，血分有热，痰和瘀交织在一起，伏邪成窠，这是非常典型的伏邪的特点。而且伏邪往外发出的时候，可以表现为典型的热证。这个病人以前就感染过疱疹病毒，在他免疫功能低下的时候，疱疹病毒活跃了，发生带状疱疹。恶性淋巴瘤的发生一部分与病毒感染有关系，因为病毒感染导致持续的淋巴细胞活化，活化的淋巴细胞，尤其是 B 细胞的每一次活化都要重排，最后这些活化的 B 细胞反复重排，容易突变。

这是一个非常典型的伏邪的舌，而且这个伏邪在血分。舌的上面主外，舌的下面主里，舌下面的颜色比舌上面的颜色深红，这是瘀热在里，邪气伏于血分。这种舌都与这个病有关系。

第三节　寒热错杂与伏邪

伏邪的发病特点是"冬伤于寒，春必病温"，常常表现为寒热错杂。因为患者体质阳虚，伏邪外发后形成温病，所以表现为寒热错杂。但是，是不是所有寒热错杂的疾病都是伏邪呢？不是。我们举几个例子来讲。

比如阳虚感热。阳虚体质的人感受了热邪，发生了温病，感而即发，是伏邪吗？不是！那是寒热错杂。一个平素手脚冰凉的人，在 40℃的环境下盖楼，搬了一天砖，中暑晕倒了，是伏邪吗？不是！阳虚可以感热，表现为寒热错杂，并不是伏邪。再比如，火体受寒，阴虚火旺的人在天寒地冻的冬天着了凉，立刻就发作了，是伏邪吗？不是！虽然患者表现为寒热错杂，但也不是伏邪。还有虚人伤寒，伤寒以后化热了，这也不是伏邪。阳虚感热、火体受寒、虚人伤寒化热，都是感而即发，虽然寒热错杂，但都不构成伏邪。而阳虚感热的人或者虚人伤寒化热的人有个特点：如果误治伤阳，邪气就会潜伏。阳虚的人要形成伏邪，需要两个条件：第一是感而不发，就是所谓的正邪不争；第二是素体阳虚，又经误治伤阳，邪气潜伏。所以，阳虚的人容易形成伏邪，但发生急性感染的热证，不是伏邪。这种人常常出现误治，如果一看到热就用大剂量的苦寒药，就可以导致伏邪的形成，所以说阳虚发热虽然不是伏邪，但治疗不当就会形成伏邪。

还有一种我们常见的寒热错杂的情况，就是伏邪外发。体内有寒，发出去是热。例如面神经炎，汗出当风，或者夏天吹了空调，病人受凉，风寒的刺激会损伤面神经，尤其是对着耳根吹风，容易形成面神经炎。面神经炎是受凉引起的吗？不是的，寒冷刺激只是诱因。在寒冷刺激下，面神经的疱疹病毒活跃，损伤面神经导致面神经炎，这才是原因。伏邪外发之后，面神经发炎了，所以它有炎症、有热。为什么吹耳根这个地方容易形成面神经炎呢？因为面神经炎发于少阳，耳根是少阳经所循行之处，伏邪潜伏于此，我们常常可以在耳根周围的少阳经循行部位看到带状疱疹。西医治疗面神经炎主要有两个方法，一个是营养神经，一个是使用激素。营养神经，可以减轻神经的损害；激素可以消炎，缓解面神经的炎症。但是，用了激素以后，疱疹病毒会潜伏下去，所以面神经炎会反复发作，有的人一辈子面瘫好多次，就是这个原因。

综上，阳虚感热、火体受寒、虚人伤寒化热等都是寒热错杂，但都不构成伏邪。虽然阳虚感热，虚人伤寒化热，误治伤阳容易形成伏邪，但是其本身不是伏邪，都是寒热错杂。只有伏邪外发的寒热错杂才是伏邪。

接下来我们以具体的方剂为例给大家进一步讲述。

一、栀子干姜汤证

《伤寒论》："伤寒，医以丸药大下之，身热不去，微烦者，栀子干姜汤主之。"栀子是个抗炎药，可以治疗急性炎症，缓解红肿热痛，腰肌扭伤或者消化道的急性炎症等都可以用栀子。为什么用干姜呢？"医以丸药大下之"，损害脾胃的阳气，导致大便稀溏。一方面有急性炎症，要用栀子抗炎；另一方面，既然脾胃阳虚，就要用干姜温脾，这就是栀子干姜汤。"凡用栀子汤，病患旧微溏者，不可与服之"，丸药大下，重伤脾胃之阳，这是一个急性期，而"病患旧微溏者"，就是素体脾阳虚的人，用栀子汤会损害脾阳。

这个栀子干姜汤证不是伏邪，是新感，但是一定要记住，栀子干姜汤证特别容易形成伏邪。如果病人患有胃肠炎或者是其他阳明在经的急性炎症，表现为脾阳虚的时候，如果治疗用的不是栀子干姜汤，而是栀子汤（即栀子豉汤类处方），就会导致病邪潜伏，形成伏邪。重用寒药重伤阳气，导致邪气潜伏，这个邪气可以是热邪，但并非都是热邪。发生急性炎症的时候表现为热邪；潜伏下来，不发生炎症，也可能是寒邪、温邪或者湿邪。为什么会有热呢？因为患者处于急性炎症期，炎症活跃了，就表现为热。"六气皆从火化"，不管风、寒、火、热、燥、湿，急性期都伴有炎症，伴有炎症就有热；而慢性化时病邪潜伏下来，没有炎症，仍表现为风、寒、火、热、燥、湿。

所以"凡用栀子汤，病患旧微溏者，不可与服之""病患旧微溏者"要用栀子干姜汤，此证不是伏邪，如果误用栀子汤，就容易形成伏邪。

二、干姜黄芩黄连人参汤证、连理汤证

"伤寒本自寒下，医复吐下之，寒格，更逆吐下；若食入口即吐，干姜黄芩黄连人参汤主之"，这是个阳虚的人，大便稀溏，用干姜温阳；有热用黄芩黄连清热；用人参托邪，这治疗的也是一个急

性期的热证，不是伏邪。患者素体脾阳虚，要用干姜、人参。但是，如果没有用干姜黄芩黄连人参汤，而误用泻心汤，就会形成伏邪。

　　连理汤证也是一个寒热错杂证。治疗细菌性痢疾一般用香连丸，方用黄连、木香；但如果患者阳虚，应该用连理汤，方用人参、干姜、白术、炙甘草，再加黄连。阳虚的人发生急性细菌性痢疾用连理汤，与干姜黄芩黄连人参汤、栀子干姜汤的道理是一样的。但是，如果没有用连理汤，误用了香连丸，导致邪气潜伏，就可以形成慢性细菌性痢疾，成为伏邪。

三、竹叶汤证

　　《金匮要略》："产后中风，发热，面正赤，喘而头痛，竹叶汤主之。"产前忌温，产后忌凉，生产之后，阳气虚弱，所以用桂枝、附子、人参、甘草、大枣、生姜，就是桂枝汤去芍药加参附，这是个温阳的方；"发热，面正赤，喘而头痛"，这是有热，有热就用大剂量的竹叶，就是我们讲的"病证结合，直取其病"。此方以竹叶为君，竹叶用一大把，可以用到 30~60g。为什么选竹叶？因为竹叶清热解表而不伤正，可以重用。温病也常常用竹叶，如薏苡竹叶散、竹叶柳蒡汤等，取其能够解表，使表邪外出，用于治疗外感热病。

　　竹叶汤证是伏邪吗？不是。它是产妇外感，产后感受了温热之邪，并不是伏邪，但它容易形成伏邪，因为产妇阳虚。如果治疗用的不是竹叶汤，而误用白虎汤，就容易形成伏邪。

四、大青龙汤证

　　大青龙汤证也是寒热错杂。"太阳中风，脉浮紧，发热，恶寒，身疼痛，不汗出而烦躁者，大青龙汤主之"，"不汗出"用麻黄，

"烦躁"加石膏，这是张仲景的固定配伍。这种人一感冒就烦躁，为什么？因为这种人是火体人，有内火。火体人伤寒以后就容易形成大青龙汤证。可能有人会有疑问，火体人也会得伤寒吗？当然会！火体人伤寒要用大青龙汤治疗。

火体人伤寒是寒热错杂，但它是伏邪吗？它感而即发，不是伏邪，我们不能一见到寒热错杂，就说是伏邪。

五、白虎加人参汤证

"服桂枝汤，大汗出后，大烦渴不解，脉洪大者，白虎加人参汤主之"。我们说，出现白虎加人参汤证之前原本是个桂枝汤证，但没有及时用桂枝汤解表，随后很快继发细菌感染，再用桂枝汤，"服桂枝汤，大汗出后，大烦渴不解，脉洪大者"，就转化为白虎加人参汤证。其实，即使不用桂枝汤，也会转化为白虎加人参汤证，因为它继发了细菌感染。可能有人会有疑问，气虚可以用石膏吗？当然可以。气虚之人也会出现细菌感染，出现细菌感染后的急性炎症反应，用石膏、知母来治疗，气虚加人参。桂枝汤治气虚的人，麻黄汤证化热是白虎汤证，桂枝汤证化热是白虎汤加人参汤证。因为是气虚之人，所以表现为寒热错杂，虚实错杂。但它是感而即发，所以不构成伏邪。但是，白虎加人参汤证的病人，如果仅用白虎汤而不加人参，就容易形成伏邪。

所以，不是所有寒热错杂的疾病都是伏邪。大家要去了解，什么情况下的寒热错杂是伏邪？这是第一；第二，寒热错杂的疾病容易形成伏邪。

六、麻杏苡甘汤证

只有伏邪外发的寒热错杂才是真正的伏邪，比如麻黄杏仁薏苡甘草汤证。《金匮要略》讲，"病者一身尽疼，发热，日晡所剧者，名风湿。此病伤于汗出当风，或久伤取冷所致也。可与麻黄杏仁薏苡甘草汤"。"发热，日晡所剧"，这是温病，"名风湿"，我们叫风湿温病。因为是个温病，所以用了薏苡仁，治"发热，日晡所剧"的阳明热兼太阴湿。薏苡仁是温病常用的药，用来治疗湿热温病，比如《温病条辨》的薏苡竹叶散用了薏苡仁，其实就是从这里来的。"此病伤于汗出当风，或久伤取冷"，"伤于汗出当风"指过去汗出当风，"久伤取冷"指长期的贪凉，二者导致伏邪，现在发作了，表现为"一身疼痛，发热，日晡所剧"。

我们常常用麻杏苡甘汤来治疗疱疹病毒感染，比如 EB 病毒感染急性期、传染性单核细胞增多症的发热等。如果是单纯疱疹病毒感染引起的面神经炎、中风，也可以用续命汤加大剂量的薏苡仁。这里需要注意一点，这个方是转出少阳吗？不是的。EB 病毒感染之后，患者经常口苦、恶心、不吃东西、消化差，然后出现颈部淋巴结肿大，之后可能发展为淋巴瘤。颈部淋巴结肿大属于少阳，我们的败毒系列验方都是从少阳去治的，如果是长期的颈部淋巴结肿大，可以煎服败毒汤，吞服肥儿散。

"可与麻杏苡甘汤"，麻杏苡甘汤这个方可以用，但是张仲景没说这个方能把这个病治好。用了麻杏苡甘汤后，急性期缓解，而 EB 病毒常常不能得到根治，所以是"可与麻杏苡甘汤"，"可与"就是有效的意思。这里有两个问题：第一，没有从少阳去治，没有用黄芩；第二，薏苡仁量很小，半两。吃了有效，叫作"可与"，而没说麻杏苡甘汤"主之"，就是这个原因。

第四章 伏邪治法与方药

第一节　伏邪治则

伏邪的治疗有五个基本原则：病证结合、形气同调、寒温并用、攻补皆施、六经分治，接下来我们详细讲述。

一、病证结合

病证结合是我们的学术特点。为什么伏邪的治疗要病证结合？伏邪的形成首先是邪气潜伏，邪气为什么会潜伏呢？正邪不争之气虚、"冬不藏精"之精亏、"冬伤于寒"之阳虚、络脉阻滞，久病入络，这些都是导致邪气潜伏的主要原因。患者表现为气虚、精亏、阳虚、络阻等证，一会儿虚、一会儿实，一会儿寒、一会儿热，但是，不管他表现为哪一个证，病是不变的，邪是不变的。伏邪有明确的病因，所以我们治疗伏邪要直取其病，并根据机体正气盈亏导致的疾病伏与发的情况，随证化裁，病证结合，这样最简单。比如说 HBV 感染，无论 HBV 导致的是急性乙肝、慢性乙肝、肝硬化、肝癌、暴发性肝炎、肝衰竭，还是形成了肝肾综合征、肾小球肾炎，抑或只是病毒携带，由于邪气的潜伏、发作而表现为不同的证，不管证有多复杂，病就是 HBV。治疗乙肝就要抓住 HBV 这个病，然后根据疾病是急性期还是慢性期，是潜伏还是发作，以及所表现出的气虚、精亏、阳虚、络阻等证的不同与伏邪外发的六经见证，直取其病，随证化裁，病证结合。

二、形气同调

形气同调，也是伏邪治疗的一个特殊原则。伏邪成巢会形成形质的损伤，而形质的损伤又与伏邪"伏"、"发"的气化改变相互影响。伏邪成巢是痰凝、血瘀、毒聚，比如妇科盆腔炎的冰冻骨盆、内科肝脏疾病的肝硬化、泌尿科慢性肾盂肾炎的复杂尿路感染，都是纤维化、瘢痕、畸形、狭窄。炎症形成的大量炎性分泌物，分泌在体腔（比如关节），这些分泌物含有大量的胶原，机体吸收以后形成结节。分泌物吸收凝固形成结节的过程，中医叫作痰凝，再加之血瘀、毒聚就可能形成肿瘤。

痰凝、血瘀、毒聚导致的形质损伤，这是有余；肾精亏虚、失精、脱气、血痹、亡血，最后形成虚劳，出现大肉已脱、干血痨，这些都是影响形质。所以伏邪成巢以后，治疗需要形气同调，既要治它的有余，治痰凝、血瘀、毒聚，还要复其形质，治失精、脱气、血痹、亡血，也要调节气化，治疗邪气的伏与发。

三、寒温并用

"冬伤于寒，春必病温"，因为是伤寒化热，所以伏邪的治疗是寒温并用的。病邪之所以能潜伏，常常是因为有寒，潜伏的邪气一发出来，就是个温病，所以要寒温并用。

曾经有个中医把我的处方拿去给其他专家评估，专家一看说，"这是什么中医？连寒热都辨不出来，既用热的，又用寒的；既用石膏，又用附子；既用黄芩，又用细辛，这个中医不行呀，开方这个人不是中医！"但是很多肿瘤病人我们按伏邪去治却治好了。如果没有深入地研究中医理论，就只能看到方子乱，又是石膏，又是附子，又是人参，又是莪术的，认为一团糟，却不知道这背后隐藏的奥秘。

四、攻补兼施

为什么要攻补兼施呢？伏邪的特点是正虚邪伏，因为有正气的

亏虚，才有邪气的潜伏，正虚邪伏就决定了要攻补兼施。我们前面
讲过，伏邪导致的劳是结巢成劳，因实致虚，所以治疗伏邪成劳需
要攻补兼施，或者以攻代补。鳖甲煎丸是攻补兼施，它治疗的是脾
虚的人，正气亏虚疾病传变最后形成肝硬化。而大黄䗪虫丸治的是
热重的人导致的伏邪，这类人体质偏热，所以用了生地配大黄，这
是以攻代补。

五、六经分治

伏邪转出少阳，从少阳火化，如果出表，到了卫分就是太阳证，
相争太过，到了气分就是阳明证；它的本质是少阴虚寒，如果兼有
气不足那就是太阴证，久病入络就是厥阴证。"冬不藏精"，精在少
阴，"春必病温"，温要少阳火化，所以，伏邪的治疗是以少阳、少
阴为枢、为核心进行六经分治，三阴是内伏，三阳是外发，三阴的
核心是少阴，三阳的核心是少阳。

伏邪与普通内科疾病在治疗上有很大的区别，需要病证结合，
病是针对"邪"的，证是针对"伏"的，一个是针对病因的治疗，
一个是对人的治疗；然后形气同调，伏邪长期以来损伤人的形质，
所以不只是要清热、解毒、托邪，还要复形质；要寒温并用，因为
它是伤寒化热；要攻补皆施，因为它是正虚邪伏、虚实错杂；要六
经分治，因为它以少阴少阳为枢，伏于三阴、转出三阳，这就是伏
邪治疗的五个基本原则。

第二节　伏邪治法

伏邪作为温病，它的治疗和普通的新感温病不同，也和伤寒不

同，更与内伤杂病的治疗方法有区别。从温病来讲，伏邪和新感的治疗方法有什么不同？伏邪有哪些治疗方法？

一、温法

《内经》讲"冬伤于寒，春必病温"，伏邪形成的根本原因是它伤于寒，但是没有发作，感寒而不发，到春天发为温病，所以伏邪的第一个治疗办法是温。

为什么"冬伤于寒"呢？因为素体阳虚。伏邪温病往往有阳虚在先，阳虚之人感受寒邪以后，机体正气不足以抗邪，导致邪气潜伏；而一个阳气充足的人感寒之后，会感而即发，那是伤寒。"冬伤于寒"内涵有三：第一是冬天，因为冬天人身的阳气最弱；第二是内外感召，即人体阳气最弱的时候伤于寒邪；第三，不是受了寒就能形成伏邪温病，而是伤于寒。从现代医学来讲，并不是在冬天感染了任何病原微生物都可以形成温病，这个既和体质有关，又和感受的病原微生物类型有关。比如，冬春交替之际，同样是肠道病毒感染出现伏邪，表现为葛根汤证，但是有些人在几周以后，开春却得了病毒性心肌炎，出现葛根芩连汤证。可见，同一个病毒不是所有人感染了以后都形成病毒性心肌炎，也不是所有的肠道微生物感染都内陷少阴，形成病毒性心肌炎，出现葛根芩连汤证。"冬伤于寒"，从季节上讲，它是冬；从病因上讲，它是寒；从人与病的相互关系上讲，他是伤，伤于寒。

我们讲过，在治疗类风湿性关节炎等病时，为了促进正邪相争可以用附片，用了以后病人全身关节疼痛，甚至有的关节本来不疼，服药以后反而开始疼，这就是正邪相争，哪个关节疼，哪个关节就有病！全部疼过一遍以后，病人突然之间疼痛消失，疾病缓解乃至治愈。还有一些病人，本来腰不疼，服用金匮肾气丸后出现腰疼，实际上这个关节是有病的。这是温法，温阳托邪可以导致正邪相争。我的老师曾升平教授将这个治法运用得淋漓尽致。

二、补法

第二个治疗方法是补法。《内经》讲"冬不藏精，春必病温"，肾精亏虚，就需要补肾填精。所以补法首重于补肾，当然，还要补气。正邪相争是少阳病的特征，如果气虚，就不能与病邪相争，所以要补气。精与气的关系很复杂，肾精可以化气。精是什么？是我们的油库。我们的日常生理活动要用到我们的阳气，但阳气根于肾精。我们说卫出上焦，卫出中焦，卫出下焦。卫出下焦，是说机体抵御疾病的营卫之气的根源在于肾精；卫出中焦，是说中焦的脾胃之气是构成营卫之气的重要内容；卫出上焦，营卫之气的具体功能归于上焦。所以要补，就是《内经》讲的"冬不藏精，春必病温"。

三、托法

第三个治法就是托法。伏邪的特点是感而不发或者潜伏下来迁延发作。因为邪气潜伏，所以要托，而且还要边清边托。托的办法是让伏邪由里出表，发出来，出现急性发作，急性发作以后，还要边清边托。因为阳气虚弱，用苦寒药一清，邪气又潜伏下去了，好不了。比如，慢性盆腔炎，急性发作的时候，使用大剂量苦寒的抗生素，炎症就能够迅速缓解；但是，微生物又潜伏在那里，过几个月又会急性发作，再用大剂量抗生素，它又潜伏在那里，总是治不好。所以，治疗慢性盆腔炎要边托边清，把邪气托出来清掉，托出来再清掉，温病学叫"抽丝剥茧"，要托到托无所托，到最后再用一段时间托的药物，也没有病邪发出了，再也不出现急性发作，疾病就

缓解了。托无所托需要多久？最长者可达 3 年，每年 100 天，短者 3
个月，再短者 1 个月。这和病邪类型有关系，比如严重的慢性支气
管炎、阻塞性肺病，我们要求从秋季开始用药，一用 100 天，连用 3
年，疾病不再发作，说明这个病彻底没有了。病毒性肝炎，连续用
药 3 个月，疾病不再发作，我们说这个病没有了。当然，还要去做
西医检查，查肝功、病毒标志物、DNA，甚至表面抗原。我们讲的
是治疗原则。普通的慢性盆腔炎用药一个月，然后再托，又托 1 个
月都没有再发病，我们认为这个疾病彻底缓解了。为什么用"缓解"
而不用"治愈"这个词呢？西医认为这类病不能治愈，虽然疾病确
实已经治愈了，但是由于用"治愈"这个词容易引起分歧，所以我
们就说是缓解了。实际上伏邪根本的治疗是要治愈，不是缓解，因
为缓解之后还会再发作的。

另外要注意，托和补是有区别的，托是指直接托邪外出。升麻
鳖甲汤、升麻葛根汤就是托法，用升麻托邪外出。我们的几个加味
升麻鳖甲汤验方也是使用了托法。三黄汤里也有托法，黄芪配黄芩，
这个配伍我们经常用，一方面用黄芪托邪出表，一方面用黄芩清转
出之邪。升麻配薏苡仁也是我们常用的配伍方法，托邪外出。

我们治疗疑难疾病要重视托，务必托邪外出，使正邪反复相争，
一层一层地相争，抽丝剥茧，一直到邪气完全外发、清解尽为止。
用了托的药之后常常出现病情加重，病邪活跃，这个时候我们的配
伍是相反的，补药配攻药，温药配凉药，托药配泻药。

四、清法

温病就要清热，但是清哪里呢？清少阳。伏邪的特点是转出少
阳，所以伏邪的清一定是清少阳。清气分还是血分？要清血分。为
什么要清血分？因为伏邪外发的特点是由血分到营分到气分再到卫

分，它与新感不同，新感按照卫气营血传变，首先清卫分。伏邪首先清血分，那么气分要不要清？当然也要清！从血分发到气分，则清气分；发到卫分，则清卫分！肝藏血，少阳的背后是营血分，伏邪发自营血分，从少阳发出来，它前面是太阳卫分，后面是阳明气分，走到气分就清气，走到卫分就清卫。

五、活血、化痰、解毒法

温、补、托、清是治疗伏邪的四个基本治法，温、补是因为"冬伤于寒"、"冬不藏精"，有正虚；托是因为伏邪感而不发，邪气潜伏；清是因为它是温病。但是，温、补、托、清四大治法够不够？不够！为什么？因为伏邪还有一个问题：久病成巢。伏邪如何形成病巢？邪气潜伏日久，久病入于厥阴血络，痰凝血瘀结为有形之物，毒邪内生，发生恶性转化，形成癌症。所以，如果伏邪成巢，还要活血、化痰、解毒。

为什么要活血？因为伏邪反复发作导致的局部慢性炎症，其结局是导致局部组织发生纤维化，纤维组织形成了病邪的保护屏障，病邪潜伏于此，而纤维组织缺少血液供应，机体的免疫细胞的作用发挥不了，抗生素的作用也发挥不了，所以难以治愈。当用温、补、托、清等常规方法解决不了的时候，就要活血通络，改善局部的血液循环，促进纤维组织消化吸收。从西医来讲，炎症可以激活机体的凝血系统，慢性炎症形成的炎性介质导致血液的高凝状态，加之纤维组织的沉积，所以要活血。活血对治疗一些慢性感染有特殊疗效。

当然了，炎症的反应是红肿热痛。为什么肿？因为炎症的组织局部大量的组织液渗出。这些组织液的渗出，停留在局部形成痰，所以要化痰。痰瘀互结形成巢，而毒邪又可以聚集于巢，在病巢里发生恶性转化，所以要解毒。

　　治疗疑难疾病，很多医生都知道在急性发作的时候如何缓解，但要根治很困难。疑难疾病改善症状是容易的，如慢性乙肝急性发作，用黄芩等清热疏肝利湿的药物缓解急性发作，改善症状是容易的，但要治愈乙肝，使病毒彻底转阴、连表面抗原也转阴，这是很难的，常规方法不行；再如类风湿性关节炎，缓解关节疼痛、改善关节肿胀是容易的，但要治愈类风湿性关节炎是困难的；很多肿瘤都是由病毒感染引起，比如 EB 病毒感染导致的很多疾病，缓解症状容易，但要根治是很困难的。伏邪潜伏，慢性迁延，常常表现为重大疑难疾病，普通的方法治不了，治不了怎么办? 从伏邪去治。

　　温、补、托、清是我们治疗伏邪的四大基本治法，活血、化痰、解毒是我们治疗伏邪慢性迁延发作、结为巢窟的三大治法。温、补、托、清说的是外感，活血、化痰、解毒说的是内伤。温、补与体质有关系，托、清与实邪有关系。外感和内伤的关系叫内外一统，伤寒和温病的关系叫寒温一统，伏邪学说从《伤寒论》脱化而来，这是古今一统，再结合现代医学对相关疾病的认识，就能做到中西一统，这就是用医学一统去认识伏邪疾病。

第三节　伏邪用药

一、基本治法与用药 (图 7)

(一) 清

1. 利湿

治疗伏邪有一些特殊的药物，第一个特殊的药物是薏苡仁。薏苡仁、茯苓、猪苓、泽泻等都是利湿的药物，为什么偏偏选择薏苡仁呢？薏苡仁是除湿药物中可治疗外感疾病的一个药物，现代研究认为它能抗病毒，对疱疹病毒的感染有特殊疗效。温病的薏苡竹叶散、三仁汤，以及《金匮要略》的麻杏苡甘汤等都选了薏苡仁。薏苡仁是我们治疗伏邪的一个重要药物。伏邪为什么能够潜伏下来？原因之一就是夹湿，湿性缠绵，使疾病长期迁延不愈；湿性粘连，局部容易形成巢窟，所以首选的一个药是薏苡仁。

为了帮助增强薏苡仁的疗效，还可以选择淡竹叶。淡竹叶也是一个清热利湿的药物，如薏苡竹叶散就用了淡竹叶。麻疹常常选用淡竹叶，如竹叶柳蒡汤，这是因为淡竹叶还可以抗病毒，选淡竹叶与它的这个特性也有关系，并不是随便选了一个利湿的药物。

2. 清热

伏邪转出少阳，清热用黄芩、大青叶，这些都是凉肝的药物。为什么选择大青叶？因为大青叶是治疗外感疾病凉肝的药物，它还能解毒。另外一个药是丹皮，伏邪发自血分，丹皮可清血分之热。

清热利湿加起来就是我们讲的清法。

（二）托

托用升麻、黄芪。升麻能够托邪，如升麻葛根汤；黄芪也能托邪，外科的托法非常喜欢用它，如治疗慢性疮疡迁延不愈，用生黄芪托毒外出固表。

（三）补

补用太子参、桑寄生、补骨脂。为什么选择太子参？因为它对温病有效。我们最喜欢用太子参，因为太子参补气不助邪，不像红参和党参。补肾我们用桑寄生和补骨脂，桑寄生是桑树上的寄生，得桑树之气，能平肝，桑叶、桑枝都有平肝的作用，桑葚养肝，它们都走肝经。桑寄生不光能平肝，还能补肾，更重要的是，它是非常有特异性的抗病毒的药物，治疗小儿麻痹症就用它。补骨脂也是一个非常有特异性的抗病毒药物，对疣状病毒有特异性的疗效。

（四）温

温哪里？温少阴，常常选用附子、肉桂。

二、伏邪成巢的用药

（一）活血

活血用当归、姜黄、鳖甲。伏邪成巢，结为病巢，甚至形成癥瘕积聚，需要用鳖甲软坚散结；姜黄活血，但是姜黄不只是活血药，它还具有抗病毒的作用，对病毒感染有特殊疗效，是温病常用的一个药物，升降散就用了姜黄；当归活血，当归是活血药中的一个特异性的抗炎药，具有强烈的抗炎作用，它与其他的活血药不一样，所以升麻鳖甲汤用它。这些药都是精心选择过的。

（二）化痰

伏邪成巢，痰瘀互结，不光要活血，还要化痰。化痰除湿用草果、槟榔、厚朴，这是达原饮的办法。胆南星也是一个常用的化痰药，因为用了胆汁来制，它表现出化痰又清肝的作用。

（三）解毒

痰瘀互结毒聚，毒邪聚结于病巢，解毒用白花蛇舌草、蜈蚣、僵蚕。为什么用僵蚕？因为僵蚕能够解毒平肝，解毒息风，升降散就用了僵蚕。

这就是我们治疗伏邪常用的药物，这些药物都是经过严格选择的，每一个药物，都有它的特性，大家认识了药物的特性，就能明白我们治疗伏邪的处方和用药特色。

三、升麻的配伍运用 (图8)

升麻这味中药是我们的特色用药之一，升麻的配伍和主要用法如下：

第一，升麻配牛膝，可以调节人体的气机。比如济川煎，升麻配牛膝治疗便秘，用牛膝引药下行通便，用升麻升提人体的气机，这种用法来自温补学派。升麻配牛膝是治疗便秘的一组很好的配伍，我们也用来治疗其他疾病如阳痿等。

第二，升麻配大青叶，能够升阳托毒。升麻除了能够升举，还能解毒。我们常用这个配伍，尤其是治疗伏邪。经典的处方有普济消毒饮。普济消毒饮来自《东垣试效方》，方中用的是板蓝根，板蓝根和大青叶是同一种药物的不同部位，一个是根，一个是叶，它们的作用相似，可以用板蓝根也可以用大青叶，我们喜欢用大青叶。升麻可以用到30g，大青叶30g。

第三，升麻配甘草，也能升阳解毒。如《阎氏小儿方论》的升麻葛根汤。我们用升麻配大青叶时，往往加甘草，增强它的解毒作用。升麻配大青叶，升麻配甘草，都是为了解毒。

第四，升麻配薏苡仁，升阳除湿，治疗湿毒，这是我们的一个经验配伍。升麻用6~30g，薏苡仁用30~90g，大剂量的薏苡仁配升麻，升阳解毒，治疗湿毒。很多病毒感染表现为湿毒，如疱疹病毒感染、HPV等。

第五，升麻配柴胡，升举阳气，来自补土派的补中益气汤。升麻配柴胡，升举阳气时剂量要小，特别是柴胡，剂量大就会发散，一般各用3~6g。

第六，升麻配黄芩，这也是我们治疗伏邪独特的配伍，升麻托毒外出，用6~30g，黄芩转出少阳，用6~9g。转出少阳以后，夹湿者，升麻配薏苡仁治之，热毒重者，升麻配大青叶治之。升麻、黄芩、薏苡仁、大青叶、甘草，这是我们的验方升阳败毒散，是我们独特的处方配伍，治疗伏邪温病有特殊疗效。

第七，升麻配鳖甲，出自《金匮要略》的升麻鳖甲汤，用来治疗下部盆腔的炎症、肿物、囊肿、肿瘤等，如慢性盆腔炎。人体冲脉气机容易下陷，出现脏器下垂，故用升麻升提气机。盆腔的特点是气血容易瘀滞在盆腔。盆腔离心脏很远，由于静脉血管不能够收缩，这里的静脉血完全靠心脏负压吸引回流，所以盆腔容易形成瘀血。慢性盆腔炎导致冰冻骨盆，形成广泛的纤维化，所以用鳖甲软坚散结，加升麻以后，邪气外发，可能有点热出来，有热就清热，到哪条经清哪条经，热毒明显配大青叶，湿重配薏苡仁。升麻配黄芩治在气分，升麻配鳖甲就入了血分，因为慢性疾病在血分，容易形成痰窟、巢窟，伏邪成巢，这个时候要用鳖甲软坚散结。

第八，升麻配黄芪。补土派所讲的气机下陷，我们用升麻配黄芪；伏邪内陷，邪气潜伏，我们还用升麻配黄芪。

第九，升麻配枳实。治疗脏器下垂，我们可以用补中益气汤加枳实，也可以用济川煎加枳实。老年人便秘，很多伴有脱肛、痔疮、脏器下垂，用升麻配枳实能够升举脏器，这是温补学派张景岳的济川煎的办法。借鉴济川煎的升麻加枳实，补中益气汤加枳实也可以治疗脏器下垂，所以说温补派和补土派是相通的。

升麻有什么副作用呢？大剂量的升麻容易引起恶心，因其升举阳明胃气。另外，升麻还容易引起阳强，即阴茎的异常勃起，所以升麻可以用来治疗阳痿，补中益气汤也可以治疗阳痿。

第四节　伏邪用方

一、黄芩汤

【出处】《伤寒论》。

【组成】黄芩三两　芍药二两　甘草二两（炙）大枣十二枚（擘）。

【用法】上四味，以水一斗，煮取三升，去滓，温服一升，日再夜一服。

【主治】太阳与少阳合病，自下利者。

治疗伏邪的第一个代表方剂是黄芩汤。黄芩汤是《伤寒杂病论》少阳病的方，也是治疗伏邪的根本方、主方，变化非常多，治疗伏邪温病的方基本都是从黄芩汤加减化裁而来。

黄芩汤治疗内科疾病少阳在腑，尤其合并下利者，如胆源性腹泻，病人的特点是腹泻伴厌油；如果有呕吐，黄芩加半夏生姜汤主之。呕吐加半夏、生姜是张仲景固定的配伍。

黄芩汤是温病之主方。为什么？因为伏邪转出少阳。柳宝诒在《温热逢源》中用黄芩汤加豆豉、玄参，豆豉出表，玄参养阴解毒。伏邪要出表，所以用豆豉，但是出表药那么多，为什么选豆豉？因为豆豉含有大豆甾酮，有雌激素样作用，能补肾发表，"冬不藏精，春必病温"，所以加豆豉、玄参。其实黄芩汤加豆豉、玄参与三物黄芩汤很近似，两方都用黄芩，不同之处在于一个用玄参，一个用生地；一个是伏邪出表用豆豉，一个加苦参清热除湿；一个治疗外感，一个治疗内伤。当然三物黄芩汤不只治疗内伤，也能治外感，比如妇人产褥期的感染。

二、达原饮

【出处】《温疫论》。

【组成】槟榔（二钱）　厚朴（一钱）　草果仁（五分）　知母（一钱）　芍药（一钱）　黄芩（一钱）　甘草（五分）。

【主治】开达膜原，辟秽化浊。主治瘟疫或疟疾，邪伏膜原证。憎寒壮热，或一日三次，或一日一次，发无定时，胸闷呕恶，头痛烦躁，脉弦数，舌边深红，舌苔垢腻，或苔白厚如积粉。

达原饮也是治疗伏邪的一个经典处方。黄芩汤适合热盛的疾病，即以热邪为主的伏邪；如果患者表现为以湿邪为主，出现苔白厚如积粉，则应该选用达原饮。

达原饮的第一个特点是湿重，舌苔白厚如积粉。舌的正面，舌苔又白又厚，为什么说它是温病？把舌头卷起来，可看到舌下深红，说明里有热，在血分，它是伏邪。第二个特点，在黄芩汤的基础上加草果、槟榔、厚朴。当然，也可以用知母、石膏、大黄等，根据疾病从哪一经转出进行加减。

我们用达原饮治疗很多疾病，包括一些肿瘤，都有特殊疗效。我刚上大学的时候，治疗一例胃炎，这个患者经很多医生治疗无效，我给他用了达原饮之后，胃炎缓解非常明显。其实，有 10% 的胃炎是 EB 病毒感染，EB 病毒感染导致的胃炎最后形成胃癌，这种胃炎和胃癌表现为湿很重，舌苔白厚如积粉，用达原饮加大剂量的薏苡仁，疗效非常好，几剂药下去，患者就感觉非常舒服，而用六君子汤、三仁汤、甘露消毒丹等治疗，根本起不到效果。

达原饮的邪气潜伏在哪里？吴又可认为是"膜原三焦"。"膜原三焦"，传统中医六经理论认为属于少阳，通过厥阴之气。现代医学研究认为，膜原与体内的脂网膜等关系比较密切。我们认为伏邪伏于三阴。第一个是太阴。太阴主气，太阴虚则正气虚，需要用黄芪、太子参；太阴之上湿气治之，太阴虚则水湿停聚，导致水湿浸淫。第二个是少阴，第三个是厥阴。

达原饮有一个典型的表现就是夹湿、合并湿邪。合并如此严重的湿邪，六经辨证应该归在哪里？达原饮还是治伏邪转出少阳，不外乎是夹湿，但是伏邪温病没有发的，可以用达原饮吗？吴又可看到的伏邪是发还是没发？它是发出来的，并且发在膜原三焦，但是它是伏于膜原三焦吗？大家可以去思考。

三、蒿芩清胆汤

【出处】《通俗伤寒论》。

【组成】青蒿脑（钱半至二钱）　淡竹茹（三钱）　仙半夏（钱半）　赤茯苓（三钱）　青子芩（半至三钱）　生枳壳（钱半）　陈广皮（钱半）碧玉散（滑石、甘草、青黛，包，三钱）。

【主治】少阳湿热痰浊证。寒热如疟，寒轻热重，口苦膈闷，吐酸苦水，或呕黄涎而黏，甚则干呕呃逆，胸胁胀痛，小便黄少，舌红苔白腻，间现杂色，脉数而右滑左弦。

蒿芩清胆汤也是治疗伏邪温病转出少阳，有明显夹湿，那么蒿芩清胆汤和达原饮有什么区别？两者的区别在于蒿芩清胆汤以发热为主，达原饮以舌苔白厚、纳呆为主。达原饮证的患者食欲非常差，不想吃东西，因为舌苔白厚如积粉，没有味觉。我们的味蕾分布在舌乳头的间隙之中，如果舌乳头过度增生，形成白厚苔，就会遮盖味蕾，使味蕾接触不到食物，也感受不到食物中的酸甜苦辣就刺激不到他，导致患者没有食欲。蒿芩清胆汤证的患者，表现为发热，全身炎症反应综合征很明显，而达原饮则是局部症状很明显。

蒿芩清胆汤与银柴消毒丹、甘露消毒丹、柴妙饮的区别是什么？银柴消毒丹、甘露消毒丹和柴妙饮都是治疗新感，蒿芩清胆汤治疗伏气温病。清热利湿的药和处方很多，大家有没有把这些方真正区别开来？比如，按照传统中医的辨证，有湿则用甘露消毒丹、藿朴夏苓汤、三仁汤除湿，但新感有湿，伏邪也有湿，治法完全不同，如果仅仅停留在苔厚腻有湿就选用三仁汤，这是有问题的。最起码你有没有把湿在脾、湿在肝区别开？有没有把甘露消毒丹和三仁汤区别开？进一步说，你有没有把新感、伏邪区别开？伏邪有湿，有蒿芩清胆汤证和达原饮证，你有没有区别开？如果区别不了湿在肝胆还是湿在脾胃，区别不了新感、伏邪，甚至连伏邪的蒿芩清胆汤和达原饮都区别不了，只学了个三仁汤就包治温病，这是不对的。

四、青蒿鳖甲汤

【出处】《温病条辨》。

【组成】青蒿（二钱）　鳖甲（五钱）　细生地（四钱）　知母（二钱）　丹皮（三钱）。

【用法】上药以水五杯，煮取二杯，日再服。

【主治】温病后期，邪伏阴分证。夜热早凉，热退无汗，舌红少苔，脉细数。

伏邪转出少阳，如果表现为发热为特点但不夹湿的怎么办？"夜热早凉，热退无汗"，用青蒿鳖甲汤，还是表现为发热，以炎症的全身反应为特点。蒿芩清胆汤与青蒿鳖甲汤的共性都是以发热为主，区别是前者夹湿，青蒿鳖甲汤不夹湿。

青蒿鳖甲汤与鳖甲煎丸有什么区别？青蒿鳖甲汤治疗发热，鳖甲煎丸治疗伏邪导致的肝脏损伤，是器质性疾病，是形质的问题。青蒿鳖甲汤用青蒿配鳖甲，青蒿引出少阳，鳖甲治在厥阴；鳖甲煎丸也是治疗伏邪，邪伏厥阴，它用的是柴胡配鳖甲。为什么用柴胡？因为柴胡有显著的治疗肝脏的作用，可以拮抗肝脏的炎症。鳖甲煎丸是治疗肝硬化的处方，肝硬化的患者有慢性病毒感染，我们说有伏邪。肝炎导致肝硬化，肝炎是外感引起的，肝硬化是炎症导致的纤维化，是内伤病，所以外感和内伤是统一的，也就是我们讲的内外一统。

五、升麻鳖甲汤

【出处】《金匮要略》。

【组成】升麻（二两）　当归（一两）　蜀椒（炒去汗，一两）　甘草（二两）　鳖甲（炙，手指大一片）　雄黄（研，半两）。

（《肘后》、《千金方》阳毒用升麻汤，无鳖甲有桂；阴毒用甘草汤，无雄黄。）

【用法】上六味，以水四升，煮取一升，顿服之，老小再服。取汗。

【主治】阳毒，面赤斑斑如锦纹，咽喉痛，吐脓血。

升麻鳖甲汤是厥阴病的方，也治伏邪，"阳毒之为病，面赤斑斑如锦纹，咽喉痛，唾脓血。五日可治，七日不可治。升麻鳖甲汤主之"。升麻鳖甲汤用升麻、当归、鳖甲、蜀椒、甘草、雄黄，雄黄在这里用来败毒；蜀椒本身就有治疗的效果，比如花椒宁碱能抗白血病；蜀椒还能解毒，同时还可以拮抗雄黄容易引起头痛的副作用；升麻托邪外出；当归治在血分，它是活血药中的抗炎药；鳖甲软坚散结，这是治疗伏邪成巢的一个处方。

升麻鳖甲汤和鳖甲煎丸的区别就在于，升麻鳖甲汤是"汤"，治伏邪成巢，用于急性发作，托邪、清解，偏重于托邪外出。鳖甲煎丸是"丸"，要长期服用，复肝脏的形质，同时清解伏邪，方中有柴胡、黄芩治伏邪，还有桂枝、干姜、人参温和补，重要的是使用了大量软坚活血的药复肝的形质，为了恢复肝脏的形质而长期服用，两者剂型也不一样。

六、白通加猪胆汁汤

【出处】《伤寒论》。

【组成】葱白（四茎）　干姜（一两）　附子（生，去皮，破八片，一枚）　人尿（五合）　猪胆汁（一合）。

【用法】上五味，以水三升，煮取一升，去滓，纳胆汁、人尿，和令相得，分温再服。若无胆，亦可用。

【主治】少阴病，利不止，厥逆无脉，干呕而烦者。

白通加猪胆汁汤是厥阴转出少阳的代表处方，治疗厥阴的无脉证。厥阴病，厥热胜复，阴阳快要离绝了，转出少阳，这个病就有生机。为了防止暴热来而复去，在温热药的基础上加猪胆汁，以清解少阳。白通加猪胆汁汤的治疗思路，与王洪绪治疗乳腺癌用小金丹合犀黄丸的思路类似，"痞坚之下，必有伏阳"，治痞坚用小金丹，以乌头来温；有伏阳用犀黄丸，以牛黄清肝，治从少阳，乳香、没药活血通络。

七、薯蓣丸与化肝煎

【方名】薯蓣丸。

【出处】《金匮要略》。

【组成】薯蓣（三十分）　当归　桂枝　曲　干地黄　豆黄卷（各十分）　甘草（二十八分）　人参（七分）　川芎　芍药　白术　麦门冬　杏仁（各六分）　柴胡　桔梗　茯苓（各五分）　阿

胶（七分）　干姜（三分）　白薮（二分）　防风（二分）　大枣（为膏，百枚）。

【用法】上二十一味，末之，炼蜜为丸，如弹子大，空腹酒服一丸，一百丸为剂。

【主治】虚劳诸不足，风气百疾。

【方名】化肝煎。

【出处】《景岳全书》。

【组成】青皮（二钱）　陈皮（二钱）　芍药（二钱）　丹皮（钱半）　栀子（钱半，炒）　泽泻（钱半，如血见下部者，以甘草代之）　土贝母（二三钱）。

【主治】怒气伤肝，因而气逆动火，致为烦热，胁痛，胀满，动血等证。

伏邪温病平时可以用什么方治疗呢？我们来讲两个常用的方剂：薯蓣丸、化肝煎。

我们先讲薯蓣丸。"虚劳诸不足，风气百疾，薯蓣丸方主之"，"虚劳诸不足，风气百疾"指什么？"冬伤于寒"和"冬不藏精"。薯蓣丸方中既有治疗"冬不藏精"的，也有治疗"冬伤于寒"的：地黄、当归、川芎、芍药，这是四物汤的架构，补血；人参、白术、茯苓、甘草这是四君子汤的架构，补气；在四物汤和四君子汤的基础上，加了山药、地黄补肾填精，加了麦冬、阿胶养阴、养血，气血阴阳同调，再加桂枝，干姜散寒，加杏仁、柴胡、桔梗、曲、白薮、豆黄卷、防风来疏风。

对存在伏邪的人，虚劳诸不足，风气百疾，可以用薯蓣丸，空腹酒服 1 丸，百日为期。治疗伏邪病，要复其形质，怎么复形质？我们治疗很多重大疑难疾病时都告诉病人"百日为期"，药要吃 100 天。像太乙洗髓膏，就一定要服一百天，今年吃完 100 天，明年再吃 100 天，第三年再吃 100 天，这样吃 3 年。我们曾经用太乙洗髓膏治疗一个严重的肺纤维化患者，病人开始不能下床，一下床活动就呼吸困难，服用了 3 年太乙洗髓膏，现在已经去南方打工了，这是百日为期，三年。如果一年内的病程，怎么办？一年内的病也要 100 天，比如治疗女性月经紊乱也需要 3 个周期，连续 3 个周期的正常才能建立新的月经周期，3 个月也是百日为期。

"虚劳诸不足"有两层意思，一是"虚劳"，一是"诸"，"诸"指什么？指气血阴阳。各种不足，气血阴阳的不足，所以叫诸不足，"风气百疾"，指外邪；"虚劳诸不足"，指内伤，由此可见外感疾病和内伤疾病的关系。肿瘤患者就经常有伏邪，比如合并带状疱疹（疱疹病毒感染）和慢性感染等，肿瘤本身是个虚劳病，气血阴阳都可以亏损，往往会合并慢性外感疾病。所以，"虚劳诸不足，风气百疾，薯蓣丸方主之"，这是我们治疗伏邪病，恢复形质的一个常用处方，大家应注意以百日为期，三剂药是解决不了问题的。

化肝煎也是一个治疗伏邪病的处方，可以平时服用。化肝煎是张景岳的处方，方用青皮、陈皮，疏肝理气；泽泻除湿；土贝母化痰，没有土贝母，可用浙贝代替，治疗肿瘤患者我们喜欢用土贝母，普通的患者可以用浙贝；栀子清肝泻火，芍药、丹皮疏肝凉血；还可以加桃仁、茜草，活血；口干加天花粉等。

为什么我们说化肝煎也是平时治疗伏邪为病服用的处方？"冬伤于寒，春必病温"，这类人往往是肝脏有问题。伏邪转出少阳，肝脏有问题容易造成邪气潜伏，这类人常常有慢性肝炎、慢性胆囊炎、胆结石等肝、胆、胰的疾病，常见舌头两边肿胀，或者舌头两边凸起，或者见弦脉。当他的邪气退了，平时可以治肝，比如用化肝煎；也可以治肾，补其虚；还可以肝肾同治，用滋水清肝饮。

八、大黄䗪虫丸与鳖甲煎丸

【方名】大黄䗪虫丸。

【出处】《金匮要略》。

【组成】大黄（蒸，十分）　黄芩二两　甘草三两　桃仁一升　杏仁一升　芍药四两　干地黄十两　干漆一两　虻虫一升　水蛭百枚　蛴螬一升　䗪虫半升。

【用法】上十二味，末之，炼蜜和丸小豆大，酒饮服五丸，日三服。

【主治】活血破瘀，通经消痞。用于瘀血内停，腹部肿块，肌肤甲错，目眶黯黑，潮热羸瘦，经闭不行。

【方名】鳖甲煎丸。

【出处】《金匮要略》。

【组成】鳖甲（炙，十二分）　乌扇（烧，三分）　黄芩（三分）　柴胡（六分）　鼠妇（熬，三分）　干姜（三分）　大黄（三分）　白芍（五分）　桂枝（三分）　葶苈（一分）　石韦（去毛，三分）　厚朴（三分）　牡丹（去心，五分）　瞿麦（二分）　紫葳（三分）　半夏（一分）　人参（一分）　䗪虫（熬，五分）　阿胶（炙，三分）　蜂窠（熬，四分）　赤硝（十二分）　蜣螂（熬，六分）　桃仁（二分）。

（《千金方》用鳖甲十二片，又有海藻三分，大戟一分，䗪虫五分，无鼠妇、赤硝二味，以鳖甲煎和诸药为丸）

【用法】上二十三味为末，取锻灶下灰一斗，清酒一斛五斗，浸灰，候酒尽一半，着鳖甲于中，煮令泛烂如胶漆，绞取汁，纳诸药，煎为丸，如梧子大，空心服七丸，日三服。

【主治】活血化瘀，软坚散结。用于胁下癥块。

大黄䗪虫丸和鳖甲煎丸都是治疗伏邪入络的经典处方。

大黄䗪虫丸可以治疗肝硬化或者肝癌，因为肝癌常常伴有肝硬化。大黄䗪虫丸治疗的肝硬化就是邪伏成劳，表现为干血痨。为什么会形成干血痨？因为有伏邪。怎么去治疗？伏邪转出少阳，我们用黄芩、甘草、芍药，这是黄芩汤，治疗伏邪的主方；"冬不藏精，春必病温"，地黄能够凉血、活血、补肾，滋水涵木；邪气潜伏，形成了病巢，用干漆、虻虫、大黄、桃仁、杏仁、水蛭、蛴螬、䗪虫，治瘀血。肝硬化，初起是小柴胡汤证，或者甘露消毒丹证，也可以用黄芩汤；病久伤肾，加干地黄补肾；有瘀血，用干漆、虻虫、水蛭等。由于凝血系统的功能紊乱，肝硬化都有瘀血，活血化瘀对肝硬化有明显的治疗作用。

鳖甲煎丸是治疗疟母、肝硬化的典型处方。鳖甲煎丸方用黄芩、柴胡、芍药、丹皮，治疗伏热，由于它的这个热经常外发，所以用了柴胡。为什么用丹皮？因为伏邪发自血分。邪气为什么能潜伏下来？虚、瘀、痰是主要原因，我们在伏邪病机讲过。那么鳖甲煎丸用了哪些药来针对性治疗呢？第一，正气不足，邪气潜伏，所以用了人参、桂枝、干姜、阿胶、蜂房。其中人参补气，可以促进正邪相争、邪气外发；"见肝之病，知肝传脾"，所以用桂枝、干姜；肝硬化不仅导致血虚，还会导致肾阳虚，所以用蜂房。蜂房是一个治阳痿的药，因为肝硬化的人，雌激素灭活障碍，导致阳痿、生殖器萎缩、乳腺发育。正虚是导致邪气潜伏的一个基本原因，"冬伤于寒，春必病温""冬不藏精，春必病温"，就是讲正虚导致伏邪。第二，瘀血。鳖甲、大黄、紫葳、鼠妇、䗪虫、蜣螂、桃仁，这组药是治疗瘀血的。第三，痰湿。半夏、葶苈、石韦、厚朴、瞿麦、赤硝、乌扇，这组药是治疗痰湿的。

鳖甲煎丸还有一个特点。伏邪成巢后导致虚劳，出现虚劳四大证：脱气、亡血、失精、血痹。鳖甲煎丸中治疗脱气用人参补气；

失精用蜂房补肾填精；血痹用大黄、䗪虫活血；亡血用阿胶补血。肝硬化以后脾亢导致血细胞被破坏了，血细胞生成障碍，可以导致贫血，常常见芤脉，所以用阿胶养血，用人参补气。鳖甲煎丸治脱气、亡血、失精、血痹，所以它还是一个治虚劳的处方。

　　大黄䗪虫丸和鳖甲煎丸的区别是什么？如图9所示，一个热重的患者，表现为麻黄连轺赤小豆汤证，大便秘结，可以出现暴发性肝功能衰竭，病人抢救过来之后表现为干血痹，大黄䗪虫丸证。而如果病人是一个脾虚湿重的人，表现为柴胡桂枝汤证，也就是西医讲的无黄疸型肝炎，病人吃几剂药症状缓解，但之后有的人可能出现黄疸型肝炎，茵陈五苓散证；还有的人不出现黄疸型肝炎，直接转为柴胡桂枝干姜汤证，最后出现肝硬化，形成鳖甲煎丸证。大黄䗪虫丸治热重的人，用的是大黄和生地；鳖甲煎丸是个桂枝证，从太阴入手，用桂枝、干姜治湿重的人；因为是伏邪，两方都用了黄芩、芍药转出少阳。

九、三甲散

【方名】三甲散。

【出处】《温疫论》。

【组成】鳖甲、龟甲（并用酥炙黄为末，各一钱，如无酥，各以醋炙代之）　穿山甲（土炒黄为末，五分）　蝉蜕（洗净，炙干，五分）　僵蚕（白硬者，切断，生用，五分）　牡蛎（煅为末，五分，咽燥者酌用）　䗪虫（三个，干者擘碎，鲜者捣烂和酒少许，取汁，入汤药同服，其滓入诸药同煎）　白芍药（酒炒，七分）　当归（五分）　甘草（三分）。

【主治】温疫伏邪已溃，正气衰微，不能托出表邪，客邪胶固于血脉，主客交浑，肢体时疼，脉数身热，胁下锥痛，过期不愈，至成痼疾者。

三甲散来自吴又可的《温疫论·主客交》："凡人向有他病尪羸，或久疟，或内伤瘀血，或吐血便血咳血，男子遗精白浊、精气枯涸，女人崩漏带下、血枯经闭之类，以致肌肉消烁，邪火独存，故脉近于数也。"这是指正虚，虚损之人，"此际稍感疫气，医家病家，见其谷食暴绝，更加胸膈痞闷，身疼发热，彻夜不寐。指为原病加重，误以绝谷为脾虚，以身痛为血虚，以不寐为神虚"，就是说不吃东西以为是脾虚，身痛以为是血虚，失眠以为是神虚，"遂投参、术、归、地、茯神、枣仁之类，愈进愈危"，虚损之人感受疫气，正虚邪实，补以参、术、归、地、茯神、枣仁之类，愈进愈危，越吃越严重。"知者稍以疫法治之，发热减半，不时得睡，谷食稍进，但数脉不去，肢体时疼，胸胁锥痛，过期不愈"，就是用温病的方法治疗，病情减轻，但是不能够治愈，过期不愈，这就是迁延期，疾病由急性期进入了慢性迁延期。到了慢性迁延期，"医以杂药频试，补之则邪火愈炽，泻之则损脾坏胃"，攻补两难，越补火越大，越补则脾胃越坏；"滋之则胶邪愈固"，用滋阴的药则邪气更加胶固；"散之则经络益虚"，用发散的药则导致经络益虚；"疏之则精气愈耗，守之则日消近死"，就是攻补两难，为什么？"盖但知其伏邪已溃，表里分传，里证虽除，不知正气衰微，不能托出，表邪留而不去，因与血脉合而为一，结为痼疾也"，就是伏邪入络，入了厥阴的络。痼疾有伏邪与非伏邪之分，比如说，伏邪和内伤都会形成痼疾，内伤是疾病不断加重，慢性进展性疾病；伏邪是反复发作，有缓解期，有发作期，二者都是痼疾，但各有不同。"过期不愈者，凡疫邪交卸，近在一七、远在二七、甚至三七，过此不愈者，因非其治，不为坏证即为痼疾也"，所谓"过期不愈者"，就是这个病，三七二十一天没治好，要么形成坏证，比如暴发性肝衰竭，肝病持续加重，最后死亡；要么成为痼疾，进入慢性迁延期。"夫痼疾者，所谓客邪胶固于血脉，主客交浑"，主指他的血脉，客指邪气，"最难得解，且愈久益固，治法当乘其大肉未消、真元未败，急用三甲散，多有得生者。更附加减法，随其素而调之"，就是根据患者平时的体质来调整用药。

三甲散，方子组成有鳖甲、龟甲、炮山甲，所以叫三甲散；用了僵蚕、蝉蜕，这两个是疏肝的药，外感病经常用到，同时它们还入肝经；加牡蛎，这是平肝的药；土鳖虫、白芍、当归、甘草是少阳经的药。邪气已经伏于厥阴，转出少阳，当然它现在是潜伏在厥阴之中，"主客交浑"，伏于厥阴。这个处方是有由来的，实际上是把大黄䗪虫丸和鳖甲煎丸进行了化裁。如果有老疟或瘅疟者，加牛膝、首乌（腹泻用制首乌）；有郁痰，加贝母；有老痰加瓜蒌，善呕者不用瓜蒌，因为瓜蒌容易引起恶心；咽干作痒，加花粉、知母；素有燥咳加杏仁；有内伤瘀血的，土鳖虫用量加倍，如果没有土鳖虫用干漆、桃仁。

三甲散治疗邪气伏于厥阴之络。邪气伏于厥阴，我们用鳖甲、龟甲软坚；到了厥阴，邪气就入络了，入络用山甲、土鳖虫活血化瘀；络是血分，用当归、芍药养血；僵蚕、蝉蜕可以平肝、散邪，是温病常用的药对，镇痉平肝，疏散风热，能够透邪外出；僵蚕还有化痰的作用，僵蚕和牡蛎配伍，化痰作用非常明显。伏邪转出少阳，用了白芍、蝉蜕、僵蚕，这些都是少阳经肝经的药，只不过没有用黄芩，其实当病邪一发热象一出，就可以加黄芩。这就是吴又可的三甲散，配伍非常巧妙，是我们治疗伏邪入络的代表方。

十、加减三甲散

【出处】《湿热病篇》。

【组成】醉地鳖虫　醋炒鳖甲　土炒穿山甲　生僵蚕　柴胡　桃仁泥。

【主治】湿热证七八日，口不渴，声不出，与饮食亦不却，默默不语，神识昏迷，进辛香凉泄，芳香逐秽俱不效，此邪入厥阴，主客浑受，宜仿吴又可三甲散。

加减三甲散也是治疗伏邪入络的一个代表方，出自薛生白《湿热病篇》，"邪入厥阴，主客浑受"，主是什么？是血，入了厥阴的血脉；客是什么？是邪气，邪伏厥阴之络，可以用吴又可的三甲散加减。

加减三甲散用柴胡配鳖甲，引出少阳，这是鳖甲煎丸的配伍；土鳖虫配桃仁，这也是张仲景的配伍。厥阴属下焦，下焦血分用土鳖虫配桃仁，如桃核承气汤和抵当汤治蓄血证，选的就是桃仁和土鳖虫。再加甲珠配僵蚕，甲珠治瘀，僵蚕治痰。甲珠还能托邪，这个大家很少能认识到。穿山甲能扶正，它能升高白细胞，化疗引起的白细胞减少，穿山甲就有效；穿山甲还能够疏散外邪，所以仙方活命饮用它，麻疹、疹痘用它，这个药很特殊。加减三甲散，就是用柴胡配鳖甲，从厥阴引出少阳；用土鳖虫配桃仁，活血通络；用甲珠配僵蚕，一个活血一个化痰，配柴胡又能够走表，托邪外出，这是一个非常经典的治疗伏邪入络的方。如果转出少阳有热用黄芩，缓急用白芍，脉芤用大枣等，均可随证加减。加减三甲散中的柴胡配鳖甲，土鳖虫配桃仁完全来自《伤寒杂病论》张仲景的配伍，然后加了甲珠配僵蚕，这两个药都能治疗外感。这就是这个处方的特点。

我们讲伏邪成巢，其中有一类是慢性感染，慢性感染形成假性囊肿或者形成脓肿，用什么办法？用穿山甲来破它的脓腔，用银花、连翘来治疗化脓感染，用僵蚕来化痰，治疗局部炎性分泌物渗出等，这就是我们治疗慢性细菌感染形成伏邪的办法。

十一、五虎下西川

【出处】《外科十三方考》。

【组成】蜈蚣 全蝎 僵蚕 蝉蜕 穿山甲 当归 赤芍 黄芩 黄连 甘草 栀子 大黄 芒硝 枳壳 二丑 连翘 银花 防风 荆芥 白芷 生地 木通 猪苓。

【主治】便毒，此症在胯眼下有结核，初如弹子，渐扩张大至鸡卵状，不甚痛。五虎下西川法主之。

《外科十三方考》的五虎下西川也是治疗伏邪入络的处方。五虎下西川有两个意思：第一，它是武术，是四川生门的一个拳种；第二，它是一首中医处方，也是来自西川，就是四川的成都平原，这个处方原来是秘而不传的。四川这个地方非常特殊，四川的医学有很多都是秘密流传不对外的。我们讲扶阳的时候，讲过四川医学的特点，它为什么表现为医学的秘密流传？这与四川的地理位置有很大关系，大家听过扶阳这门课，就会对四川的医学有更深的了解。

五虎下西川在《外科十三方考》中把它公开了，治疗便毒，便毒是个什么病？"此证在胯眼下有结核，初如弹子大，渐扩大至鸡卵状，不甚痛，五虎下西川法主之"，就是说腹股沟的地方长出一个疙瘩，这个疙瘩刚一开始就像雀卵一样，以后越长越大，就像鸡蛋一样大，这就是便毒，临床常见于宫颈癌、淋巴癌、盆腔疾病导致的腹股沟淋巴结转移、腹股沟淋巴结肿大以及阴茎癌、睾丸癌等。

五虎下西川治疗的是伏邪入络外发，从少阳转出气分、卫分。第一，便毒用五虎：蜈蚣、全蝎、僵蚕、蝉蜕、穿山甲，即在三甲散的基础上加了全蝎和蜈蚣，破厥阴之络阻。用毒药、虫药这是四川医学的一大特征，是四川这一流派独特的传承。第二，用当归、赤芍、黄芩、黄连、甘草。用当归来帮助芍药，用黄连来帮助黄芩，加甘草，这就是黄芩汤。第三，转出少阳，正邪相争太过传阳明，用栀子、大黄、芒硝、枳壳、二丑。栀子抗炎，这是阳明病特异性的抗炎药，治阳明在经；大黄、芒硝、枳壳治阳明腑实；二丑下痰湿，这与《串雅》的牛郎串同法，我们在"攻下"这门课讲过。这是实则阳明，到了气分。第四，转出卫分，用银花配连翘，荆芥配防风，再加白芷。便毒症有的淋巴结溃烂出现脓液、脓腔，所以用白芷排脓。有人可能会问，银花、连翘、荆芥、防风能一起用吗？当然可以！我们的验方六合汤治外感，也是银花、连翘、荆芥、防风同用。大家要把中医的寒热想明白了，不要学了温病，用银花、连翘就不用荆芥、防风。第五，用生地、木通、猪苓。木通、猪苓利湿，与二丑同用。方中用了生地配黄芩，三物黄芩汤、龙胆泻肝汤也有这组配伍。我们专门讲过验方清肝燥湿汤，大家去听听就知道，原来生地配黄芩有这么多的奥秘。生地与诸多清热利湿药同用，生地配猪苓是阴虚还是有湿？阴虚和湿热并不矛盾，三物黄芩汤就用了黄芩生地配苦参，苦参祛湿；龙胆泻肝汤用了生地配泽泻，治疗肝经湿热。大家要把中医的虚实寒热想清楚了，何为虚，何为实？当归配赤芍虚不虚？生地配黄芩实不实？把这些问题想清楚，才能理解中医复杂的处方配伍。

五虎下西川这个处方是四川的不传之秘，但是《外科十三方考》把它公开了，现在四川还有很多人用这个处方，搞得很神秘，让外界的人看不懂。这个处方与张仲景的大黄䗪虫丸、鳖甲煎丸以及吴又可的三甲散、薛生白的加减三甲散一样，都是治疗伏邪厥阴入络的经典处方。

十二、升麻犀角汤与犀角升麻汤

【方名】升麻犀角汤。

【出处】《串雅》。

【组成】升麻　犀角　黄芩　朴硝　栀子　大黄（各二两）
豉（二升）。

【用法】微熬同捣末，蜜丸如梧子大。觉四肢大热，大便闭结，
即服三十丸，取微利为度；四肢小热，只食后服三十丸。

【主治】非但辟瘴，兼能明目。

【方名】犀角升麻汤。

【出处】《普济本事方》。

【组成】犀角　升麻　川芎　黄芩　防风　羌活　白芷　白附子
（炮）　甘草（炙）。

【主治】风毒侵袭阳明，血凝不行，鼻额间痛，或麻痹不仁，或
连口唇、颊车、发际疼痛，不可开口，左额与颊上常如绷急，手触
则痛者。

升麻犀角汤见于《串雅》，但《串雅》没有给此方命名，我们
取了个名字叫升麻犀角汤。这个处方有两个功效，第一，治辟瘴，
这是外感。瘴就是指温病；第二，明目，这是内伤。方用大剂量升
麻、豆豉解毒，升麻可以用到 30g，犀角凉血，黄芩清肝，栀子治阳
明在经，芒硝、大黄治阳明在腑。升麻犀角汤可以治疗伏气温病伏
气外发，处于疾病的急性期。严重的伏气温病，伏气外发常常由于
剧烈的正邪相争，导致患者死亡。暴发性肝炎就是一个经典的例子，
慢性肝炎病毒潜伏，由于伏气外发，出现暴发性肝炎，正邪剧争，
最后导致患者死亡。如果出现伏气外发的急性期，怎么治？

第一，伏气发自血分，首选的药就是犀角。治疗血分有热可用
生地、丹皮、赤芍，但是都不如犀角，犀角可以直入血分。现在犀
角是禁用药材，我们可以用 30g 水牛角代替，配生地、丹皮这类药。
第二，转出少阳用黄芩。"实则阳明"，"阳道实"用栀子，栀子是

阳明在经的一个抗炎药，食管炎可以用，各种外伤、各种炎症都可以用。阳明在经有两个处方：白虎汤、栀子豉汤，白虎汤治疗炎症的全身反应，大热、大渴、大汗、脉洪大；栀子豉汤治疗炎症的红肿热痛等局部反应。持续的炎症会导致大便秘结，出现阳明腑实证用大黄、芒硝。炎症的急性期，相争太过，所以"实则阳明"，这是气分。第三，既然是伏邪温病，要用大剂量的升麻解毒，豆豉也具有解毒的作用。

这个处方能够治疗伏气温病严重的急性发作，如果小剂量服用，能够清肝。伏气转出少阳，有伏气的人，少阳容易有热，经常早上起来有眼屎、睁不开眼，这个方小剂量、饭后服用可以明目。

升麻犀角汤是我们治疗伏气温病急性期的代表方，之所以叫升麻犀角汤，是为了区别《普济本事方》的犀角升麻汤。犀角升麻汤也治伏邪（伏风），伏邪发自血分用犀角；升麻托毒；"治风先治血，血行风自灭"，用了川芎；转出少阳用黄芩；羌活、白芷、防风、白附子是疏风药，治疗伏风。治哪些伏风呢？风毒侵袭阳明，血凝不行，鼻额间痛，或麻痹不仁，或连口唇、颊车、发际疼痛，不可开口，左额与颊上常如绷急，手触则痛。比如，三叉神经痛、面神经麻痹这两个病都可以反复发作，有的人可以面瘫多次，常常有病毒感染，这就是伏邪。根据伏邪理论去拟方，处方就表现出一些特征。防风、羌活、白芷、白附子，面瘫都会开这些药，"治风先治血"，川芎有可能也会开出来，但是犀角、升麻、黄芩不一定开得出来。没有伏邪的理论，就不知道伏邪发自血分，就不会开犀角，不知道伏邪要托邪外出，也不会开升麻，不知道伏邪转出少阳，不会开黄芩。如果有病毒感染还可以加蜈蚣解毒，祛湿加薏苡仁，如果要刺激神经可以加麻黄。用了川芎，还可以加当归。如果转出阳明，热比较重还可以加石膏，这是续命汤的办法。这个处方比续命汤更注重攻邪，用来治疗伏风，这也是我们伏邪温病的用方。

十三、麻黄升麻汤

【出处】《伤寒论》。

【组成】麻黄（去节，二两半）　　升麻（一两一分）　　当归（一两一分）　　知母（十八铢）　　黄芩（十八铢）　　葳蕤（一作菖蒲，十八铢）　　芍药（六铢）　　天门冬（去心，六铢）　　桂枝（去皮，六铢）　　茯苓（六铢）　　甘草（炙，六铢）　　石膏（碎，绵裹，六铢）　　白术（六铢）　　干姜（六铢）。

【用法】上十四味，以水一斗，先煮麻黄一两沸，去上沫，纳诸药，煮取三升，去滓，分温三服，相去如炊三斗米顷，令尽，汗出愈。

【主治】伤寒六七日，大下后，寸脉沉而迟，手足厥逆，下部脉不至，咽喉不利，唾脓血，泄利不止。

我们在伏邪诊断中讲过伏气脉法，"伏气之病，以意候之。今月之内，欲有伏气，假令旧有伏气，当须脉之。若脉微弱者，当喉中痛似伤，非喉痹也。病人云：实咽中痛。虽尔，今复欲下利"，伏气的脉微弱，没有力气，微是在少阴，弱是在太阴。热化以后，常常表现为咽痛、下利，这是伏邪的常见特征。下利又分两端，一端为有热，葛根芩连汤证；一端为有寒，用干姜。干姜在伏邪中用的很少，因为伏邪有火，干姜容易助火，不是不可以用，但是一定要谨慎。接下来我们通过伏邪的脉和它最具特征性的临床表现，来讲解麻黄升麻汤。

"手足厥逆"，这是有寒；"寸脉沉而迟""下部脉不至"，这是脉微弱；还有"咽喉不利""泄利不止"，这段文字所描述的脉微弱、咽痛、下利就是张仲景讲的伏气，麻黄升麻汤主之。

麻黄升麻汤用麻黄、桂枝，治太阳伤寒；石膏、知母，治转出阳明；黄芩、芍药，治转出少阳，三阳都有了；白术、干姜、茯苓、桂枝，治太阴虚寒；天门冬、玉竹，治少阴"冬不藏精"。为什么选用天门冬而不是麦门冬呢？《神农本草经》记载，天门冬和麦门冬是有区别的，麦门冬养阴，天门冬填精，天门冬的这个功效是麦门冬所不具备的，所以天门冬可以用来治疗肿瘤、白血病。升麻、黄芩、甘草、当归、芍药托邪外出，使之转出少阳，当归、芍药还可以养肝之体。因为下为泄利，上脉沉迟，所以用升麻托邪外出。

这是我们用来治疗难治性伏气的处方，有特殊疗效。这个处方治泄利不止用的是干姜，治下利还有个方是黄芩汤，这在温病里都可以见到。这种伏邪，明显地表现出正虚邪实的特点。麻黄升麻汤可以治疗很多疾病，比如扁桃体炎，外感病经常导致扁桃体炎，进而可能发生邪气内陷潜伏，引发细菌性心内膜炎、肾小球肾炎等。如果患者虚实寒热错杂，用麻黄升麻汤就有很好的疗效。这个处方也是我们治疗伏邪病的一个利器，希望大家能够学会使用。

十四、伏邪下利用方

（一）乌梅丸与《千金》温脾丸

【方名】乌梅丸。

【出处】《伤寒论》。

【组成】乌梅（三百枚）　细辛（六两）　干姜（十两）　黄连（十六两）　当归（四两）　附子（炮，去皮，六两）　蜀椒（出汗，四两）　桂枝（去皮，六两）　人参（六两）　黄柏（六两）。

【用法】上十味，异捣筛，合治之。以苦酒渍乌梅一宿，去核，蒸之五斗米下，饭熟捣成泥，和药令相得。纳臼中，与蜜杵二千下，丸如梧桐子大，先食饮服十丸，日三服，稍加至二十丸。禁生冷、滑物、臭食等。

【主治】蛔厥证。腹痛时作，手足厥冷，烦闷呕吐，时发时止，得食即呕，常自吐蛔。亦治久泻、久痢。

【方名】《千金》温脾丸。

【出处】《备急千金要方》。

【组成】黄檗（一两）　大麦蘖（一两）　吴茱萸（一两）桂心（一两）　干姜（一两）　细辛（一两）　附子（一两）　当归（一两）　曲（一两）　大黄（一两）　黄连（一两）。

【用法】上十一味为末，蜜丸如梧子大，每服十五丸，空腹酒服，日三服。

【主治】久病虚羸，脾气弱，食不消，喜噫。

乌梅丸可以治疗伏邪。我们讲伏气脉法的时候，讲了伏邪的三个特征：脉微弱、咽痛、下利。乌梅丸证就表现出一个显著的特征：下利。乌梅丸"又主久利"，就是大便稀溏、下利。而且乌梅丸证的人一用温药，就出现嗓子不舒服、嗓子疼。用扶阳药之后出现嗓子不舒服的，往往都是肝胆有毛病。

乌梅丸治在厥阴经。我们说六经分治，前面是太阴，后面是厥阴，中间是少阴，以少阴为枢，伏于三阴。病邪日久，则伏于厥阴，出现久利，乌梅丸方用细辛、附子、干姜、桂枝、蜀椒、人参去温和补，配黄连和黄柏去清。因为肝体阴而用阳、藏血，邪气伏于肝，所以用了当归，升麻鳖甲汤也是这么用的，这体现了乌梅丸治疗伏邪的特点。

《千金》温脾丸的处方思路和乌梅丸相同，与乌梅丸有开合之妙，不外乎把乌梅换成大黄，蜀椒换成吴茱萸，又加了一些消食的药。为什么把乌梅换成大黄？乌梅丸治的是腹泻，所以用乌梅，而温脾丸治的是便秘，所以用大黄。便秘的时候腹压增加，容易导致反流，胃实而肠虚，肠实而胃虚，大便秘结导致食物不容易从胃排空，一方面，食物长期储留导致胃酸分泌，出现胃酸刺激，容易出现烧心等症状，吴茱萸能够制酸，所以就把蜀椒换成了吴茱萸；另一方面，由于不消化，所以加了麦芽、神曲等消食药。我们为什么讲这个处方呢？因为这个病也常常表现为腹泻与便秘交替发作，这是肝的特点，肝主疏泄，疏泄不及则秘，疏泄太过则泻，常常交替发作。

（二）芍药汤与六物黄芩汤

【芍药汤】芍药　当归　黄连　黄芩　甘草　槟榔　木香　大黄　官桂。

【六物黄芩汤（《外台》黄芩汤）】黄芩　人参　干姜（各三两）　桂枝（一两）　大枣（十二枚）　半夏（半升）。

上六味，以水七升，煮取三升，温分三服。

治干呕下利。

如果用了乌梅丸，黄连、黄柏剂量不够，会转出少阳，出现嗓子疼。如果出现转出少阳的这种下利怎么办？用《素问病机气宜保命集》的芍药汤。

芍药汤治转出少阳，方用黄芩配黄连，这是《伤寒论》的泻心法；芍药入肝经，肝体阴而用阳、藏血，用当归帮助芍药，这与乌梅丸结构相似，乌梅丸用乌梅配当归，这是芍药配当归。这其实就是黄芩汤，只是比黄芩汤多了黄连配黄芩、当归配芍药。这个病由于大便不好解，下利、里急后重，出现直肠刺激征，所以用槟榔、木香理气；加大黄，通因通用，大黄随宜，可以用酒炒，剂量 3～6g；加官桂温，我们还常常加升麻托；如果转出卫分就加银花，进一步增强清的作用，因为银花治疗肠道炎症有特殊疗效；加三七活血，防止入络。张锡纯认为三七治疗肠道黏膜溃烂有特殊疗效，所以我们加三七。

处方温、补、托、清四法并用，官桂是温，升麻是托。托能治便秘吗？大便里急后重，用托法，这个很常用，比如济川煎，就是用升麻升提来治里急后重。升麻既治里急后重又能托邪外出，转出少阳就可以用这个办法。用当归配芍药，养血活血，因为肝藏血；黄连配黄芩清热，治"六气皆从火化"；槟榔、木香治里急后重；加升麻能够托邪外出；大黄通因通用，随其所宜；如果清，银花配黄芩、黄连，增强清热的作用；三七活血，防止入络，从这个处方我们就可以看到伏邪转出少阳的治疗方法。刘河间讲"六气皆从火化"，可处方里偏偏有肉桂，因为"冬伤于寒，春必病温"，从这里大家可以去体会寒和温的关系。

这里要注意，伏邪发于不同的部位要有特殊的处理：用木香、槟榔是因为病位在直肠。直肠的炎症，我们叫直肠刺激征。木香、槟榔能够缓解直肠刺激征导致的里急后重；因为有坠胀感，所以用升麻去托；因为有炎症，所以用芍药、黄芩、黄连、银花去清。但是当清完之后，病邪又可以潜伏下去，表现为寒象，这时就要用《外台》黄芩汤，即六物黄芩汤。

用芍药汤去清，清之后它又表现为寒象；用乌梅丸一温，转出少阳，再用芍药汤一清，它又表现为寒象，怎么办？用六物黄芩汤，方用黄芩、人参、干姜、半夏、桂枝、大枣，治干呕下利。因为患者又表现为寒象，服苦寒的药就会引起恶心，恶心就用半夏，再用人参、干姜、桂枝、大枣去温和补，用黄芩去清。然后，热再一退，又表现为乌梅丸证；用乌梅丸一温，又转出少阳；转出少阳，再用芍药汤后，热邪一退，又表现为六物黄芩汤证；六物黄芩汤用后，热邪再退，又是乌梅丸。就要这样循环使用，把温、补、托、清四法有机结合起来，乃至于把病邪彻底化解，就能够治疗伏邪。

第五节　伏邪验方

一、薏苡败毒散

【组成】薏苡仁 90g　淡竹叶 30g　白豆蔻 6g　酒黄芩 9g　大青叶 15g　补骨脂 15g　生甘草 6g　牡丹皮 6g。

【主治】白㾦，扁平疣等病毒感染，发于肌表。

薏苡败毒散，方用薏苡仁、淡竹叶、白豆蔻、酒黄芩、大青叶、补骨脂、生甘草、牡丹皮，这个方的特点是以薏苡仁为君药，用量90~300g。为什么用这么大的剂量？薏苡仁的药性平和，需要大剂量长期服用才有效。现代研究认为，薏苡仁的有效成分是薏苡仁内酯，它在水中的溶解度很低，所以传统煎汤的方法需要的剂量很大。薏苡仁是一个特异型拮抗疱疹病毒的药。疱疹病毒有单纯疱疹、带状疱疹、宫颈疱疹、EB病毒等，其特点主要表现为湿热。大家见过水疱吧，起个疱，疱里面有浆液，温病叫白㾦。

除了重用薏苡仁外，方中还用了淡竹叶、白豆蔻。淡竹叶也是一个抗病毒的药，比如竹叶柳蒡汤就用它。淡竹叶是禾本科植物，和薏苡仁属于同一科，也具有抗病毒的活性成分和内酯，与薏苡仁同用，能够增强薏苡仁的疗效，比如薏苡竹叶散。为什么加白豆蔻？白豆蔻除湿，治病人不想吃东西。不想吃东西为什么不用砂仁？砂仁是治内伤疾病的，白豆蔻治外感疾病，所以三仁汤、薏苡竹叶散选了白豆蔻。有人可能会有疑惑：薏苡仁、淡竹叶、白豆蔻，这不是《温病条辨》的薏苡竹叶散吗？这不是抄了吴鞠通吗？两个处方还是有点不一样。薏苡败毒散的薏苡仁和竹叶剂量很大，而吴鞠通用药很轻。大家去看《吴鞠通医案》，就会对"上焦如羽，非轻不举"有新的体会。什么是"上焦如羽，非轻不举"？它指的是剂量吗？大家去理解。我们这个验方独重薏苡仁，这是我们中西汇通的思想，当薏苡仁用到 60g、90g、150g 之后，能产生特殊疗效。这是传统的中医方剂很难做到的。

处方还用了黄芩、大青叶、丹皮、补骨脂、生甘草。加黄芩转出少阳，伏邪温病发自血分，加丹皮清血分，大青叶能够凉血消斑，在营分，黄芩在气分，淡竹叶在卫分，这是温病的治法；薏苡仁利湿；黄芩、丹皮清热；"冬不藏精"用补骨脂，它是一个抗病毒的补肾药；解毒用生甘草，并调和诸药。

薏苡败毒散主治白痦、扁平疣等病毒感染，发于肌表。大家知道扁平疣是个什么病吗？扁平疣是肿瘤！它是病毒感染导致的良性肿瘤，长在脸上，是疣状病毒感染。白痦和扁平疣都长在皮肤，湿邪出表，发于肌表。因为邪气已经出表了，所以不用温法、托法，要用补法、清法。大家比较一下我们的验方薏苡败毒散和温病的薏苡竹叶散，我相信对大家治疗温病会有所启发。

二、托里透毒汤

【组成】麻黄 9g　杏仁 6g　薏苡仁 90g　生甘草 6g　升麻 30g　酒黄芩 9g　牡丹皮 6g　大青叶 15g　桑寄生 30g。

【主治】白痦、扁平疣等病毒感染，发于肌表。

托里透毒汤是在麻杏苡甘汤的基础上加了升麻、麻黄、黄芩、大青叶、丹皮和桑寄生等，它的特点仍然是用超大剂量的薏苡仁，再加升麻，托邪外出；用丹皮清血分，大青叶清营分，黄芩清气分，卫分用了麻黄；"冬不藏精"，用桑寄生补，它是一个抗病毒的补肾药。桑寄生还能平肝，桑寄生配酒黄芩尤其擅长平肝，这是天麻钩藤饮的办法。

这个处方是在《金匮要略》麻杏苡甘汤的基础上，合并了治疗伏邪的方法，方用桑寄生固本，用升麻托邪外出，从血分到营分到气分到卫分层层清解，用了补、托、清三法。为什么没用温法？因为病邪已经发出来了，在伏邪发作期间，我们原则上不用温法。

托里透毒汤仍然是治疗白疕、扁平疣等病毒感染，发于肌表，但它与薏苡败毒散有些区别。薏苡败毒散用薏苡竹叶散加减，常常伴有痞、腹胀，方中用白豆蔻运化中焦；而托里透毒汤用麻杏苡甘汤加减，常常见到皮肤瘙痒，方中用麻黄发表。如果瘙痒明显，还可以加当归，"治风先治血，血行风自灭"，当归不光活血，还是个强烈的抗炎药，它与处方中麻黄、升麻、黄芩相伍，就是麻黄升麻汤，是我们托邪出表的一个重要方法。阴虚可以加玄参，加玄参、丹皮、大青叶凉血清热解毒，就是《温病条辨》的"银翘散去豆豉加生地丹皮大青叶倍玄参方"的化裁方法。

三、升阳败毒散

【组成】升麻30g 黄芩9g 大青叶30g 丹皮9g 薏苡仁90g 淡竹叶30g 白豆蔻6g 甘草6g 姜黄6g 蜈蚣3g。

【主治】病毒感染，反复发作，此属伏邪欲作病巢。

【加减】

1. 气虚加黄芪30g。

2. 热重加白花蛇舌草。

3. 发热加蝉蜕30g；便秘加大黄6～30g。

升阳败毒散在临床中多使用汤剂，叫"散"是因为这个方最早是个散剂。全方使用的是汤剂，蜈蚣打粉吞服，因为主要依赖蜈蚣败毒，所以叫升阳败毒散。

升阳败毒散和薏苡败毒散很相似，薏苡仁、淡竹叶、白豆蔻，这是薏苡竹叶散，加了黄芩、大青叶、丹皮、甘草，这和薏苡败毒散完全相同。但是，升阳败毒散证毒邪深重，所以重用大青叶30g，又加了升麻托毒，用到了托法，没有用补骨脂，用了姜黄、蜈蚣，即在薏苡败毒散的基础上去了补骨脂的补，加了升麻的托，加了姜黄活血，蜈蚣败毒。

升阳败毒散常用的加减有：第一，如果气虚明显，加黄芪30g，帮助升麻进一步托邪。气虚选黄芪不选人参，因为黄芪具有增加干扰素分泌的作用，能够抗病毒，这是它的特殊作用。第二，热重加白花蛇舌草30g清热解毒。白花蛇舌草含有齐墩果酸，可以保肝、清肝、养肝，所以肝病常用白花蛇舌草。女贞子也含有齐墩果酸，养肝滋阴。连翘也是保肝的药物，如麻黄连轺赤小豆汤。这些都是我们常用的保肝的药。白花蛇舌草还具有双向调节作用，30g以下药性甘寒，清热解毒，常用来治疗病毒感染，能够增强机体免疫；大剂量的白花蛇舌草则苦寒伤脾胃，能够抑制机体免疫。第三，发热加蝉蜕30g，蝉蜕配姜黄是升降散。诸多虫类药，为什么独选蝉蜕？因为蝉蜕是个干扰素诱生剂。第四，便秘加大黄，随证加减，根据具体情况可以选用生大黄或酒大黄，用量6~30g。选择这些药我们都是经过深思熟虑的，这里体现了我们用药的特色。

升阳败毒散治疗病毒感染，反复发作，伏邪欲作病巢，再治不好，就会形成巢窟。升阳败毒散和薏苡败毒散这两个处方很接近，但是两者在治疗上是有区别的，主要体现在升阳败毒散用升麻托邪，迅速把病邪托出去，加了姜黄、蜈蚣活血、解毒，外发了以后还可加桑寄生。

四、清肝败毒汤

【组成】生黄芪30~150g　淫羊藿30g　桑寄生30g　升麻30g

太子参 30g　黄芩 9g　薏苡仁 90g　叶下珠 30g　白花蛇舌草 30~60g
姜黄 9g　牡丹皮 6g　生甘草 3~6g。

随证加芍药、大黄、蒲公英、五味子、蜈蚣、白豆蔻、肉桂、竹叶。

【主治】病毒性肝炎，随证进退，祛邪务尽。

清肝败毒汤治疗病毒性肝炎，处方用黄芪、淫羊藿、桑寄生、太子参，这是补，补太阴、少阴。第一，太阴气虚，正邪不争，所以用黄芪配太子参，因为是温病，我们用太子参不用党参和红参，30g 不够，可以用 60g，我们宁愿用 60g 太子参也不愿用 3g 红参。第二，"冬不藏精，春必病温"，用桑寄生和淫羊藿补肾，这两味药都有抗病毒作用，淫羊藿还具有增加雄激素分泌的作用，其拟雄激素的作用可以促进乙肝病毒复制。乙肝患者男性多于女性，就是因为男性雄激素水平比较高，而雄激素是促进乙肝病毒复制的激素。这个处方用淫羊藿就是为了促进乙肝病毒的活跃，促进伏邪的急性发作。淫羊藿这个药牧民经常给羊吃，使羊发情，交配，多产子，它是一个壮阳药，春药，能促进精囊分泌精液，通过分泌大量精液压迫精囊导致阴茎勃起，产生性欲，发生性交，多交配，多产子。

除了用补法，处方还用了托法，用黄芪帮升麻托邪，托毒外出。有人可能会疑惑，这不是越治越严重了吗？是的，伏邪外发就是越治越严重，但是如果伏邪不能外发，这个病好不了。西医用干扰素治疗肝炎，也是要求转氨酶升高，和中医的思路其实是很近似的。

伏邪外发，发自血分，用丹皮凉血；到了气分，用黄芩；有湿用薏苡仁。叶下珠和白花蛇舌草是专门治疗肝脏的。白花蛇舌草能够提高免疫，增强机体清除乙肝病毒的作用，还含有齐墩果酸，具有保肝作用；叶下珠也是一个特异性的清肝药物，这两个药物都是专门针对肝脏选的。肝藏血，牡丹皮清肝又凉血。生甘草有解毒的作用。加入姜黄，这是截断法，病邪要入血分，再下一步就会入络，入络以后痰瘀互结，毒邪内聚，发生肿瘤，所以要在血分上截断。

临床可以随证加减用药，如加入芍药，治疗肝脏，转出少阳，太过入阳明，大便不通加大黄；清热加蒲公英、五味子，这两味药也有保肝作用，可以降低转氨酶；如果有寒，病邪转出不明显，可以考虑用温法，加肉桂，为什么不选附子选肉桂？因为肉桂有暖肝的作用；解毒加蜈蚣；湿甚加白豆蔻、竹叶；黄疸加茵陈；热重加栀子。我们要随证加减，随证进退，祛邪务尽。

《内经》讲："大毒治病，十去其六；常毒治病，十去其七；小毒治病，十去其八。"以防伤正。我们治疗疑难疾病的原则是祛邪务尽，一点邪气都不能留，否则疾病就慢性化，迁延不愈。大家去读《内经》，去看看我们的这个思想和《内经》有没有矛盾冲突，去深入思考"十去其八"和祛邪务尽有何异同。对肿瘤，对伏邪这些重大疑难疾病我们要求祛邪务尽。随证进退，就是要根据证的虚实进退，虚甚重用黄芪，寒甚加肉桂，邪气转出很明显，加蒲公英、大青叶等清解的药物，随证进退，用调平法。当然，我们还需要去截断，防止形成巢窟，如方中用姜黄截断。大家要把调平法、截断法这些思想随时随地运用于临床，而不是单纯地讲理论。

五、加味升麻鳖甲汤

【组成】升麻30g　当归6g　甘草30g　鳖甲30g　黄芩9g　牡丹皮9g　薏苡仁90g　大青叶30g　郁金30g　补骨脂9g　阳毒加雄黄0.3~1g/d，蜀椒3g。

【主治】慢性病毒感染、多发性骨髓瘤、白血病。

验方加味升麻鳖甲汤是由《金匮要略》治阴阳毒的升麻鳖甲汤加味而成。升麻、当归、甘草、鳖甲，这是升麻鳖甲汤。但是，我们的用药剂量与原方不同，升麻30g，当归6~30g，甘草3~30g，甘草有拟皮质激素作用，大剂量使用有强力的抗炎作用，鳖甲软坚散结，治疗伏邪成巢。

用升麻鳖甲汤把伏邪托出来，然后用薏苡仁、黄芩、牡丹皮、大青叶去清，牡丹皮在血分，大青叶在营分，黄芩在气分，发到卫分还可以加淡竹叶。对伏邪来说，血、营、气、卫的意义是递减的。伏邪首重血分，从营血发到气分，到气分就急性发作，卫分的症状最轻，可以根据病情来决定用与不用，如果发于肌表，卫分很明显，可以用卫分的药。新感首重卫分，首先是清卫分，到气分就加点气分的药，到营血分就加点营血分的药。二者是不一样的。黄芩、牡丹皮、薏苡仁、大青叶，这是我们常用的治疗伏邪发出的药物组合。用补骨脂补，用升麻托，用黄芩、牡丹皮、薏苡仁、大青叶清，病人有寒怎么办？加肉桂 3g 来温。《千金方》升麻鳖甲汤就有肉桂。处方温、补、托、清四法并用，而且由于已形成病巢，用鳖甲、当归和郁金活血、软坚散结。这就是加味升麻鳖甲汤，我们常常用来治疗慢性病毒感染。

加味升麻鳖甲汤不光是病毒感染可以用，肿瘤也可以用。与升麻鳖甲汤相比较，它有什么特点？它没有用雄黄，阳毒才加雄黄、蜀椒。这个处方可以治疗阴毒，"阴毒之为病，面目青，身痛如被杖"，它可以治疗多发性骨髓瘤，方中补骨脂补骨，治疗骨髓肿瘤。此外，这个处方还可以治疗白血病。

通过对升麻鳖甲汤加减化裁的讲解，大家可以看到我们的这个验方加味升麻鳖甲汤和传统中医处方的思路是有很大差异的。

六、二加升麻鳖甲汤

【组成】升麻 15g 鳖甲 30g 制附子 30g 细辛 3g 地黄 30g 黄芩 9g 大青叶 15g 牡丹皮 9g 炙甘草 15g。

【主治】厥阴转出少阳，如慢性肝炎。地黄生熟，随证选用。运柔成刚，熟地佳，以柔克刚，生地佳。

二加升麻鳖甲汤是我们对升麻鳖甲汤的第二个加减变化。这个处方我们用了升麻和鳖甲，升麻托邪，鳖甲软坚散结；在升麻鳖甲汤的基础上，加了附子和细辛温；加了地黄补，如果地黄不够，加首乌20g（制首乌或生首乌，根据患者的大便情况选用）；加了黄芩、大青叶、牡丹皮清。如果大便不好解，还可以再加牛蒡子。黄芩是气分、丹皮是血分、大青叶是营分、牛蒡子是卫分。加牛蒡子也是特异性选择的，牛蒡子不仅能通大便，能解表，还是一个抗病毒、抗肿瘤的药，竹叶柳蒡汤治疗麻疹就用它。处方温、补、托、清并用，治疗伏邪成巢，寒象为甚，比如淋巴瘤。我们用伏邪的思想来治疗伏邪成巢，治疗淋巴瘤有特殊疗效，大家去跟诊就会发现，经我们治疗的大部分淋巴瘤病人的生存期非常长，也有很多病人的肿瘤消失。基本思想还是升麻鳖甲汤，在此基础上考虑温的药物，补的药物，清的药物，温、补、托、清是治疗伏邪温病的四个基本治法。

这个处方还可以有很多加减。比如，伏邪发出见到卫分证的，加荆芥、防风。为什么不选麻黄选荆芥、防风呢？因为荆芥和防风都是免疫调节剂，荆芥还对B细胞的活化有影响，能止血，治疗Ⅲ型变态反应（血管炎）。热毒明显加白花蛇舌草、猫爪草，如果肝有热也可以加夏枯草。我们临床处方要注意随证加减化裁，灵活处理。

七、三加升麻鳖甲汤

【组成】升麻24g　鳖甲30g　当归15g　甘草6g　牛膝9g　酒大黄3g　水蛭3g　牡丹皮6g。

【主治】盆腔疾病、炎症、囊肿。

【加减】

1. **热**：炎症加金银花 30g，甚者红藤、蒲公英、败酱草、桔梗、蒲黄。

2. **寒**：肉桂 3g，甚者吴茱萸、生姜。

3. **秘**：重用酒大黄 6~30g，桃仁 9g。

4. **瘀**：如囊肿等，重用水蛭 6g，加皂角刺 15~30g，海藻 30g。

三加升麻鳖甲汤还是升麻鳖甲汤的变化，用了升麻、鳖甲、当归、甘草，在此基础上进行化裁。处方加了牛膝，用牛膝配升麻，升降并调。为什么要用牛膝？牛膝可以把药物引入下焦。用酒大黄配水蛭，这是张仲景治疗蓄血证的办法，久病入络，结为病巢，所以用大黄配水蛭。伏邪发自血分，所以用牡丹皮。这个处方常用的加减有：

第一，瘀。如果瘀血很明显，重用水蛭 6g，再加皂角刺、海藻，即合上化血煎，还可以加桃仁、土鳖虫、刘寄奴等。血不利而为水，盆腔的炎症往往合并盆腔积液、输卵管积液，就是水，所以要加海藻、王不留行利水，方中海藻和甘草是相反的药。还可以加蒲黄活血利水，蒲灰散就用它。水蛭、蒲黄、泽兰、益母草都能活血利水，是妇科经常用的药，但是泽兰、益母草这些药力量轻，水蛭、蒲黄作用力强。如果是输卵管积液，要加桂枝。还可以加白芥子祛皮里膜外之痰，治疗冰冻骨盆，广泛纤维化。

第二，热。慢性盆腔炎炎症发出来，病情加重，可以加银花、黄芩、红藤、蒲公英、败酱草、桔梗。它是一个盆腔的化脓性感染，所以加桔梗排脓，这出自排脓散。

第三，寒。有寒加肉桂、吴茱萸、生姜。加肉桂，是温经汤的意思，其实升麻鳖甲汤本身就有肉桂。内有沉寒者加吴茱萸、生姜。

第四，大便秘，重用酒大黄，还可以加桃仁，因为桃仁活血又通便。

三加升麻鳖甲汤治疗盆腔的炎症、囊肿、输卵管积液等疾病，处方有什么学术特色呢？升麻配牛膝，升降并调，再加当归，这是济川煎，这是张景岳的学术思想。大黄配水蛭，是张仲景的抵当法，是张仲景的学术思想。伏邪发自血分用丹皮，如果有寒加肉桂、吴茱萸，有积液的加海藻、白芥子、泽兰、蒲黄活血利水，炎症严重的加银花、红藤、蒲公英、败酱草、大青叶，如果有囊肿，瘀血明显加水蛭，还一定要加皂角刺，因为这个病之后会形成广泛的纤维化，皂角刺能够抗纤维化。形成广泛纤维化以后这个病很难治愈。一定要注意，皂角刺 15～30g，有强烈的抗纤维化作用，但是用了皂角刺以后，皂角刺要破气，怎么办？加太子参 30～60g，去拮抗皂角刺的破气作用。这是治疗盆腔伏邪的一个常用基本方。

八、四加升麻鳖甲汤

【组成】升麻 15g　鳖甲 30g　肉桂 3g　花椒 3g　乌梅 30g　当归 6g　僵蚕 9g　炙甘草 3g。

【主治】厥阴消渴、下利、复形质。

四加升麻鳖甲汤由三个方剂组成：升麻、鳖甲、花椒、当归、炙甘草，这是升麻鳖甲汤；肉桂、花椒、乌梅、当归，这是乌梅丸没有用黄连、黄柏，实际上是乌梅丸用刚，是吴鞠通的椒梅汤；方中还有僵蚕，僵蚕配乌梅，这是济生乌梅丸。四加升麻鳖甲汤治疗厥阴消渴、下利，患者表现为口干、便溏，更核心的是，这个处方能复形质，治疗息肉、肿瘤，如肠道息肉、结直肠癌等。

这是治肿瘤的方，方用升麻、鳖甲、花椒、当归托邪；用肉桂温；用乌梅、僵蚕复形质，是从伏邪去论治的处方，不外乎是从厥阴经去治。病邪转出来要加半枝莲 30g、白花蛇舌草 30g 去清；挟湿加苦参 6～30g，肿瘤局部有痰，用浙贝 30g，苦参、浙贝、当归，这是当归贝母苦参丸。

这就是四加升麻鳖甲汤的学术思想和治疗思路。这个处方治疗良性的肿瘤、息肉，比如说肠道的息肉，它是有效的，但治疗恶性的肿瘤还需手段，四加升麻鳖甲汤是基本方，我们需要在这个处方的基础上随证加减化裁，比如说要考虑便秘怎么办，便溏怎么办，蟾蜍怎么用，鸦胆子怎么用，用了会有什么副作用，怎么去监测等。蟾蜍、蟾衣，我们一般用 3~15g，鸦胆子用 3~6g。

九、五加升麻鳖甲汤

【组成】升麻30g 鳖甲30g 当归6g 肉桂3g 花椒3g 牡蛎30g 菊花45g 黄芩9g 郁金30g 细辛3g 丹皮6g 炙甘草15g。

【主治】厥阴转出少阳。肿瘤活动、自身免疫病急性发作见阴阳毒，头面症状明显者。

五加升麻鳖甲汤是在升麻鳖甲汤和侯氏黑散的基础上加减化裁而来：升麻、鳖甲、当归、花椒，这是升麻鳖甲汤；黄芩、菊花、肉桂、牡蛎，这是侯氏黑散；郁金配细辛，这是加减小柴胡汤的配伍；发自血分，用丹皮配黄芩；本寒标热，用细辛；瘀血用郁金。五加升麻鳖甲汤治疗伏邪，温用细辛、肉桂；清用黄芩、菊花、丹皮；托用升麻，温、清、托都用了，又因久病成巢，用鳖甲、当归、郁金活血；痰瘀互结，用牡蛎，牡蛎不但潜镇而且化痰，还可以加白矾，白矾配郁金，这是白金丸，加强处方的化痰作用。

五加升麻鳖甲汤主治伏邪温病厥阴转出少阳，肿瘤活动、自身免疫病急性发作见阴阳毒，头面症状明显者。如果是脑转移颅内压升高，要注意升麻不能重用，剂量要小，恐其升高颅内压，还要配牡蛎，一升一降；牡蛎配鳖甲，再加僵蚕，这是三甲散，配合使用降低颅内压。还可以加土茯苓60g，清解加天葵子60g，久病成巢，痰瘀互结，加胆南星 15g，等等，重在如何去加减化裁。头部肿瘤、自身免疫病见头面症状明显者，均可用这个处方。大家去理解我们是怎样把升麻鳖甲汤和侯氏黑散配伍在一起，又怎样与温病的伏邪学术思想结合在一起的。

十、六加升麻鳖甲汤

【组成】升麻 30g　鳖甲 30g　荆芥 9g　地黄 30g　首乌 20g　青蒿 30g　黄芩 9g　丹皮 6g　郁金 30g　炙甘草 15g。

【主治】厥阴伏邪转出少阳伴夜热早凉者。

六加升麻鳖甲汤，方用升麻、鳖甲，这是升麻鳖甲汤，青蒿、鳖甲、丹皮、地黄，这是青蒿鳖甲汤，这个处方其实就是升麻鳖甲汤合上青蒿鳖甲汤，再加荆芥、首乌、黄芩、郁金组成，主治厥阴伏邪转出少阳伴夜热早凉者。丹皮配荆芥入血分，为什么选荆芥不选别的药呢？因为荆芥止血，现代研究它能治疗Ⅲ型变态反应，抗血管炎，抑制体液免疫应答，它和别的纯粹的止血药不一样。生地配丹皮、丹皮配荆芥是入血分；"冬不藏精"，用地黄配首乌补；"春必病温"，丹皮清血分，黄芩清气分；因为有低烧，所以用鳖甲配青蒿；因为形成了癌巢，用郁金活血。

发烧、夜热早凉是淋巴瘤 B 症状，是淋巴瘤活跃的一个指征。肿瘤活跃就引起发烧，这种发烧使用退烧药是无效的，天天用退烧药天天发，这种发烧是肿瘤引起的，把肿瘤控制了，热才能退下去。自身免疫性疾病，比如系统性红斑狼疮，也可以用这个处方，它实际上是把升麻鳖甲汤和青蒿鳖甲汤合起来，治疗伏邪伴有发热，夜热早凉，这种伏邪是慢性的反复发作的伏邪，如自身免疫病、淋巴瘤。慢性反复发作的伏邪容易形成病巢，需要温、补、托、清四大治法，由于形成了病巢，还需要活血、化痰、解毒。毒甚加白花蛇舌草、猫爪草、连翘。为什么用连翘？因为连翘可以治疗肿瘤，治疗瘰疬。连翘还能凉血，皮肤科经常用；连翘还有保肝作用，是清肝的药，如麻黄连轺赤小豆汤治疗黄疸。这些药物都是经过严格选择的。

六加升麻鳖甲汤和五加升麻鳖甲汤有什么区别？五加升麻鳖甲汤是治疗头面部症状的，里面有侯氏黑散，湿热在头面部才用侯氏黑散。有人会问，侯氏黑散是治疗湿热吗？它不是治疗"心中恶寒"阳虚的吗？我们不能把寒热对立起来，学了伏邪温病，更不能把寒热对立起来。"冬伤于寒，春必病温"，寒可以化热，热可以化寒。热为什么可以化寒？热一退寒象就出来了，因为他本身就是寒性体质；寒能化热，"六气皆从火化"，这些道理大家去思考。

十一、加减小柴胡汤

【组成】柴胡 25g　黄芩 9g　细辛 3g　生姜 3g　大枣 9g　郁金 30g　炙甘草 9g。

【主治】过敏、自身免疫病、慢性咽炎。

加减小柴胡汤和加味麻黄细辛附子汤是我们治疗伏邪常用的两个验方，它们是一对方。我们说一阴一阳，一阳是因为伏邪转出少阳，一阴是因为"冬不藏精"，它在少阴，所以伏邪以少阴、少阳为枢。伏邪转出少阳的时候我们怎么去治疗？伏邪转出少阳，我们从少阳经去治，基本方就是小柴胡汤或者黄芩汤。

加减小柴胡汤是小柴胡汤去人参、半夏，减生姜，加细辛、郁金。为什么加细辛和郁金？邪气传到少阳，半表半里，可以陷入少阴。"少阳之为病，口苦、咽干、目眩也"，邪气到了少阳的时候就会出现咽痛，西医认为是继发链球菌感染了，这时候病人发烧、白细胞增加，也就是少阳病恶寒发热、寒热往来。这种链球菌感染容易导致肾小球肾炎、细菌性心内膜炎，就是我们讲的"陷入少阴"。既然陷入少阴，我们就加细辛和郁金，加细辛是散少阴肾之寒气，加郁金是开少阴心之心窍，后者取法于温病的菖蒲郁金汤。但为什么加郁金不加菖蒲？因为郁金入血分，能从血分去截断。伏邪发自血分，用血分药如果要疏肝、解郁的话，温病常用的就是姜黄和郁金，姜黄还有止痛的作用。加减小柴胡汤里的郁金，我们用的是30g，是大剂量，细辛用北细辛，小剂量，用的是3g。入少阴肾的药很多，为什么不加附子加细辛？因为细辛是少阴经唯一一个解表药、解热镇痛药。我们在《伤寒论》讲过，少阴病不发热是麻黄附子甘草汤，反发热是麻黄细辛附子汤，少阴经里面走表的这个药就是细辛。细辛配黄芩也是我们常用的一个配伍，细辛在少阴，黄芩在少阳。细辛配黄芩出自侯氏黑散，"治大风，四肢烦重，心中恶寒不足者"，我们讲伏风的时候再讲这个方。三黄汤也治疗伏风，也是用细辛配黄芩。我们的配伍都是有出处的。

为什么去掉人参？因为在温病看来，气有余便是火。人参容易助阳，所以温病用人参是很谨慎的。比如白虎加人参汤，那是见太阴证，如果没有太阴证，用人参要谨慎，因为人参容易导致炎症反应过强，会加重病情，容易爆发感染性休克等症状，对患者是不利的。正邪相争的时机和程度是调平的关键，正邪不争不行，正邪不争疾病就好不了，慢性迁延；正邪相争太过也不行，因为过强的免疫应答容易引发感染性休克，即重症感染。人参可以促进炎症反应，这个处方我们去掉了人参，其实人参也能治疗慢性炎症，但我们一般选黄芪不选人参，我们讲的托法都是指黄芪。那么人参用于哪种情况？慢性炎症后期，细胞合成低下，组织修复功能低下，表现为脓液清稀，伤口不愈合，这个时候就要用人参。但如果要控制伤口感染，那就要用黄芪，这是有区别的。黄芪走表，人参固本。这里有很多窍门，以后讲炎症的时候大家慢慢去领会。加减小柴胡汤是有意把人参去掉，用姜枣来固护脾胃。但有的自身免疫病和易过敏的患者用了生姜病情会加重，不舒服，故生姜少许用之，只用了3g。其实生姜也可以去掉，只用一味大枣固护脾胃之气就可以。

这个处方常用的加味药有哪些呢？第一，咽炎复用半夏，甚者入桂枝。如果咽部淋巴滤泡增生导致咽部不舒服，还得用半夏，因为半夏是利咽的一个专药，少阴咽痛加上半夏，效果会明显增加。如果阳虚明显、寒象明显的，还可以加桂枝，即合上了半夏散及汤。第二，加芍药、牡丹皮疏肝凉血，这是一个非常重要的加减。邪气转出来的时候加上芍药、牡丹皮可以诱导机体免疫耐受，治疗自身免疫病和过敏性疾病。小柴胡汤里本身就有黄芩，加上芍药就合上了黄芩汤。牡丹皮含有芍药苷，所以牡丹皮也有疏肝利胆的作用，同时它含有丹皮酚，能凉血，能够增强郁金的作用，化肝煎就用了芍药、丹皮。加减小柴胡汤共七味药，再加芍药9g、牡丹皮9g，这九味药在一起，它的作用就完善了，这是热化；寒化加半夏30g、桂枝9g，还是九味药，不外乎分了寒热两端。第三，加生地、首乌。《内经》不仅讲了"冬伤于寒，春必病温"，还讲了"冬不藏精，春必病温"，"冬伤于寒"用细辛，"冬不藏精"需要在此基础上再加生地和首乌补肾填精。"冬伤于寒"与"冬不藏精"是温和补的关系，如果刚开始服用加减小柴胡汤有效，之后再服用就不见效了，需要加生地、首乌。补肾填精的药那么多，我们为什么选生地和首乌呢？生地不光入肾，它还凉血；首乌不光补肾，它还通阳明之腑。这里有很复杂的道理，我们也可以从免疫上去解释，以后有机会再详细讲。

这个处方可以用来治疗过敏、自身免疫病、慢性咽炎。很多慢性咽炎其实就是咽部淋巴滤泡增生，那是B细胞活化所致的。有人会问，为什么我用这个方治疗慢性咽炎无效？慢性咽炎可能是个梅核气，也可能是胃-食管反流病。如果是胃-食管反流病，食物刺激导致了慢性咽炎，那是化学性炎症，用这个方是无效的，我们不能生搬硬套。

十二、加味麻黄细辛附子汤

【组成】麻黄 9g　制附子 9g　细辛 3g　酒黄芩 6g　郁金 30g 炙甘草 15g。

【主治】太少两感证，见于西医过敏，多种自身免疫疾病。

加味麻黄细辛附子汤是《伤寒论》的麻黄细辛附子汤加了炙甘草，炙甘草可以用 15～30g；然后用了酒芩和郁金，这两个药治肝，一个在气，一个在血。黄芩用的是酒芩，为什么用酒芩呢？酒炒以后，黄芩走上焦，更加出表。加郁金配细辛，郁金配细辛的用法与加减小柴胡汤一样，一个入少阴心、一个入少阴肾。黄芩、郁金都走少阳经，转出少阳的时候，郁金还可以清肝，同时兼顾了少阳的特点，这与加减小柴胡汤选郁金同理。

加味麻黄细辛附子汤主治太少两感证，治疗过敏、多种自身免疫疾病。为什么"冬伤于寒"？因为他有内寒，是阳虚的人，阳虚才容易冬伤于寒。"春必病温"，到了春天，发自血分用郁金，转出少阳气分用黄芩。"冬伤于寒"，用麻黄、附子、细辛，麻黄治外寒，附子治内寒，细辛治内有久寒。内有久寒（或陈寒）有两个经典配伍，一个是附子、细辛，如三黄汤"先有寒加附子"、防己黄芪汤"下有陈寒者，加细辛"；一个是吴茱萸、生姜。加吴茱萸、生姜的是在厥阴经，加附子细辛的是在少阴经，这是《伤寒杂病论》中治伏寒的两个经典配伍。

这个处方常用的加减有哪些呢？

第一，如果有咽炎加半夏，甚者入桂枝。这个道理我们在讲加减小柴胡汤的加减法时讲过。

第二，加味麻黄细辛附子汤与加减小柴胡汤的区别是，加减小柴胡汤是伏邪已经完全转出少阳了，如果伏邪外发明显，我们可以用加减小柴胡汤。伏邪还伏于少阴，阳虚明显的，我们用加味麻黄细辛附子汤。如果少阳的热也明显，可以加芍药、牡丹皮凉血疏肝。加芍药，那就是合上了芍药甘草附子汤，"发汗，病不解，反恶寒者，虚故也，芍药甘草附子汤主之"。方中有麻黄，有的人服用了麻黄会心慌、心悸、汗出，很难受，加上芍药可以监制麻黄。牡丹皮配附子，那是金匮肾气丸。我们温阳的时候要防止龙火升腾，不能温肾阳反而把肝阳给扰动了。

第三，这个处方的特点是难以断根，有的人一吃这个药，皮疹就退，但是不能根治，这是"冬不藏精"，可以加首乌20g、生地、熟地各30g补肾，生地、熟地、首乌配附子是金匮肾气丸的思路。"冬伤于寒，春必病温"和"藏于精者，春不病温"是温与补的关系，急则温之，缓则补之，病退十之八九，难以断根，加生熟地和首乌就能快速缓解。

加味麻黄细辛附子汤和加减小柴胡汤是一组对方，一个侧重于"冬伤于寒"，一个侧重于"春必病温"，我们可以根据寒温两极去调节处方的配伍。伏于少阴是伏邪最关键的潜伏的环节，伏于少阴，方中有麻黄、细辛、附子，即麻黄细辛附子汤；发于少阳用黄芩汤，加味麻黄细辛附子汤中有黄芩、甘草，再加芍药就是黄芩汤，这就是加味麻黄细辛附子汤的特点。它属于我们截断法中的咽喉截。临床要特别关注病人的咽喉状况，咽部是不是有淋巴滤泡的增生？咽部的颜色是红还是淡？咽部颜色红，发于少阳；颜色淡，伏于少阴。如果加味麻黄细辛附子汤中加了芍药，可以再加地黄、首乌，就是九味药。加味麻黄细辛附子汤和加减小柴胡汤的加减方开出来往往都是九味，这是我们的核心配伍，因为属于加减法，所以我们在处方里就没有写。

十三、肥儿散

【组成】蜈蚣 30g　天龙 30g　鸡内金 60g　山药 60g。

【主治】小儿反复感冒，消瘦，纳差，多汗，伴见颈部多发淋巴结肿大。

肥儿散是我们治疗伏邪成劳的一个验方。我们在前面讲过伏邪结巢成劳，它形成劳病的原因是因实致虚，正因为它是因实致虚，因邪成劳，所以它的基本治法是攻补兼施，以攻代补，这就和其他劳病的治法有区别。另外，它还要托邪外出，因为它有病邪。代表处方是大黄䗪虫丸，治疗干血痨。

首先我们从一个病讲起。EB 病毒感染（人类疱疹病毒 Ⅳ 型），儿童常见，有的儿童发生 EB 病毒感染以后，引起传染性单核细胞增多症，症状是发烧，下午明显，也就是张仲景讲的"日晡所发潮热"。血中单核细胞增多，可以引起淋巴瘤、淋巴细胞白血病、鼻咽癌以及胃癌（大约占 10%）。儿童 EB 病毒感染，临床经常误诊，尤其在农村和基层，许多大夫不认识这个病。它就是表现为发烧，常常下午烧的明显，舌苔厚腻，一身困重，其实就是风湿在表，属于《金匮要略》讲的"病者一身尽疼，发热，日晡所剧者，名风湿。……可与麻黄杏仁薏苡甘草汤"。我们就是用麻杏苡甘汤加味来治疗这类感染，重用 90g 薏苡仁专门来针对 EB 病毒，因为薏苡仁是治疗 EB 病毒的一个专药。这里薏苡仁用 90g 是成人用量，儿童要减量。在麻杏苡甘汤的基础上，重用薏苡仁，加升麻托邪，牡丹皮凉血，大青叶清营分，酒黄芩清气分，再加桑寄生补肾，就是我们的验方托里透毒汤，这个处方我们之前讲过，这里就不再赘述。

如果 EB 病毒感染没有得到及时处理，常常慢性化，EB 病毒感染淋巴细胞，导致颈部淋巴结肿大，儿童常常出现：第一，反复感冒，第二，消瘦，纳差，多汗。这是儿童常见的虚证，很多人认为虚劳只有成人有，实际上儿童也很常见。但是，这类疾病有一个独特的临床表现：颈部多发淋巴结肿大，它是 EB 病毒感染导致的。怎么治疗呢？很多中医用补法、攻邪或者消导，往往没有效果。我们用肥儿散。

肥儿散是攻邪败毒的处方。君药蜈蚣配天龙，攻风化痰败毒，这两个药专门治疗颈部淋巴结肿大，再加鸡内金和山药。鸡内金出自哪里？张锡纯的十全育真汤，虚者用鸡内金。鸡内金是鸡的胃上的那层膜，中医认为鸡内金善于消导化积、消癥，它有攻邪的作用，但是它也有补的作用，能固精，攻补两用。所以，十全育真汤治虚劳，如果虚弱很明显，去三棱和莪术，用鸡内金。肥儿散是散剂，散剂是复形质，我们怎么去复形质呢？根据儿童的年龄，年龄大一点的小孩用蜈蚣 3g、天龙 3g、鸡内金 6g、山药 6g，加起来 18g，一次 6g，一天 3 次。除了鸡内金，还用了山药，这是出自薯蓣丸。"虚劳诸不足，风气百疾，薯蓣丸方主之"，薯蓣丸也是治虚劳的一个处方，而且是有伏邪的。如果舌苔很厚腻，可以把山药换成薏苡仁，那就是麻杏苡甘汤。我们前面讲了我们的验方托里透毒汤，就是舌苔厚腻加薏苡仁。

如果这个病不及时处理，导致伏邪成巢，这个小孩成年以后就容易发生癌症，如鼻咽癌、淋巴瘤和一些舌苔厚腻的胃癌，当然不一定成年以后才得癌，淋巴瘤、白血病儿童也多见。肥儿散与大黄䗪虫丸是相同的思路，都是伏邪成劳，以攻代补的办法。肥儿散仅仅四味药，蜈蚣、天龙、鸡内金、山药，其实不用鸡内金和山药也一样有效，但是加上鸡内金和山药效果更明显，见效更快。而且山药和鸡内金选的也很巧妙，患者纳差，不吃东西，用鸡内金可以开胃，用山药也可以开胃；多汗，风气百疾，山药能够治疗，鸡内金也能够固精敛汗，但是这个方去了蜈蚣和天龙，单用这两个药效果不好。这是我们千锤百炼出来的方，看似很简单，只有四味药，实际上它不是随便拼了四个药，它和大黄䗪虫丸如出一脉。大黄䗪虫丸用了大黄、䗪虫（土鳖虫）、地黄、黄芩，大黄配䗪虫攻邪，地黄扶正，黄芩清透伏邪，而肥儿散用了蜈蚣和天龙，没有用其他的药物，为什么？小朋友吃药很困难，肥儿散味道好，只有点儿肉味，散剂给小朋友吃，容易服用，如果加上其他的药小朋友吃起来就困难了，这个药简单、直接、有效、口感好。

　　肥儿散直接用了蜈蚣和天龙，没有用黄芩，为什么？这个病不光有热，重在有毒。毒邪聚集在颈部，感染淋巴细胞，导致颈部淋巴细胞肿大，虽然形成的肿物是良性的，但它有毒，毒邪聚结导致反复感冒、消瘦、纳差，导致劳病。痰凝、血瘀、毒聚，伏邪能够聚结成毒，所以我们直接用蜈蚣、天龙来治疗它。因为"冬不藏精，春必病温"，我们用了山药。从伏邪角度去理解肥儿散，大家对它的使用就会有很多新的体会，尤其是要理解以攻代补治疗伏邪成劳，大家结合我们对伏邪病机、伏邪成劳的讲解以及对大黄䗪虫丸的讲解，理解会更加深刻。

十四、附子消毒饮

　　【组成】附子9g　薏苡仁30g　败酱草30g　大黄3g　白花蛇舌草30g　红藤30g　蒲公英30g　牡丹皮6g。

　　【主治】慢性炎症，如慢性阑尾炎（大便务使微溏）。

　　附子消毒饮，方用附子温，用薏苡仁和败酱草清，一个清湿，一个清热，这是薏苡附子败酱散；加大黄、牡丹皮，这是大黄牡丹汤；再加白花蛇舌草、红藤、蒲公英这些清热解毒的药物，就组成了附子消毒饮这个验方，用来治疗慢性炎症，如慢性阑尾炎。这个处方有几个特色：

第一，加大黄。附子配大黄是《金匮要略》的大黄附子汤，用于"胁下偏痛，发热"。慢性阑尾炎是转移性右下腹痛，属于胁下偏痛；发热没有用细辛，用了白花蛇舌草等清热解毒药。大黄可以促进肠道蠕动，要用到大便微溏，3g不行就用到6g，还不行，就加到9g。为什么务使大便微溏？大家去看《重订伤寒杂病论》126条是怎么运用甘草干姜汤、芍药甘草汤、承气汤和四逆汤来处理疾病的。炎症反应的特点是炎性介质释放导致便秘，便秘抑制胃肠道的蠕动，进一步导致肠道毒素吸收入血，加重炎症不良反应。大家都知道，两天不大便，就会上火、咽喉痛、口臭。所以一旦有炎症反应，我们要对便秘进行处理。薏苡附子败酱散证，常常见到患者合并便秘，要加大黄，但他是素体阳明热的人吗？不是！患者旧有微溏，平时大便是稀的，但是炎症急性发作时大便干，不好解。

第二，加白花蛇舌草、红藤、蒲公英这些清热解毒药。白花蛇舌草清热解毒，是一个特异性的免疫增强剂，具有扶正作用，30g以下的白花蛇舌草既能抗感染，又能增强免疫，这就能托邪，所以肿瘤科常用。

为什么加红藤？红藤和败酱草都有排脓的作用，慢性阑尾炎是化脓性炎症，红藤能够帮助败酱草活血、消脓，防止病灶化脓穿孔。

为什么加蒲公英？蒲公英是中药里的抗生素，为强力的清热解毒药物，药性甘寒，不伤脾胃，还可以促进肠道蠕动，剂量30～60g。蒲公英和白花蛇舌草合用能够发挥强力的清热解毒、抗炎的作用。

附子消毒饮是在薏苡附子败酱散的基础上，合了大黄牡丹汤，又加了白花蛇舌草、红藤、蒲公英这些清热解毒的药物。慢性炎症反复发作，这是伏邪温病，用牡丹皮凉血，薏苡仁清湿，从血分到气分；加了红藤帮助败酱草活血、消脓，防止化脓性感染；清热解毒作用不够，又加了白花蛇舌草和蒲公英。这就是我们的验方附子清毒饮，主治慢性炎症，如慢性阑尾炎。

十五、劳咳汤

【组成】黄芩 9g　百部 9g　当归 6g　蜈蚣 3g　泽漆 30g　浙贝 30g　蜜紫菀 9g　夏枯草 30g　猫爪草 30g。

【加减】血多加龙葵、仙鹤草、白茅根。

【主治】肺结核、肺癌空洞。

劳咳汤是我们的咳嗽验方之一，治疗虚劳所致的咳嗽。劳咳汤用黄芩、当归、浙贝、夏枯草清肝，使伏邪转出少阳；用百部、蜈蚣、泽漆、猫爪草杀虫抗痨；用蜜紫菀养阴润肺。劳咳如果出血多，加龙葵、仙鹤草、白茅根止血。龙葵，民间又叫止血草，专门用来治疗出血。如果伴有明显的血虚加丹参，阴虚加北沙参，气虚加太子参。本方用来治疗肺结核，肺癌空洞。肺癌和肺结核都可以表现为劳咳，形成空洞，都是伏邪致劳。

治疗伏邪致劳需要以攻代补。劳咳有明确的病因：结核或者肺癌，如果结核或者肺癌得不到控制，用沙参、麦门冬、百合、生地等药物单纯地养阴，效果也不好，因为阴虚是结核或者肺癌导致的，我们应该抓住结核或者肺癌去治，随证加减，如血虚加丹参，阴虚加北沙参，气虚加太子参。直取其病治它的邪，随证加减治它的伏。

为什么结核病是伏邪？第一、慢性迁延。第二、它可以形成结核球，外面是纤维组织，里面是结核杆菌，缺少血供，免疫细胞不能通过血液到达病灶，所以结核球很难治愈。当然在发作的时候，也有办法治疗，只是用传统的辨证去治疗很困难，所以它是四大顽症之一。这个时候机体与结核处于胶着状态，免疫细胞在周围包裹着结核球，防止它突破免疫平台；而结核球则通过纤维组织把免疫细胞隔离起来，使结核菌待在里面，这就是伏邪病。结核和肺癌都可以形成伏邪。肺癌也是一个纤维化明显的肿瘤，肺癌的癌组织周围有大量的纤维组织增生，过去我们认为是浸润的肿瘤细胞，后来研究发现，很多是纤维组织，这构成了典型的伏邪。

当结核和肺癌表现为结核球、空洞的时候，尤其是伴有舌质瘦薄，就可以用劳咳汤。什么叫舌质瘦薄？正常情况下舌和牙槽是匹配的，若舌头伸出来，舌体明显小于牙槽，这就叫作瘦，薄就是薄薄的一层，舌变瘦薄就是精血不足，伤了形，就可用劳咳汤。如果肾虚，我们还可以加山药、牛蒡子、熟地，山药配牛蒡子这是张锡纯的办法；纳差加鸡内金，鸡内金既能够治疗虚劳，固精，又能够治纳差。但这都不是根本，这都是证的问题，根本在于直取其病。

十六、化血煎

【组成】生黄芪60g　皂角刺30g　水蛭6g　海藻30g　甘草6g。

【加减】三棱、莪术、蒲黄、五灵脂、大黄、土鳖虫、乳香、没药。

【主治】良性增生、结节、囊肿、包裹、积液。

化血煎也是治疗伏邪入络成巢的一个吴门验方。伏邪成巢是什么？伏邪到了厥阴入络结成病巢，外面包裹着纤维组织，里面就形成了病巢，病巢里面可以是水、积液；可以是脓，或是一个脓腔；可以是血，或是出血形成的积血，如巧克力囊肿；可以是肿瘤，肿瘤本身也可以出血、坏死、液化。针对这种病巢我们怎么去治疗？

伏邪成巢常用托、破、攻、散四法。首先，用生黄芪去托。第二，用皂角刺去破。皂角刺可以用到30g，用皂角刺像针一样扎进纤维组织，去破。外科经常用黄芪配皂角刺，比如代刀散、透脓散都用了黄芪配皂角刺。第三，用水蛭去攻。水蛭就是蚂蟥，蚂蟥嗜血，用它去攻。第四，用海藻、甘草去散。伏邪成巢，形成病巢以后，硬度很大，里面如果是水、血、脓会很软，但是包裹的纤维组织是很硬的；如果是瘤，里面也很硬，或者坏死的地方软，没有坏死的地方硬。比如，肿瘤的硬度是正常组织的5~30倍，它坏死液化的地方软，但外面包裹的纤维组织是很硬的，可用海藻、甘草（二者是相反的药）软坚散结，降低它的硬度。这就是我们治疗伏邪成巢的托、破、攻、散四法。

化血煎主治各种良性增生、结节、囊肿、包裹、积液，只要形成病巢就可以用。这个处方常用的加减有：有囊肿、包裹，比如巧克力囊肿，加三棱、莪术；疼痛的加蒲黄、五灵脂；局部肿胀明显的加乳香、没药；大便秘结不通的加大黄、土鳖虫；还可以用桃仁、鳖甲软坚，增强海藻的功效；加牡丹皮、芍药治伏火，随证加减。

这个处方是用来破溃伏邪成巢的，伏邪破溃以后，怎么治疗？伏邪既溃，外发何经，随证治之。外发何经？多转出少阳，向外转出太阳，太过就见阳明。如何随证治之？转出少阳，可以加黄芩、牡丹皮、芍药等；见有阳明证，可以加大黄等；见有太阳证，可以加荆芥、防风等。

化血煎这个处方有什么特点？黄芪补气行水，皂角刺化痰，水蛭活血利水，海藻、甘草软坚行水，它的配伍都和水有关系。血不利而为水，整个处方血化为水，气升水布，化于无形，就是我们讲的有形转无形。如果是局部包裹形成积液的，比如说输卵管堵塞不通，或者纤维化导致梗阻，可以加血通、通草、路路通、王不留行。

化血煎中的黄芪配皂角刺是外科常用的药对，能够托毒溃脓，《外科证治全生集》的代刀散以及《外科正宗》的透脓散都用了这一配伍。

《外科证治全生集》的代刀散，用炒黄芪、皂角刺、乳香、生甘草，方中黄芪配皂角刺，托毒溃脓。局部已经化脓了，但是脓肿不溃，脓肿成巢，需要切开引流，如果不切开引流，就用代刀散促进

脓肿的破溃。这种治疗在伏邪里叫"伏邪外溃",在中医外科里叫
"托毒溃脓",就是用黄芪配皂角刺。然后加乳香、甘草,乳香、甘
草是仙方活命饮的办法,还可加穿山甲、没药,这就是托法。感染
形成化脓不溃的,用代刀散;如果是伏邪成巢,就要让伏邪外溃,
转出少阳。《外科证治全生集》的代刀散用炒黄芪,我们一般用生黄
芪,因为生黄芪解毒作用更强,但是生黄芪扶正、托邪的作用弱,
所以要加大剂量,可以用到 60~90g。

　　《外科正宗》的透脓散,方用黄芪、皂角刺、穿山甲(炒)、川
芎、当归,也是治疗脓肿不溃的。黄芪配皂角刺也是托法,加了穿
山甲,没有用乳香,用了当归、川芎养血。为什么脓成而不溃呢?
一是气虚,二是血虚,这两者是最主要的原因。气虚和血虚导致脓
肿不溃,所以透脓散加了川芎、当归养血。其实,这个处方也可以
加乳香或没药,偏重活血,那是《外科证治全生集》代刀散的办法。
如果要偏重养血,就加当归、川芎,用《外科正宗》的透脓散。为
什么选穿山甲?穿山甲也有托邪的作用,病毒感染、麻疹、水痘经
常用它。它还有补的作用,能够升高白细胞,增强机体免疫力,治
疗白细胞减少。大家一般把穿山甲当成一个攻的药物,很少有人能
看到它的补和托的作用。为什么外科经常用穿山甲?就是因为穿山
甲能升高白细胞,增强机体免疫力,治疗感染性疾病。尤其是免疫
力低下的人,可以用穿山甲配黄芪。穿山甲还是一个非常好的妇科
用药。

　　从这里可以看到,我们的化血煎可以治疗伏邪成巢,促进伏邪
的外溃。外溃以后,转出何经,随证治之。外溃转出少阳,用黄芩、
芍药,若见太阳证加荆芥、防风、白芷;若见阳明证加栀子、大黄、
枳壳,这是五虎下西川的办法。黄芪配皂角刺,促进伏邪外溃,黄
芪托,皂角刺破,水蛭攻,海藻、甘草软坚散结,去散。托、破、
攻、散四法合起来就是我们的化血煎。

十七、双补丸

【组成】生地 15g　熟地 15g　知母 6g　制附子 6g　炙甘草 6g。

【主治】阴阳两虚，症见耳鸣、口干、舌质红、舌尖红、手足凉伴腰酸者；也用于各种免疫病激素减量（调节皮质激素水平及其节律）。

双补丸是补法，阴阳并进，可以治阴阳两虚，证见耳鸣、口干、舌质红、舌尖红、手足凉，伴腰酸者。"少阴之为病，脉微细"，微为阳微，细为阴细，阳虚之人同时见到细脉，就是阴阳两虚；还有一类患者，明明是阳虚，却伴有不可解释的阴虚症状如耳鸣、口干等，这两种人往往有伏邪，一用温阳药立刻就上火，出现口干、舌燥、咽喉肿痛等症状，所以需要阴阳并进。双补丸还可以用来治疗各种免疫病激素撤退，如类风湿、肾小球肾炎等。自身免疫疾病属于伏邪，西医用激素抑制炎症应答，抑制正邪相争，但是，外源性的激素会抑制机体肾上腺皮质激素的分泌，导致自身的肾上腺皮质激素分泌水平降低，所以使用激素缓解病情以后，在激素减量或撤退时，由于机体自身分泌的激素含量更低，病情往往容易复发，再度发生正邪相争。

双补丸方用生地、熟地、知母、附子、甘草，该方配伍巧妙在哪里？

第一，用知母养阴，同时用附子温阳，知母配附子，就是《金匮要略》的桂枝芍药知母汤法，叫阴阳并进，"冬伤于寒"用附子，"春必病温"用知母，寒温并用。寒邪是可以化热的，有的人手脚冰凉、脉细，一用四逆汤，则咽喉肿痛、耳鸣、口舌生疮，很多人都不明白其中的道理。知母配附子、甘草，这是桂枝芍药知母汤治疗寒热错杂的办法；而知母配石膏、甘草，则是白虎汤阳明除热法，治疗的是但热不寒。

第二，地黄填精，合知母为知柏地黄丸，合附子为金匮肾气丸。我们讲过，用附子温阳不见效，加上地黄，它的温阳作用会显著增强。急则温之，缓则补之，地黄配附子是温补的办法，养阴与温阳并用，运柔成刚，地黄可以增强附子温阳的作用。地黄配知母是以柔克刚，治疗内火炽盛。

第三，甘草可以补脾，以退虚热，治疗气虚生热。补中益气汤治疗气虚生热，主要是靠黄芪、甘草退虚热，甘草干姜汤退虚热，靠的也是甘草。其实甘草所含的甘草酸就是外源性的拟皮质激素。激素可以退烧，甘草退烧作用比皮质激素弱，但副作用也比皮质激素弱，使用更安全。大剂量的甘草服用之后出现的种种副作用，与皮质激素类似，大家可以参阅《吴述伤寒杂病论研究》的甘草法。

第四，双补丸融补土、扶阳、温补、滋阴于一炉，补土与温补是脾与肾的关系，扶阳与温补是温与补的关系，扶阳与滋阴是寒与热的关系。阴阳并进，以平为期，属调平法。

阴阳两虚证的人往往有伏邪。"藏于精者，春不病温"，"藏精"用生地、熟地；"冬伤于寒，春必病温"，"伤寒"用附子，"病温"用知母。伏邪不是转出少阳吗？知母是少阴的药，那为什么用知母呢？因为这里的热还是少阴的内热。这就是藏精、伏寒和病温的关系。

如果这个病转出少阳时，在激素撤退当中发作了，加黄芩、芍药、当归。为什么加芍药？芍药配附子制肝，温肾需要制肝，这是真武汤的办法。肝脏有疾病的人，温肾不制肝、不清龙，就会导致龙火奔腾，疾病发作，转出少阳。芍药配附子，这是我们的从龙法，防止从肝脏化热。为什么加当归？转出少阳，肝体阴而用阳、肝藏血，需要加当归养血。当归配地黄就是金水六君煎，精血同源，这是温补学派的思想。为什么选择当归不选川芎呢？因为这是一个炎症，而当归是养血药中的一个作用非常强烈的抗炎药，所以升麻鳖甲汤、麻黄升麻汤用它，发展到了张景岳的金水六君煎也用它。因为肝脏体阴，所以加芍药；因为肝脏用阳，所以加黄芩；因为肝藏血，所以加当归，这就是为什么伏邪外发转出少阳要加黄芩、芍药、当归的原因。

　　这个处方还有一个特点。知母可以调节皮质激素的分泌节律。皮质激素的分泌有昼夜节律，当昼夜节律被打破以后，夜间皮质激素水平就不能降到足够低，这时就表现为阴虚。夜间"阴成形"，如果皮质激素不能保持足够低的水平，夜间没有得到充分的休息和合成代谢，人体就消瘦；激素还有兴奋的作用，"阳化气"，如果白天激素水平不够高，白天的代谢就很低，人就很萎靡。附子可以调节肾上腺皮质激素的分泌，增强皮质激素水平。地黄保护肾上腺的基础功能，不管是肾上腺皮质激素分泌节律的调节，还是肾上腺皮质激素水平的升高都依赖于肾上腺的基础功能。甘草所含的甘草酸是外源性的拟皮质激素。综上，知母、附子、地黄是内源性调节，甘草是外源性补充，内外同调，这就构成了我们的双补丸。

第五章　自身免疫病

第一节 自身免疫病概论

一、自身免疫病的几大特征

第一，迁延不愈。比如类风湿、系统性红斑狼疮等，发病以后常常是迁延不愈，需要终身治疗；第二，反复发作。平时可以缓解，一旦活化，病情会加重；第三，环境影响（内外感召）。比如关节炎患者预知温度、湿度的变化，天冷病情会加重，且受湿度的影响等。因为"冬伤于寒"，体内本有寒，加之外界寒冷，这就是伏邪的内外感召；再比如光照，强光照射导致狼疮发作，狼疮对于日照很敏感，这也是内外感召；第四，诱发肿瘤，伏邪成巢；第五，损害肝肾，可以出现肝肾等脏器的损害。第六，局部有痰。如类风湿病的关节畸形、固定、僵直等，属于局部有痰。

由此可见，自身免疫病具有典型的伏邪特征，如迁延不愈、反复发作、内外感召、伏邪成巢（诱发肿瘤）等。用伏邪理论去治疗自身免疫病，能够取得很明显的疗效。

二、用伏邪治疗自身免疫病的思路

传统中医治疗自身免疫病的方法，多使用一些具有免疫抑制性和抗炎作用的中药，比如麻黄、甘草、芍药、细辛，能够减轻自身免疫病的炎症反应，缓解皮疹、关节痛等症状，但常常不能治愈疾病。

用伏邪理论治疗自身免疫病，与传统方法相比有很大的不同。

在临床上，经常会出现这样的情况：自身免疫病急性发作期，使用了上述中药治疗后，效果很好，但当病情缓解了一段时间以后会复发。为什么？因为这是伏邪，要用具有免疫活化作用的药物托邪外出，促进疾病的发作，而不是缓解症状。比如中医讲的"追风除湿"，附子配白术，即"术、附并走皮中逐水气，未得除故耳"，这是除湿；附子配桂枝，"增桂令汗出"，这是追风，发表疏风。追风除湿的目的就是要用温、补、托等来促进炎症的活化，然后再用清热解毒、发表疏风的方法将病邪祛除。

所以，我们治疗自身免疫病，不是着眼于缓解疾病的症状，首先要把伏邪托出来，如曾升平老师治疗类风湿，治疗前患者本来三个小关节疼痛，服药之后，全身的小关节都疼，这说明所有疼痛的关节都出现免疫应答、存在病变，曾老师用药让全身有病变的关节都疼过一遍，以达"追风"（疼痛呈现游走性）之效，然后疼痛豁然而解，这样才有可能根治疾病。

如同癌症一样，西医认为大部分自身免疫病在理论上是不能治愈的，所以形象地将其比喻为"慢性癌症"。但是，中医认为是可以治愈的。"愈"的标准不是症状缓解，而是彻底治愈。症状缓解了一年半载，一年两年又来吃药，那不是"愈"。"愈"不光是症状缓解不再发作，而且自身抗体消失，也就是西医讲的"禁忌株"（即自身应答的克隆细胞株），一旦通过治疗将其消除掉，就是真正意义上的治愈。

第二节　自身免疫病的病理损害

自身免疫病对机体各器官的损害有两个方面：第一是对皮肤、骨关节和肌肉的损害；第二是对内脏的损害，即心、肝、脾、肺、肾的损害。

对皮肤、骨关节和肌肉的损害，从中医讲分为皮、肉、筋、脉、骨，五个部位：

皮——损害皮肤引起皮疹，皮肤属于卫分，所以损害也在卫分，从六经辨证的角度讲是在太阳。

肉——引起肌肉的损害，比如说皮肌炎，既有对皮肤的损害，又有肌肉的炎症，所以叫皮肌炎，肌肉的损害，中医认为在气分，从六经辨证的角度讲是在阳明和太阴。一个经典的方子就是越婢加术汤，该方可以治疗表现为肌肉损害的自身免疫病。《千金》原文指出越婢加术汤"治肉极，热则身体津脱，腠理开，汗大泄，厉风气，下焦脚弱"，因热成痿，肌肉萎缩。热在气分，阳明有热用石膏；痿为太阴虚劳，用苍术或白术，因虚致痿用白术，所以肉极从气分去治。

筋——筋从少阳去治。举个例子，薛生白"湿热入于经络脉隧方"，"湿热证，三四日即口噤，四肢牵引拘急，甚则角弓反张，此湿热侵入经络脉隧中。宜鲜地龙、秦艽、威灵仙、滑石、苍耳子、丝瓜藤、海风藤、酒浸黄连等"。方中的用药就有少阳经的，比如秦艽，这是一个非常典型的入少阳经的药物，秦艽配黄芩，还有一些藤类药，藤类药擅于疏风，入络，入少阳经，治疗筋的病。

脉——脉，即血管。很多自身免疫病都伴有血管炎，属于Ⅲ型变态反应，Ⅲ型变态反应也属于自身免疫病。治疗血管炎，比如青蒿鳖甲汤，生地、牡丹皮、赤芍，这些药都入营血、可以治疗血管炎。荆芥不光解表，还能止血，实际上就是针对Ⅲ型变态反应血管炎的治疗。从现代医学看，荆芥止血的机理和地骨皮、茜草止血的机理不同，荆芥是抗Ⅲ型变态反应、抗血管炎的药物。所以它和改变凝血的药物作用机理完全不同，了解这些，选药就可以很精确。针对脉治疗的方子太多了，参考温病热入营血之方，这里不一一详述。

骨——骨从少阴去治，肾主骨生髓，如历节病（即鹤膝风），下肢水肿，关节狭窄畸形用桂枝芍药知母汤，方中用附子，从肾去治。

此外，自身免疫病还可以导致内脏损害，即心、肝、脾、肺、肾的损害。这是自身免疫病的特征，把这些问题理解了，治疗自身免疫病就简单了。比如疼痛，自身免疫病都会有疼痛，关键要分清是哪里疼，是骨关节损害引起的还是肌肉损害引起的疼痛，其治疗方法是不同的。如果是骨关节损害引起的疼痛，那是骨头的问题，比如类风湿导致的骨损伤，关节损伤，软骨被破坏，要从少阴入手去补；如果是肌肉损害引起的疼痛，要从阳明、太阴入手，两者迥异。

再比如皮疹，是病在卫分还是病在营血？在卫分，比如皮肤的损害；在营血分，比如出血、关节炎，治疗是不同的。如果不把病因病机搞清楚，一锅粥去炖，效果不好。比如皮损用麻杏苡甘汤、青蒿鳖甲汤、清营汤，加牡丹皮、赤芍等活血凉血药，这些都可以，但是需要分清病变所在的部位。

同样，越婢加术汤和桂枝芍药知母汤这两个方也不同，而薛生白那个方是湿热入于经隧导致的关节屈伸不利，要从少阳入手；但是关节屈伸不利又并非都从少阳去治，如果是骨破坏所导致的，就要从少阴入手去治，比如桂枝芍药知母汤证的关节屈伸不利。

所以，要把自身免疫病的病变部位和药物作用的部位弄清楚（图10）。病变部位可以按六经分为太阴、太阳、少阴、少阳、阳明、厥阴；也可以按卫、气、营、血划分。对心、肝、脾、肺、肾等内脏造成损伤的，也可根据五行学说去治，道理是相通的，从这里可以看到自身免疫病的一些特点。

第三节 自身免疫病的发病规律与治疗

自身免疫病的治疗方法很多，其实与发病规律有关系。

一、内分泌紊乱与免疫系统的活化

自身免疫病患者首先有内分泌的紊乱，中医讲冬伤于寒、冬不藏精，会导致内分泌的紊乱，表现为皮质激素水平低下，雌激素水平增高，孕激素或者雄激素水平低下。这几个激素起什么作用呢？

第一，皮质激素可以广泛地抑制免疫应答，是一个免疫抑制剂。

第二，雌激素是一个免疫活化剂，我们知道，女性的平均寿命比男性长，当然原因很多，其中女性以雌激素为主导这是原因之一。育龄期女性容易发生自身免疫病，也是因为育龄期女性高雌激素水平。

第三，孕激素是个免疫抑制剂，胎儿在母体内，相对母体是个异物。因为胎儿的一半基因来自母亲，一半基因来自父亲，父亲的基因对于母体来说就是异物。胎儿在母体内不被免疫系统清除掉，需要孕激素以及胎盘屏障的保护。

第四，雄激素对免疫系统有抑制作用，这使得男性平均寿命整体比女性短，这也是原因之一。

那么自身免疫病的发病过程是什么样的？首先是内分泌紊乱，内分泌紊乱会影响免疫系统，大部分自身免疫病表现为 Th 漂移，就是 Th1 型应答向 Th2 型漂移，即 Th2 型应答增强，Th1 型应答降低，表现为体液免疫增强，细胞免疫降低，就是说 B 细胞活化，发生自身免疫病。由于免疫功能的紊乱，B 细胞活化，最后导致了局部组织的炎症，这个炎症表现为红、肿、热、痛。红、肿、热、痛发生在体表可以看得见，发生在体内我们看不见，但不等于没有。比如说肝炎，肝脏发炎了，能看到红、肿、热、痛吗？肿能看得见，查体腹部触诊，肝脏在肋下缘两指、三指，那就是肿大了，张仲景也用腹诊法。所以我们中医应该更开放和包容的去看待这个世界，去看待现代医学。这是局部的炎症应答出现红肿热痛。持续的炎症应答出现组织损伤，表现为皮疹，骨关节、肌肉和内脏等的损伤，可以表现出皮疹和关节疼痛等症状。

为什么自身免疫病不好治？比如类风湿性关节炎，比如系统性红斑狼疮，为什么我们用中药治疗通常只能缓解症状，但又会定期发作？因为中医辨证论治针对的是皮疹和关节痛这个结果，而不是原因。我们根据皮疹和关节痛，可以用防己、独活这类的药物，治的是组织损伤，这种组织损伤我们中医常用的办法就是：关节痛用防己等，皮疹用凉血的连翘等，这是对结果的治疗。

但是在组织损伤之前还有炎症应答、免疫紊乱和内分泌紊乱。就算治好了组织损伤、皮疹和关节疼痛，这个病因却没有去除。因为组织损伤可以表现为器官特异性的，也可以表现为系统性的，损伤全身多个器官。

冬伤于寒，春必病温，伏邪转出少阳，出现炎症应答（红、肿、热、痛），出现舌苔的黄腻，这个时候我们叫作伏邪外发，用栀子、知母，白虎汤用知母，栀子豉汤用栀子，都是阳明病方。栀子擅长治疗局部的炎症应答，知母可以治疗全身的炎症应答和局部炎症的应答，有消肿的作用，所以桂枝芍药知母汤用它。

当机体出现炎症应答，热出来了，伏邪外发导致组织损伤、关节疼痛、皮疹，我们往往很多的治疗是在治这些，而这些只是自身免疫病的结果，不是自身免疫病的原因，治这些是不可能彻底治愈这类疾病的，仅仅是每次急性发作能控制住，这是第一个问题。

二、调节内分泌紊乱和免疫应答

第二个问题，如何针对原因治疗？原因很复杂，包含了两大因素：就是内分泌的紊乱和免疫系统的活化，也就是说要去调节免疫应答和内分泌紊乱。调节免疫应答，比如细辛、黄芩都可以抑制免疫应答；调节内分泌紊乱，冬不藏精用熟地，冬伤于寒用附子。

附子、熟地、细辛、黄芩、栀子、知母、防己、独活这 8 个药就可以构成一个方，治疗自身免疫病。但是这个自身免疫病要想能根治，秘密还有很多，关键在于清除自身免疫性细胞克隆。这个自身免疫性细胞克隆本身是不活化的，各种原因导致细胞克隆活化以后才发生持续的免疫应答。一段时间增殖活跃，产生免疫应答疾病发作或进展，一段时间增殖抑制，疾病又缓解，所以反复发作迁延不愈。那么如何清除自身免疫性细胞克隆？大家都知道，在没有抗原刺激情况下，淋巴细胞自己就会凋亡，比如机体出现细菌感染后，本来白细胞数是 $4000/mm^3$，一下子升高到 $15000/mm^3$，翻了 3 倍，但是当感染控制住了，血象又会下降到 $4000/mm^3$，那么其余 $11000/mm^3$ 的白细胞去哪了？它们自己凋亡了。不能充分活化就不能凋亡，要彻底去清除自身免疫性细胞克隆，就要抓住免疫系统活化与抑制这一个环节。这里用细辛、黄芩可以缓解炎症，因为缓解了免疫应答也就可以缓解随后的炎症和组织损伤，但是你还可以去掉细辛、黄芩只用熟地、附子。

熟地、附子可以双向调节，对内分泌系统的作用机理非常复杂，既可以提高皮质激素水平，抑制机体免疫应答，又有促进机体免疫应答的作用。如果再配上黄芪、白术、防风这类似的药物，即玉屏风散，把补气和补肾的药同时使用就可以促进免疫系统的活化，在自身免疫性细胞活化之后，再用药物来促进其凋亡，最终实现清除细胞克隆，这就是托法。

清与托本身就是矛盾的，清可以缓解疾病，而托会加重疾病，导致疾病的急性发作。那为什么还要托？因为风湿伏于关节，如果不托出来，疾病反复发作迁延不愈，中医讲追风除湿，用药之后导致患者出现严重的关节疼痛，全身关节疼遍，再在药物的作用下疼痛缓解，而这种缓解可以持续。反反复复的托，当这个自身免疫细胞克隆清除掉以后，这个疾病就治愈了。

当然，这里有一个调平法，如果一味地托，导致病人身痛如背杖，痛得在地上打滚，他是不会再找你看病的。所以，我告诉大家一个自身免疫病的简单的治法，熟地配附子，黄芪配白术，脾肾双补，这就是温、补、托都有了；细辛、黄芩调节免疫应答，栀子、知母控制炎症反应，防己、独活治疗组织损伤，其实这是示人以法，这四组药，不是一定都要用，如果患者生皮疹，你还用防己、独活吗？是不是要换荆芥、牡丹皮呀？需要自己根据实际情况，随证治之。

另一个问题就是温补和后续的治疗的关系，如果掌握不好，会发现越吃药病情越严重，就是我们讲的调平法，这是第二点要告诉大家的。

第三点，治疗自身免疫病的核心在于消除自身免疫性细胞克隆，如何消除？必须是使其充分活化再导致其凋亡，也就是要托。这就是我要跟大家讲的自身免疫治疗的几个环节。

传统的辨证论治很难把这其中的关系理清，一旦吃药导致病人关节疼痛加重了，大家不明白原因，或者用了中药的免疫抑制剂，关节痛缓解了，就以为好了。关节疼痛加重不一定是严重了，关节疼痛减轻也不一定是好了。伏邪是反复发作，用清解、通利的药物，急性发作就缓解，但是不代表这个病治愈。真正的治愈是自身细胞克隆不存在了，自身抗体没有了，能做到但是比较难，要把整个伏邪的课前后打通，你才能实现患者的彻底治愈，如类风湿因子消失，SSA、SSB 等一系列的自身抗体都没有了，10 年、20 年、30 年都不发作。

第四节　伏燥概论

我们知道六气皆可潜伏，以前介绍过伏寒、伏湿、伏风等，下面讲解伏燥。治疗伏燥的一个代表方是瓜蒌瞿麦丸。"小便不利者，有水气，其人苦渴，栝蒌瞿麦丸主之"。

方中用天花粉养阴止渴，又能清热，还可以保肝；"冬伤于寒"用附子温阳化气，"冬不藏精"用山药，如薯蓣丸，山药止渴健脾，糖尿病的治疗中常用；瞿麦和茯苓健脾利水。此方可以用来治疗干燥综合征，属于自身免疫病。

有人会认为干燥综合征很容易治疗：对于口渴，要么养阴（阴虚可以渴），要么利水（有水湿停聚可以渴），要么活血（瘀血可以渴），要么补肾（肾虚可以渴），要么散寒（寒凝可以渴），中医治渴的方法太多了。如果真的遇到个干燥综合征的患者，上述治疗手段都不能治愈。

干燥综合征的发病机理是什么？是免疫应答攻击了人体的腺体，使得腺体细胞凋亡，这时候使用上述方法（养阴、利水、活血、补肾、散寒等）来增加腺体分泌的效果就很有限，甚至常常无效。因为这个自身免疫病的特点是一系列的原因导致了"干"的结果，"干燥"只是机体免疫应答的结果，而不是原因。很多医生不了解干燥综合征的机理，也没有系统治疗这种疾病的经验，想当然地认为这个病很好治，实际上干燥综合征的患者非常多，分布广泛，偶尔通过治疗，症状缓解了就以为是治愈了，实则不然。该疾病是间歇性地加重，是个持续终生的疾病，实际上是非常难治的，只有能够将其抗体转阴，才算是治愈。

干燥综合征就属于"伏燥"，表现为燥邪潜伏，更严格地说，这个燥仍然是疾病的一个表现，也就是伏燥这个比较特殊的临床表现——燥，是温病的一个表现。温病其实分三类：温热病，湿热病，燥热病。温热病，最为常见，大家学温病一般都学的是温热病；湿热病，比如EB病毒感染夹湿，湿邪可以潜伏；燥热病，比如干燥综合征。"冬伤于寒""冬不藏精""春必病温"，临床以口渴为特点，治疗用瓜蒌瞿麦丸。

我们讲伏邪发自少阳，这个方跟少阳有着密切的关系，方中用天花粉就非常巧妙。天花粉在《伤寒论》里的用法很多，主要有三个作用：

（1）养阴，治口渴。见于小柴胡汤证，"渴者，去半夏加天花粉"。

（2）保肝。为什么小柴胡汤渴者去半夏加天花粉而不加别的养阴药？一味天花粉就可以保肝，肝病科经常用。也正因为天花粉能保肝，所以柴胡桂枝干姜汤里也有天花粉，它是一个保肝药。

（3）利尿。比如牡蛎泽泻散，治"腰以下肿"。

所以天花粉能够养阴、保肝、利尿。养阴止渴，这里需要它；"小便不利"，利尿需要它；发自少阳，保肝也需要它，非常巧妙。治疗干燥综合征，以瓜蒌瞿麦丸为一个基本治法，在此基础上进行种种化裁，就会有一定的效果。一定要认识到燥是结果，而不是原因，原因在于免疫应答，只有把免疫应答敲除，这个病才能得到根本缓解，要敲除免疫应答，非常不容易。

第五节　伏风概论与方解

一、概论

　　伏邪可因"冬伤于寒，春必病温"——伏寒，寒可以伏在体内；可以"冬不藏精，春必病温"；还可以伏热，热邪也可以伏在体内；还可以伏饮，"心下有留饮"，用小青龙汤治疗；还可以伏风，风邪潜伏，反复发作，六气最终都从火化，成为温病。比如桂枝芍药知母汤，火化用知母；用泽漆汤治疗肺癌，化热、伏热用黄芩；用小青龙汤加石膏治疗伏饮；还有用连翘治疗伏风等，上述治疗伏邪的思路也能够治疗很多过敏性疾病。

　　伏风也具有风性游走的特点，常见于荨麻疹和类风湿等疾病。荨麻疹，发作时皮疹骤然而起，身痒难耐，豁然而消；类风湿，游走性关节疼痛，风寒湿热杂合。在讲伏饮时，没有专门把湿拿出来，其实伏湿和伏饮是一类疾病，湿邪也可以潜伏下来，所以，有的时候患者的舌苔并不厚，过几天舌苔一下子厚了，用药后舌苔又退下去了，再过几天舌苔又变厚了，就是湿邪潜伏的表现。

　　荨麻疹和类风湿都是典型的伏风疾病。在治疗荨麻疹时常用的第一个处方是祝谌予老师的过敏煎（防风、银柴胡、乌梅、五味子），从少阳去治，这个方讲过，这里不再赘述；第二个处方是麻黄细辛附子汤，从少阴去治。还有第三个处方是三黄汤，少阴少阳同治。三黄汤中的麻黄疏风，黄芪固表，风因表虚而入；黄芩清少阳；细辛、独活治内有沉寒。三黄汤是张仲景治疗伏风非常好的一个处方。在此方基础上，如果"冬不藏精，春必病温"，再加熟地、首乌来填精。伏邪从血分发至卫分，再加牡丹皮、银花、荆芥、防风，去治卫分、气分。

所以治疗荨麻疹，过敏煎效果很好。伏风引起的很多皮疹或过敏性皮肤病，用过敏煎或麻黄细辛附子汤一服药皮疹就消退，效果很明显，可过一段时间又会复发，或者用了过敏煎大部分皮疹退了，剩下一些皮疹顽固难消。比如一位北京的群友得了荨麻疹，以前吃抗过敏药都无效，告知其服用麻黄细辛附子汤，一服药皮疹就消退，但是剩下的皮疹怎么都治不好。怎么办？加熟地、首乌，再服后，皮疹尽消，这就是"冬不藏精，春必病温"，需要填精。这个方法可以用来治疗反反复复发作的过敏。

过敏性疾病有个特点：反复发作，环境诱发，这些都和伏邪有关系，还有典型的支气管哮喘，也和伏邪有关系。

二、方解

风邪可以潜伏，我们讲过了续命汤——麻黄配石膏，治疗伏风的偏瘫和面神经麻痹等疾病；还有治伏风的三黄汤——麻黄配黄芪，方中补气固表的黄芪，和上面的方就有区别。少阴伏风用独活、细辛，转出少阳用黄芩，这是三黄汤的配伍。接下来讲解几个治疗伏风的典型方剂。

1. 侯氏黑散与柴胡桂枝干姜汤

侯氏黑散："治大风，四肢烦重，心中恶寒不足者"（《外台秘要》治风癫），方中用菊花配黄芩，是小柴胡汤去柴胡，用菊花，针对风邪在头面，重用菊花 30~50g，配黄芩，加牡蛎潜降；用当归川芎养血，针对肝风内动。肝体阴而用阳，藏血，当归、川芎是张仲景治疗肝血亏虚的固定配伍，比如奔豚汤。

有人会有疑问：侯氏黑散应该是一个清热方，因为菊花剂量最大，用量最重，而条文说"心中恶寒不足"，这不是有寒吗？寒为什么要用菊花作为君药呢？其实，方中有干姜、人参、白术、桂枝、细辛等许多温药。人参、白术补气，促进"正邪相争"，这是少阳病的特点；干姜、桂枝、细辛针对"冬伤于寒"；矾石、茯苓针对风痰上扰，痰因风动；桔梗引入上焦，防风疏风，怎么体现有伏风呢？方中的防风疏风，治疗外风；且菊花平肝息风治疗内风。

也许有人会疑惑张仲景的用方思路，治疗内风和外风的药合用，后世医家更是搞不清楚此方究竟是用来治内风还是治外风。记住：内外感召，这是伏邪致病的特征。为什么"冬伤于寒"？因为冬天人体的阳气弱，容易感受外寒；为什么"春必病温"？因为春天肝木当令，风气自盛，内外感召就会发病。所以，搞清楚了"冬伤于寒"的机理，就理解了麻黄配附子道理：麻黄治表寒，附子治里寒；同样，搞清楚了"春必病温"的机理，也就明白了菊花配防风，是针对内外感召治疗伏风，所以说侯氏黑散是治疗伏风的方剂。

大家从这里去深刻理解中医，后世把内风和外风做了严格区分，需不需要区分？当然需要，外风不能当内风治，内风也不能当外风治；需要不需要严格区分？当大家的水平达到一定高度就不需要了，当理解了内外感召和内风外风的区别，就知道什么时候能够内外同用，什么时候不能。比如高血压患者，也表现为肝风内动，怎么去治疗？大家可以去思考这些问题，把内风、外风区别开来，这是中医的一大进步，尤其是到了张锡纯；把内风和外风合二为一去治疗，这也是中医的高明之处，分是对的，合也是对的，看医生的水平。侯氏黑散中有干姜，这里一定要注意，在温病的治疗中很少使用干姜，但不是没有，在温病中使用干姜的情况，往往是治疗肝脏本经的疾病。

张仲景还有一个能够治疗伏邪温病的处方——柴胡桂枝干姜汤。方中柴胡、黄芩、干姜、桂枝、天花粉、牡蛎，最常用来治疗慢性肝炎、肝硬化，也能治疗一些肿瘤，比如肝癌。侯氏黑散和柴胡桂枝干姜汤这两个处方如出一辙，都是用来治疗伏邪的，这二者区别在于治疗疾病的部位不同：前者治头面疾病，故以菊花为君，也正因为是治疗头面疾病，所以方中用牡蛎、矾石、茯苓、桔梗、防风这些药；后者主治肝脏本证，故以柴胡配黄芩为主，两者病位不同。侯氏黑散治疗头面部疾病，比如说虹膜睫状体炎、癫痫。虹膜睫状体炎常常见于病毒感染和自身免疫病，比如春天最常见的红眼病。再如癫痫，癫痫有伏风，时发时止，也是伏邪，癫痫是痰瘀互结，久病入络，在脑内里形成病巢，用矾石、茯苓祛痰；有瘀用桃仁、土鳖虫、穿山甲、僵蚕（三甲散）、牡蛎，牡蛎力量不够加生铁落、磁石等；如果痰形成了便秘，不仅用矾石，加礞石下之，还可以根据疾病的情况随证加减。

值得注意的是侯氏黑散方中有个经典的配伍：黄芩配细辛，这是我们非常喜欢使用的配伍方法，一阴一阳，少阴少阳，"冬伤于寒，春必病温"。用到这个配伍的代表方剂有侯氏黑散、三黄汤、加减小柴胡汤和加减麻黄细辛附子汤，后两个是我们的验方。

2. 普济消毒饮

如果表现为病毒感染，伏邪外发于头面，用普济消毒饮（出自《东垣试效方》：酒黄芩、酒黄连、连翘、板蓝根、马勃、牛蒡子、薄荷、僵蚕、玄参、生甘草、升麻、柴胡、桔梗、陈皮）。李东垣虽是补土派，但对攻邪和清法的应用也达到了很高的水平，不光有补中益气汤，实际上他对整个中医学术思想的理解也很深刻。各家学说把他定位在补土派，这样看待一个医家是不对的，重要的是他的学术思想在哪一家，实际上一个医家往往是精通各家，即便李东垣是补土派，但他对其他各家学术思想都非常精通，仔细去读他的书，就会发现很多精彩之处。

普济消毒饮用黄芩配黄连，木生火，是泻心汤的意思；上焦用酒炒，这是仲景的学术思想；连翘、板蓝根清热解毒；马勃、牛蒡子、薄荷是治上焦的药，清热需解毒；僵蚕化痰息风；玄参，清热需养阴；生甘草、升麻升阳散火败毒；柴胡、升麻、桔梗走上焦，陈皮调理脾胃，他是补土派，这么多苦寒药中用一些陈皮。这个处方非常精妙，治疗头面疾病，如大头瘟毒，病毒性腮腺炎等。

如果病人出现了伏邪外发，又是明显的虚寒体质的，可以用侯氏黑散，在急性期不要用干姜，可以用生姜等。普济消毒饮证治疗不当可以逆传，比如急性病毒性腮腺炎传入少阴，出现睾丸炎，常常导致患者失去生殖功能，为什么？因为患者是虚寒体质，发生伏邪后，邪气潜伏于少阴，导致睾丸的持续炎症，最终失去生殖功能。所以用普济消毒饮要注意患者（是否为寒性）体质，治疗这种患者要判断是否一定要用普济消毒饮？因为用了以后热邪一退，寒象就会出来，邪气直接从少阳陷入少阴，可以考虑侯氏黑散。记住用侯氏黑散时，也要想到叶天士的"灰中有火"，这是一个温病，不要看到热邪已退就一味去温，用侯氏黑散和普济消毒饮加减，把邪气发出来再清掉，边发边清，这是治疗伏邪温病的思路。要防止误治后导致睾丸炎或者癌变。腮腺炎邪气潜伏少阴，伏到了睾丸，持续反复的炎症，直到不能生育，不能藏精。

从这里大家可以看到各家的思想，普济消毒饮是李东垣的思想，侯氏黑散是张仲景的思想，还有叶天士"炉烟虽熄，灰中有火"的温病思想，在这里能够看到中医的学术思想是如何做到"医学一统"的，"医学一统"不是口号，而是有实质性内涵的。

3. 葛根汤与加味葛根汤

再讲解一个治疗伏邪的处方——葛根汤。之前讲过肠道病毒感染和病毒性肠炎一个月以后，可能发生病毒性心肌炎，可用葛根黄芩黄连汤治疗，如果病毒感染后出现病毒性心肌炎，这是伏邪。葛根汤不光能治疗病毒性心肌炎的伏邪，还能治疗伏风，"太阳病，项背强几几，无汗、恶风"，这是伏风，葛根汤主之。葛根汤的恶风有一个经典的例子——颈椎病，有颈椎病的人，当冬天走进诊室时，戴帽子会把后颈封得很严，因为他恶风，项背强几几，有伏风，伏于风池、风府穴，葛根汤主之。当然这个病也可以下利，"太阳和阳明合病，必自下利，葛根汤主之"，这里不再详述。

下面给大家介绍我们的验方——加味葛根汤，治疗伏风。

【方名】加味葛根汤（验方）：

【组成】葛根30g　麻黄9g　桂枝9g　芍药9g　生姜6g　大枣9g　炙甘草6g　附子6g　薏苡仁30g　熟地30g　狗脊9g。

【加减】失精加补骨脂；伏寒加附子；有热加忍冬藤；祛风解表用麻黄；病邪入络加土鳖虫、桃仁；有湿加薏苡仁。

【主治】颈椎病

加味葛根汤治疗伏风，比如颈椎病。方中狗脊是治疗脊柱疾病的专药，这是截法，即一病有一方，一方有一药，截法从哪里来？是铃医，铃医从哪里来？是张从正。

下面分析一下这个处方，葛根汤为什么是桂枝汤加葛根，而不是麻黄汤加葛根呢？因为脊柱两侧的肌力不平衡，牵拉脊柱，会加重颈椎、胸椎、腰椎的疾病，而桂枝本可解肌，能够缓解肌肉的痉挛；方中有芍药、甘草，这是少阳的药，葛根汤证的人阳虚，所以加附子，附子配麻黄，治伏寒，这是麻黄附子甘草汤的思路。麻黄治风，能够祛风，葛根汤以麻黄为基础，治疗伏风，一般恶寒才用麻黄，恶风用桂枝，但是这里就体现了它的特点：因为风邪伏于风池、风府，所以定位在麻黄；疼痛明显的加细辛，就是麻黄细辛附子汤的思路，这是讲的冬伤于寒，冬不藏精，附子配熟地是肾气丸思路，温与补并用；加薏苡仁不仅能除湿还能够解肌，缓解肌肉的痉挛。

下面讲解加减法，伏风往往夹寒、夹湿，风寒湿三气杂合，此外还有夹热，夹热我们喜欢用忍冬藤（即银花藤），藤类药物能够通络，忍冬藤擅长通络又能清热，因为炎症局部总是伴有组织水肿，哪怕是无菌性炎症，而忍冬藤清热、消炎，可以治疗局部软组织的炎症，因为温病发出来之后是有热的，忍冬藤配薏苡仁，清热利湿，可以治疗局部的炎症，二者都是治疗温病的药，一个偏重于清热，一个偏重于除湿，治疗局部组织的炎症水肿。

伏邪入络加桃仁、土鳖虫。因为这个病常常病程迁延，久病入络，这是伏邪的特点。大家如果给患者做推拿就会发现，这类患者局部的组织有炎症，导致粘连、纤维化、结节，也就是伏邪入络，加桃仁、土鳖虫去活血通络。

加补骨脂，补骨脂补骨头，颈、胸、腰椎的病都是骨头的病，所以加补骨脂，这是原因之一。其次，补骨脂还有拟雌激素作用，它的拟雌激素作用可以与葛根配伍，因为雌激素能够增强骨骼的代谢，有壮骨的作用，所以女性绝经后衰老明显加快，骨架也缩在一起，就与雌激素分泌减少有关。这个葛根加补骨脂能够补充雌激素，增强骨骼功能。冬不藏精，春必病温，所以伏邪有一个特点，表现为失精，用补骨脂治疗。

这里我想和大家说的是：第一，风、寒、湿、热的关系；第二，伏邪成巢，可以导致虚劳，而虚劳病人又容易形成伏邪。"虚劳病人多伏邪，伏邪日久致虚劳"，这是外感和内伤的相互关系，所以要内外一统。虚劳是什么？失精、亡血、脱气、血痹。血痹入络，用土鳖虫；失精用补骨脂；脱气，用白术，黄芪；亡血，有血虚，伏邪也常见亡血，如侯氏黑散证，因为肝体阴而用阳，肝藏血，伏邪温病多发自少阳，所以常常加养血的药。由此可见，伏邪和虚劳的治疗思路何其相似。伏邪成巢，每致虚劳，而虚劳病人免疫功能低下，常常导致感染不能被彻底治愈，甚至发生慢性感染或者自身免疫病甚至肿瘤，又常常导致伏邪，所以伏邪与虚劳的关系大家要深刻理解。

第六节　强直性脊柱炎

一、强直性脊柱炎的机理

强直性脊柱炎这个病比较特殊。

第一，本病男女比例2∶1至3∶1。自身免疫病不是好发于女性吗？应该女性患者多，怎么是男比女多呢？这个病与其他的自身免疫病不同，可能与激素水平尤其是雄激素水平有关，集中体现在男女比例2∶1至3∶1。治疗强直性脊柱炎，用葛根汤加味，因为葛根汤中的葛根具有拟雌激素作用，合用黄芩汤治疗，可以清泻相火。

第二，与虹膜炎有关系。虹膜炎严重的可以导致病人失明。虹膜发炎，中医认为眼睛的炎症在少阳。葛根汤具有拟雌激素作用，治疗强直性脊柱炎要加补骨脂，来自青娥丸（杜仲、补骨脂、核桃仁、大蒜等）。脊柱的疾病要补骨，而且补骨脂正好具有拟雌激素样作用，中医还用来治疗前列腺增生等男科疾病，又对应上了。

第三，本病容易合并溃疡性结肠炎，有溃疡性结肠炎的人容易出现强直性脊柱炎，我们发现有强直性脊柱炎的人经常出现下利、便溏，或者大便里急后重，"太阳与少阳合病，自下利者，与黄芩汤"，这就把溃疡性结肠炎和强直性脊柱炎给联系起来了，强直性脊柱炎合并溃疡性结肠炎——自下利；合并虹膜炎——在少阳；男女比例男性多——清泻少阳相火。所以强直性脊柱炎合并溃疡性结肠炎的可以用黄芩汤来治疗。

黄芩汤是一个专门用于少阳病的免疫调节剂，而且是个免疫抑制剂，很多自身免疫病都发于少阳，可以用黄芩汤。发自少阳，比如说《伤寒论》伏气脉法中，脉微，脉搏没有力气，但突然间又发生咽痛了，脉搏没有力气——冬不藏精，冬伤于寒；突然间出现咽痛——春必病温，在少阳，所以用黄芩汤治疗"太阳与少阳合病，自下利者"，这是一个特点。

二、强直性脊柱炎方药讲解

方一：加味葛根汤（见伏风方剂）。

方二：黄芩 9g　白芍 30g　生姜 10g　大枣 10g　炙甘草 6g　法半夏 15g　威灵仙 30g　银花藤 30g　鸡血藤 30g　伸筋草 30g　豨莶草 30g　葛根 30g　薏苡仁 30g　地龙 10g　炒苍耳子 6g　姜黄 10g　狗脊 10g　制首乌 20g。大部分强直性脊柱炎的类型属于阳虚型，机体体液免疫活化后会有很多种变化。而第二方对于强直性脊柱炎属于热型的效果很好。我们主要讲解第二方。

本方用黄芩汤（即黄芩加半夏生姜汤）作为基本方。在此基础上加威灵仙、银花藤、鸡血藤、伸筋草、豨莶草、地龙、苍耳子、薏苡仁等。方中薏苡仁缓急，"胸痹缓急者，薏苡附子散主之"，就是利用薏苡仁与葛根配伍，缓解肌肉的牵拉，所以（加味）葛根汤用它，李东垣的当归拈痛汤也用它，都是这个道理；最后用了一个专药狗脊，治疗脊柱的问题，姜黄在这里把这些药引入血分，是一个疏肝活血药；首乌在这里养肝之阴，因为肝体阴而用阳，养肝肾之阴可防止肝火过旺，中医讲滋水可以涵木，为什么选首乌呢？一是大便不好解，其实并不完全是因为大便不好解，大便不好解还可以选肉苁蓉嘛，但是肉苁蓉补肾不养肝，首乌还养肝，再说直接一点，首乌是个免疫抑制剂。

总体上说该方就是黄芩加半夏汤加了首乌养肝阴，其实治到后面还可以加地黄，加一味治疗脊柱的专药——狗脊，然后合薛生白湿热病篇的处方。

薛生白的《湿热病篇》讲"湿热证，三四日即口噤，四肢牵引拘急，甚则角弓反张，此湿热侵入经络脉隧中"。"湿热侵入经络脉隧"导致"四肢牵引拘急，甚则角弓反张"，这正是强直性脊柱炎的表现，强直性脊柱炎表现为脊柱的强直，甚至伴有外周关节的损害，"四肢牵引拘急，甚则角弓反张"，与强直性脊柱炎脊柱关节强直的表现相吻合，用"鲜地龙、秦艽、威灵仙、滑石、苍耳子、丝瓜藤、海风藤、酒炒黄连"等，这里用黄芩替代黄连，方中威灵仙也是个免疫抑制剂，威灵仙能治疗脚跟痛，强直性脊柱炎可以合并跟腱炎，出现脚跟疼；地龙也是治下肢的，还有丝瓜藤、海风藤等这些藤类药，取其"入于经络脉隧中"之意；秦艽是个免疫抑制剂，还能清肝；苍耳子也是免疫抑制剂，经常用苍耳子散来治疗多种自身免疫病。

用传统中医理论去看这个处方，有好多人看不懂，苍耳子不是治鼻炎的吗？与湿热病有何关系？苍耳子恰恰是一个免疫抑制剂，用来治疗多种自身免疫病。秦艽也是一个免疫抑制剂，还是清肝的药物，威灵仙也是清肝药，湿热病经常用，在《湿热病篇》里有很多论述，薛生白治湿热病是很有经验的。所以我们把黄芩汤和"湿热入于经络脉隧"方合在一起，用来治疗强直性脊柱炎。

这上述内容体现了伤寒和温病一统的关系，也就是我们讲的寒温一统。少阳病用黄芩汤，四肢牵引拘急，角弓反张，这是肝病，用黄芩汤清肝。

湿热入于经络脉隧方合黄芩汤治疗强直性脊柱炎，这是脊柱炎偏热的类型，所以是我们讲的伏邪。湿热入于经络脉隧中潜伏，伏留而不去，怎样入于经络脉隧中呢？最初是一个少阳病下利，溃疡性结肠炎，在肠道，而这个湿热型溃疡性结肠炎久治不愈，导致了湿热入于经络脉隧之中，导致强直性脊柱炎，湿和热长期潜伏在一起就湿热胶着，这是伏邪的一个病理类型，而且这个疾病可以随气候的变化而阵发性加重。

用药后，如果不见效或者没有完全缓解的话，可以加首乌、生地。比如加了生地，大家也许会疑惑：湿热病能用生地？可以。三物黄芩汤，生地、黄芩、苦参，那是不是湿热病？龙胆泻肝汤，龙胆草、柴胡、黄芩、车前子，用生地是不是湿热病？所以不能够学死了。这些疾病加生地、首乌能够显著增强疗效。治风先治血，血行风自灭，不效再加当归、鸡血藤等皆可。

所以黄芩汤治疗湿热痹证与（加味）葛根汤治疗寒湿痹证，其实就是黄芩与麻黄、桂枝的区别。二方都用了芍药、大枣、甘草这些药，而在我们看来这三味药都是免疫抑制剂。黄芩汤中免疫抑制剂以黄芩为主，它是抗炎和抑制体液免疫的典型药物；而葛根汤的麻黄中含有的麻黄碱是拟肾上腺素，也是一个免疫抑制剂。一个用黄芩，一个用麻黄，然后去配芍药、生姜、大枣、甘草，就形成了两个方。呕者加半夏、生姜，两个方的药。半夏能抑制腺体分泌，抑制腺体分泌就能够缓解关节的水肿、关节腔的积液，这些是抑制炎症的药物。还有威灵仙、银花藤、鸡血藤、络石藤等，中医讲藤类入络的这些药物，能够缓解关节的痉挛。总体上，黄芩汤用首乌配黄芩，滋水涵木，首乌也是免疫抑制剂；（加味）葛根汤用附片配麻黄，针对阳虚而温阳，同时兼顾标和本。

还要注意的是，与治疗一般阳虚型强直性脊柱炎的处方不同，这个处方不能长期服用。加味葛根汤是一个复形质的方，可以吃100天。而本方是一个治疗少阳伏热的处方，疾病在不断地进展或缓解，是个伏邪，是治温病的。既然是伏邪，一段时间发出来之后，热象明显，一段时间退回去，热象又不明显。发出来明显的时候，要去清，退回去的时候，要去补。所以，针对这种问题的处方不适合长期服用，需要调整。这种患者的治疗效果也不如一般阳虚型的患者，阳虚型的患者吃 100 天缓解，吃 100 天又缓解，再吃 100 天还会缓解。而热型患者需要医生根据病证变化处方，时进时退。

这就是伏邪的一个特征：迁延不愈，反复发作，最后导致痰瘀互结，久病入络。病邪潜伏、正邪不争、少阴虚寒、久病入络、发至少阳、伏邪成巢，这是伏邪的重要的特征，本病就是湿热入于经络脉隧之中，是伏邪温病的一个类型。

第七节　类风湿性关节炎

类风湿性关节炎，一般认为风寒湿杂合为病，我们认为还有热，是风、寒、湿、热四气杂合。为什么说它是个伏邪？这个病有急性发作期，有缓解期。缓解期的时候这个病人疼痛减轻，急性发作期的时候关节肿痛，甚者一身疼痛，而且病人往往能够像天气预报一样，刮风下雨他都知道，因为一刮风下雨患者就会疼痛，与自然环境的变化关系密切。

治疗类风湿性关节炎有两种办法，一是用中医疏风止痛的药物，一部分人能缓解症状，还有一种办法就是曾升平老师的治法，越治越痛，大家会问这个越治越痛有道理吗？有道理！因为病人可能有 30 个关节存在病变，但是平时只有 3~5 个关节痛，中医讲风性游走，用了追风药会导致风邪在体内各个关节游走疼痛，这 30 个有病的关节，痛过一遍，实际上就是西医讲的这些关节疾病活化了，病邪活化了，活化之后，炎症彻底缓解，最后疼痛缓解，病情豁然而愈。

治疗这类疾病具体用药有什么特征呢？下面举个例子给大家讲解，比如《金匮要略》的桂枝芍药知母汤，这个处方具有明显的温阳、疏风、发表的作用，可以看到方中有麻黄、桂枝、防风、生姜，这些都是发表行水药，不是随便选的。比如桂枝，桂枝是一个太阳病的药，解热镇痛是桂枝的特点，所以选桂枝；麻黄——因为类风湿性关节炎是自身免疫性疾病，麻黄中含有麻黄碱、伪麻黄碱、次麻磺碱，麻黄碱具有拟肾上腺素作用，是免疫抑制剂；防风——防风是双向免疫调节剂，既能够增强细胞免疫，比如玉屏风散，又能抑制异常的体液免疫，比如治疗过敏性疾病用的过敏煎。所以选择麻黄、桂枝、防风，诸药共同发挥免疫抑制和抗炎作用，选药非常精妙。

方中还有白术、附子，《金匮要略》有云："术附并走皮中逐水气。"讲了用白术、附子后出现蚂蚁爬的感觉，是术附并走皮中逐水气造成的，白术是太阴，附子是少阴，脾主治水，肾蒸腾水液，就是水液性的疾病从太阴少阴去治。

前面讲该病为风、寒、湿三邪杂合而为病，防风疏风，麻黄、桂枝散寒；白术和附子温阳行水健脾除湿；加知母针对局部炎症；加芍药甘草，从西医角度讲，芍药是免疫抑制剂，甘草有拟皮质激素样作用；从中医角度讲是少阳，伏邪从少阳发出，因为脾肾虚弱而潜伏，所以用白术、附子健脾补肾、温肾，促进邪气外发；伏邪发自少阳，以少阳少阴为枢，少阴前是太阴，后是厥阴，所以用白术附子配合，从少阳少阴去治，这是治本。

用药之后，伏邪外发，发自少阳用芍药、甘草；有风有寒有湿，用麻黄、桂枝、防风，这是少阳前的太阳；有关节肿痛，脚肿如脱，关节肿，用阳明的知母，就是白虎汤的架构，要注意的是从阳明去治，为什么用知母而不用石膏？因为知母擅长消肿，《本经》有云："知母主消渴热中，除邪气肢体浮肿。"说明其长于消肿，如消水圣愈汤也用它。知母有强烈的抗炎作用，而石膏是一个解热剂，石膏擅长于退热。类风湿性关节炎一般不热，主要表现为炎症导致局部关节的肿胀，知母擅长于抗炎，多用于治关节的肿胀。

　　阳明病的秘密，一个是阳明在经，表现为大热、大渴、大汗、脉洪大，那是全身炎症反应综合征，用石膏；而局部的红肿热痛，用栀子，如栀子豉汤证，再如腰扭伤，各种伤口和局部的红肿热痛都可以用；炎症导致的便秘用大黄；而针对类风湿关节炎就用知母，发挥其抗炎镇痛作用治疗类风湿性关节炎，关节疼痛。此外，知母有镇静作用，可以用来治疗失眠。

　　用上述的方法治疗类风湿性关节炎，其实治的是伏邪。方中芍药、甘草是免疫抑制剂，白术、附子可以发挥免疫增强的作用。这是一个调平法，就是把免疫抑制和免疫增强调平，否则用了药会导致关节非常疼痛，病人很难受。比如类风湿性关节炎用温阳药，有时候病人关节疼痛得极其难受，所以这个时候加一点芍药、甘草，可以监制白术、附子的作用，就是一刚一柔，这是中医的调平法，也是扶阳的"从龙法"，温少阴的雷火不要引动少阳的龙火升腾，所以用芍药、甘草。

　　简单来讲，这个治疗类风湿关节炎的处方结构，就是针对邪气潜伏，伏于少阴，为什么是伏于少阴呢？因为主要是骨骼的病变，关节炎主要表现为骨关节的病变，当然有的也会出现其他损伤，所以以附子为主，附子配白术，去扶正祛湿；扶正后伏邪转出少阳，用芍药、甘草，为什么不用黄芩？热重的才用黄芩，寒重的要把黄芩汤中的黄芩去掉，用芍药、甘草，加白术、茯苓等，这个芍药、甘草、生姜、白术是桂枝去桂加茯苓白术汤，有虚寒的加白术、茯苓等，阳虚的加附子，这是转出少阳。转出少阳后，由于有风有寒，就从太阳的麻黄、桂枝、防风去治风和寒，还有热，关节肿痛用知母。

　　"冬伤于寒，春必病温"，有热用知母，所以伤寒与病温，就体现在附子与知母，关系非常复杂，也很巧妙，所谓"冬伤于寒，春必病温"，春则转出少阳，用芍药、甘草；"冬伤于寒，春必病温"，用附子是内有虚寒，但没用黄芩，因为表现为关节的肿痛，而局部的红肿热痛恰恰是阳明病的特点，因为从少阳出来就是阳明，前面太阳，要用知母增强抗炎消肿止痛，而这些是黄芩不擅长的，所以用知母，把黄芩换成知母，其实这个处方再加上黄芩也没有问题，如果病人表现为明显的口苦等典型的少阳证，可以加黄芩。使用该方后可能导致关节疼痛加重，因为方中药物疏风，出现关节游走样疼痛，也可能出现皮肤的麻木和蚁行感，因为"术、附并走皮中，逐水气未得除故耳"，这是《金匮要略》的原文，当这些有病关节痛过一遍以后，整个疼痛就缓解了，这个病也就得到缓解，甚至可以治愈。

　　西医认为，类风湿性关节炎很难治愈，但是有10%是自愈，而治愈很难，要求类风湿性因子转阴，但是我们确实治愈过不少类风湿病；类风湿日久会发展为癌症，如淋巴细胞白血病、淋巴瘤等，为什么呢？伏邪成巢。我们讲过，伏邪日久结为病巢，就会形成肿瘤，类风湿关节炎是伏邪，邪气发出来之后，重用知母、芍药、甘草；邪气潜伏，重用白术、附子，疼痛明显的重用麻黄、桂枝、防风。

　　大家有没有想到桂枝芍药知母汤是一个治疗伏邪温病的处方？温病的寒与温的关系很复杂，六气皆从火化。

第八节　系统性红斑狼疮

　　这个疾病我们从《金匮要略》的阴阳毒去解读："阳毒之为病，面赤斑斑如锦纹。"面部红斑；"咽喉痛"，这是狼疮急性发作的时候一个常见的表现，出现咽喉痛，转出少阳；"五日可治，七日不可治，升麻鳖甲汤主之"。

狼疮有什么特征？第一：狼疮发，狼疮患者的头发干枯、细、黄、脆（易断），我们叫狼疮发。狼疮多见于育龄期女性，为什么？育龄期的女性雌激素水平升高，雌激素是个免疫活化剂，所以女性容易发生自身免疫病，这就是我们讲的少阳相火；第二，狼疮斑，面赤斑斑如锦纹，两侧脸都红，有的在皮肤上形成红斑，往往当成过敏去看皮肤科；第三，狼疮眼，目赤如鸠眼，目内眦和下眼袋发红，一见到这个眼就说明有伏邪。当看到狼疮发，狼疮斑，狼疮眼的时候，就要立刻判断这个人有没有狼疮。这是本病的特征。

那么治疗用升麻鳖甲汤，这是一个治疗厥阴病的方。方中升麻托邪外出，当归活血，鳖甲养阴，甘草有拟皮质激素样作用，雄黄是一个诱导淋巴细胞凋亡的药物，也相当于西医的细胞毒药物，慢性的免疫抑制剂，如硫唑嘌呤，环磷酰胺等，但那些是细胞毒的药物。蜀椒能够减轻雄黄的毒性反应，比如头痛。狼疮没有发作的情况下，用升麻鳖甲汤去治疗，当狼疮发作，皮肤发红，在本方基础上加生地、牡丹皮、首乌等。也需根据基本处方调节寒与温：蜀椒——"冬伤于寒，春必病温"，要调节这个温药，可以用肉桂、附子等，增强温的作用，一旦从皮肤发出来了，要注意加生地、牡丹皮等凉血活血的药物以及黄芩等药物，因为伏邪自血分往气分外发之后，就已经成为温病。

从伏邪温病的角度去治疗红斑狼疮，有显著的疗效，往往比单纯的用一些中医免疫抑制剂（比如清热凉血退斑的药物）效果更好。用大剂量的升麻之后，由于邪气出表，病情可能短期加重，反反复复的托，直到用药之后再也没有反应，就可以了。与此同时，还要注意调平法，既要托邪外出，还要清解外邪，当托外邪的作用很强，清解外邪的力量不足时，在急性期发作的病人会很难受，清解外邪的功能很强，托邪外出的功能不够，又会导致邪气潜伏。

伏邪温病的四个治法：温——冬伤于寒，补——补虚，托——托邪外出，清——清解托出来的邪，四个治法之间，要有一个配伍，考虑好各种药物在处方中用量的轻重。

另外"阴毒之为病，面目青，身痛如被杖，咽喉痛，升麻鳖甲汤去雄黄蜀椒主之""面目青，身痛如被杖，咽喉痛"常见于多发性骨髓瘤。多发性骨髓瘤累及全身的骨髓，多发于骨骼，容易导致全身疼痛，身痛如被杖，也可以从升麻鳖甲汤治疗。

第九节　复发性口疮

本病很常见，可形成口腔溃疡，巨大的口疮容易癌变，即口腔癌。本病有两个特点：反复发作和可以癌变。

一、发病诱因

反复发作的诱因是什么？第一，疲劳，比如熬夜；第二，经期，女性在月经期口腔溃疡可以复发；第三，上火，吃刺激性食物。在西医看来，复发性口腔溃疡本质上是个血管炎，既可以表现为一个独立的自身免疫性疾病，也可以合并在其他自身免疫疾病中，所以其他自身性免疫病也可以见到口腔溃疡。它的本质是抗原抗体复合物沉积在血管，是针对血管的炎症，西医的说法是 ADCC（抗体依赖的细胞介导的细胞毒性作用），属于Ⅲ型变态反应。变态反应分Ⅰ、Ⅱ、Ⅲ、Ⅳ型，这里涉及西医知识不再详述。

口腔溃疡本质上是血管炎。口腔上层是黏膜上皮，下面是血管，血管炎反复发作导致血管不通，缺少血液的供应，导致黏膜的坏死脱落，就形成一个个口疮，所以说它发自血分。为什么吃上火的、刺激性食物容易导致复发呢？当吃刺激性食品的时候，这些辛辣食品能够作用于血管，使血管扩张，导致血管充血水肿，诱发血管炎，加重血管的炎症。比如辣椒，就可以扩张血管，导致血管充血、水肿，所以要忌辛辣上火的东西；疲劳导致免疫力低下，细胞免疫低下，体液免疫活化；熬夜影响皮质激素的分泌，而皮质激素可以抑制自身免疫的应答，熬完夜有黑眼圈，与皮质激素分泌不足有关；妇女经期出现的口疮，与雌激素出现"峰值"有关，排卵后雌激素、孕激素快速分泌达到峰值，未经受孕后孕激素下降，导致月经产生，而高雌激素水平活化体液免疫，发生自身免疫应答，所谓"火降血下"，用大剂量的牛膝降火，使月经通畅，口疮就能缓解。

二、鉴别诊断

这里要区别一个疾病——大细胞性贫血。由于叶酸、维生素 B_{12} 缺乏导致的大细胞性贫血，也会发生黏膜炎，因为黏膜细胞是一个快速增殖更新的细胞，需要叶酸、维生素 B_{12} 来合成，当叶酸、维生素 B_{12} 缺乏时会导致黏膜的炎症，黏膜上皮脱落，形成溃疡，也就是中医讲的"镜面舌"，舌上黏膜脱落了以后，吃辣的觉得很辣，吃烫的觉得很烫，吃东西很难受，老百姓说"砂得慌"。这种情况一个原因是黏膜脱落出现镜面舌，舌面无苔，食物直接刺激舌头，导致疼痛不适；另一个原因是叶酸、维生素 B_{12} 的缺乏导致神经系统兴奋性增高，表现为失眠、心烦不得卧，镜面舌加心烦不得卧，是黄连阿胶汤证，这种黏膜炎和复发性口疮不同，不是免疫病，而是叶酸、维生素 B_{12} 缺乏导致的，要相互区别。复发性口疮不一定是镜面舌，很多原因都可以见到。

三、典型方剂与验方

中医有很多方剂可以治疗复发性口疮。比如导赤散，方中有竹叶、通草、甘草等药物，导赤散可以通治各种口疮，有人会疑惑：阳虚的人可以用导赤散？我说阳虚加附子嘛，有人会说我在胡扯，其实不是胡扯，导赤散中的竹叶就是治疗口疮的专药，既是嫩叶（微草），又能够引心火下行，它能够治头面的热，如《金匮要略》的竹叶汤（竹叶、葛根、防风、桔梗、桂枝、人参、甘草、附子、大枣、生姜），治"产后中风，发热，面正赤，喘而头痛"，这是上焦有热，产前忌温，产后忌凉，除非产后发生明显的热性的感染性疾病用寒凉药，否则用了太凉的药会寒凝胞宫，但产后有热时，用竹叶，还有葛根、防风、桔梗，因为有中风，用防风；发热，用葛根解热，产后忌凉，阳虚加附子，气虚加人参，姜枣和脾胃，桂枝、甘草、大枣和生姜即桂枝去芍药汤，加人参、附子，呕剧者加半夏。

由此可见病、证、症有机结合的思想，上焦有热用竹叶，下焦有寒用附子，竹叶汤证有"发热，面正赤，喘而头痛"，导赤散证有口疮，竹叶汤治产后有热可以用竹叶，导赤散也可以用竹叶清上，竹叶汤证产后忌凉，阳虚的人也要忌凉，为什么不能用竹叶配附子呢？而且竹叶还是治疗口疮的一个专药，病、症、证有机结合，这是我们的一个重要的学术思想。

用附子泻心汤也可以治疗复发性口疮。因为有口疮、舌尖红，用黄连；木生火，用黄芩；阳虚，用附子，这就是附子泻心汤，是典型的"冬伤于寒，春必病温"。治疗口疮，可以用玉女煎，白虎汤加地黄、牛膝，为什么白虎汤加地黄、牛膝？火降血下，地黄补肾，牛膝引火下行，针对上实下虚，肾精亏虚的患者治疗尤效。还有补中益气汤，针对气虚所致的口疮，李东垣在此基础上随四季及证加减，比如舌尖红的加黄连，夹湿的用黄柏；张锡纯用黄芪配知母等，这些处方都能够治疗复发性口疮。

下面重点讲一下验方枇杷清胃饮。

【组成】枇杷叶12g　生甘草3g　生麦芽30g　生谷芽30g　竹茹9g　芦根30g　白茅根30g　通草30g　淡竹叶30g　茵陈30g。

【主治】各种口腔溃疡，尤其放化疗导致的口腔溃疡。

枇杷清胃饮是导赤散的一个变方，增加了原方中的树皮、草根、嫩芽，可滋生胃气长出薄苔，用枇杷清胃饮根据寒热虚实调节，有热的清热，有寒的散寒，正虚的扶正，肾虚的补肾，根据寒热虚实去调节，通治各种口疮。口疮不仅发生于口腔黏膜，还多发于舌部。如果是整个舌苔的黏膜脱落了，就会形成镜面舌，如果局部舌苔脱落，那就是口疮，中医讲"苔如地上之微草，由胃气而生"，苔其实就是角化的上皮，上皮脱落就形成了口疮，既然苔如地上之微草，地，就是我们的胃气；微草，薄薄的一层草皮，由胃气所生，那我们就用草皮、嫩叶、胚芽和细的根茎来治疗；方中枇杷叶、生麦芽、生谷芽，都是胚芽、嫩叶。生甘草用9~30g，如果气虚很明显，重用生甘草，以土制火，还可以用很好的蜂蜜（优蜜）去炮制甘草，因为蜂蜜有强力的抗炎作用；枇杷叶、淡竹叶，还可以加薄荷叶，白茅根、芦根，嫩茎加进去。竹茹是竹的二层外皮，茵陈蒿是青蒿的嫩草，也叫绵茵陈；通草30g另煎取其汁水，然后再下这些药，这些树皮、嫩芽、草根、嫩茎不能久煎，煎微沸即可，这是张锡纯办法。什么叫微沸？一见芦、茅二根漂动就可以了，一煎即可，再煎效果就不好了，也可以煎汤代茶饮，治疗各种口腔溃疡，大细胞性贫血有效，化疗导致的口腔溃疡也有效，复发性口疮也有效，各种口腔溃疡不论寒热虚实都有效。

有人会问：中医要辨证论治，你说这个方对免疫病有效，对化疗导致的消化道毒性反应的口疮也有效，对大细胞性贫血还有效，难道不论寒热虚实都有效吗？在这里，我们需要辨证论治，其实也不需要辨证论治，因为枇杷清胃饮是用寒热虚实进行调节，有热的清热，有寒的散寒，正虚的扶正，肾虚的补肾。

实际上枇杷饮之所以通治各种口疮，原因是复发性口疮有几个病机，第一，它是口腔黏膜的病变，枇杷饮含有很多的嫩叶、嫩茎和胚芽，富含各种丰富的维生素，补充维生素可以促进黏膜的恢复。比如叶酸、维生素 B_{12} 缺乏导致的口疮，那么使用富含维生素尤其是B族维生素的中药，就能促进黏膜上皮的恢复，所以不管是化疗引起的口疮，还是大细胞型贫血引起的黏膜炎的复发性口疮，都可以针对这些黏膜病变进行治疗。本方是导赤散的变方，增强了导赤散的作用，通治各种口疮，不需要辨证，但是辨证可能会增强疗效。

这种复发性口疮的机理是血管炎导致的黏膜病变，血管炎是黏膜下血管的炎症，是原因，黏膜病变是结果，血管炎导致黏膜的坏死脱落出现口疮，所以要去治疗血管炎。炎症转出少阳，要用黄芩去清，所以复发性口疮适宜用黄芩配细辛，这是治疗口疮常用的配伍之一。

转出少阳之后，还可以随证化裁，观察舌苔，舌的中部是胃所主，如果有胃热的可以加黄连、石膏，大便不通加大黄，栀子也能清热解毒，舌尖红用黄连清心火。假如有相火妄动的，用知母、黄柏，黄柏是皮，以皮治皮，也能治疗黏膜炎症，也可以用封髓丹（黄柏、砂仁、甘草），黄柏治皮针对黏膜的病变，砂仁固肾，固肾就能够调节内源性激素分泌，甘草直接补充激素，抑制炎症。

口疮是舌下黏膜的血管炎，加芍药、牡丹皮、荆芥，这三味药不仅凉血活血还是免疫抑制剂，发出来之后就要用免疫抑制剂来减轻它的炎症反应。反复发作性口疮是自身免疫病，也是伏邪，是伏邪就大多存在气虚，所以补中益气汤也能治疗口疮，我们用竹叶配黄芪；"冬伤于寒，春必病温"阳虚的患者用竹皮大丸，淡竹叶配附子；肾精亏虚的患者用玉女煎，竹叶配地黄、牛膝，火降血下。

伏邪温病的基本病因，从正气来讲就是气虚、阳虚、精虚，"冬伤于寒，春必病温，冬不藏精，春必病温"。正邪不争和正邪分争，这是属于气的范畴。针对病机，也可以从气虚、阳虚、精虚上去考虑，气虚的，补中益气汤合封髓丹，阳虚的也可以合封髓丹，肾精亏虚的也可以合封髓丹，我们的验方有五个封髓丹，都能治疗口疮。在封髓丹的基础上可以加枇杷饮，用枇杷叶、竹叶、芦根、谷芽、麦芽、甘草等，滋生胃气，以生发微草即舌上薄苔，其实就是补充B族维生素来促进黏膜的修复。

我们做一下总结：复发性口疮属于Ⅲ型变态反应，体液免疫亢进、细胞免疫不足，气虚用补中益气汤，可以调节人体的免疫功能；竹皮大丸，玉女煎可以调节人体的内分泌和激素以抗炎；枇杷饮是利用维生素可以恢复人体的黏膜上皮，治疗黏膜病变，任何证型的口疮都可以用。抗炎、转出少阳，用黄芩，再根据清心、清胃随证加减化裁。

特别要记住，口疮是血管炎，要加凉血药，芍药、牡丹皮、荆芥等，黄芩汤就是这个配伍，再用维生素抗炎，气虚的用免疫调节剂，阳虚精虚的用内分泌调节剂（激素）。气虚，阳虚，精虚，是伏邪的内因，即"冬伤于寒，冬不藏精，正邪分争，正邪不争"，三个内因导致了血管炎症，而血管炎导致了黏膜病变，长期口疮导致肿瘤，即口腔癌，就是伏邪成巢。

第十节　白塞氏病

白塞氏病属于自身免疫病。《金匮要略》中有专门的描述，叫狐惑，临床表现为反复发作的口腔、会阴部溃疡。该病有以下几个特点：第一，虽然肉眼只能观察到口腔、会阴以及肛门的溃疡，实际上从口腔、食管、胃、小肠、结直肠到肛门，即整个消化道都可以发生溃疡；第二，皮疹，这个病可以形成皮疹，邪气出表到达卫分，就能形成皮疹；第三，眼部的虹膜炎，中医认为属少阳，个别患者还出现关节肿痛。

白塞氏病出现消化道的溃疡、眼部的虹膜炎和皮疹，其本质是血管炎，是自身免疫性疾病。从血管炎症的角度看，白塞氏病和复发性口疮、红斑狼疮相似，明白了这一点，就明白为什么要用当归，因为当归是活血养血药中的抗炎药，具有强烈的抗炎作用，能够治疗血管炎，比如大血管的炎症——血栓性脉管炎，属中医的脱疽，偏热型的常用四妙勇安汤治疗。

《金匮要略》记载："狐惑之为病，状如伤寒，默默欲眠，目不得闭，卧起不安，蚀于喉为惑，蚀于阴为狐。"就是说该病可以导致口腔及肛门的溃疡。张仲景不光看到口，还看到了喉，"不欲饮食，恶闻食臭，其面目乍赤、乍黑、乍白"，为什么不欲饮食？因为整个消化道都形成了溃疡。"蚀于上部则声喝（一作嗄），音哑，甘草泻心汤主之"，所以甘草泻心汤能够治疗口咽溃疡和声音沙哑。方中黄芩、黄连泻心火，"诸痛痒疮，皆属于心"，既然形成溃疡，就要泻心火，用黄连；伏邪发自少阳，木生火，用黄芩。这个病特殊的一点是整个消化道都形成溃疡面，用干姜、半夏温太阴，暖中补肌，可使肉生，因为白塞氏病是个太阴虚寒证，最主要的临床表现为从口到肛门的溃疡，反复发作，急性期、缓解期交替出现。

治疗主方用甘草泻心汤，全方重用甘草，以土盖火，甘草配干姜，就是甘草干姜汤，治的就是太阴脾虚、气虚生大热，我们讲过气虚生大热，一个是甘草干姜汤，温太阴脾；一个是黄芪建中汤，复太阴的形质；一个是补中益气汤，调太阴的气化，都用大剂量的甘草。小建中汤与桂枝汤的区别之一就是甘草加量。补中益气汤就是多了一个黄芪，甘草泻心汤重用甘草以土盖火，其实就是类激素，甘草中的甘草酸发挥皮质激素的作用，只是西医单用激素治这个病，而中医除了激素还加了干姜、半夏，托邪外出，中医对白塞氏病的治疗特点就集中表现在这个地方，所以抓住少阳，用黄芩清少阳，木生火，再加黄连，因为生火就长溃疡，"诸痛痒疮，皆属于心"，木来生火，黄芩配黄连。病位在整个消化道，以干姜、半夏温太阴；最后重用甘草以土盖火，就是激素。

甘草泻心汤中的黄芩、黄连是抗炎药，这个方治疗白塞氏病，重用甘草，可用到30g，我用甘草剂量更大，见效更快，这是截断法，同时要配上干姜、半夏，不然病邪要潜伏。

在校对《金匮要略》的时候，林亿等人发现，三个泻心汤都有人参，都是从理中汤来的。理中汤兼有热，加黄芩、黄连，兼有恶心加半夏，所以这三个泻心汤都本于理中汤，就应该都有人参。生姜泻心汤、半夏泻心汤都有人参，甘草泻心汤中没有人参。再根据《千金方》、《外台秘要》的记载，此方也有人参，所以他们认为此方必有人参（原文："臣亿等谨按：上生姜泻心汤法，本云理中人参黄芩汤，今详泻心以疗痞，痞气因发阴而生，是半夏、生姜、甘草泻心三方，皆本于理中也，其方必各有人参，今甘草泻心中无者，脱落之也。又按《千金》并《外台秘要》，治伤寒䘌食用此方，皆有人参，知脱落无疑"）。

这话说的对不对？用于治疗白塞氏病，这话就说的不对，为什么？因为人参是提高免疫的药物，促进正邪相争，而白塞氏病如果表现明显的口腔溃疡，用了人参可能会加重症状，大家知道，吃人参会上火，口腔易生溃疡，所以既然表现为口腔及消化道溃疡，就应该去掉人参。如果病情缓解，可以加人参。所以人参在这个处方里是或然的，急性发作期不用，如果口腔溃疡缓解，用人参可以把病邪托出来，这就是调平法。既然是随证加减，甘草泻心汤就可以不用人参，否则急性期有可能加重口腔溃疡，患者会更难受。请大家考虑，甘草泻心汤治疗白塞氏病究竟用不用人参，调平法就可以体现在这里。

"蚀于下部则咽干，苦参汤洗之"。会阴部的溃疡，可以用苦参煎汤洗，苦参是免疫抑制剂，我们经常用苦参来治免疫病证，比如治疗湿热过敏的消风散，就用苦参，还有我们治疗免疫病的验方苍术苦参汤，都是因为苦参是个免疫抑制剂。

"蚀于肛者，雄黄熏之"。雄黄可以诱导局部浸润的免疫细胞凋亡，所以肛门的溃疡可以用雄黄熏，但是要把雄黄用瓦箍起来，然后点火，坐在那里熏。为什么？因为雄黄遇火就成砒霜，要小心，别把自己给熏倒。

"病者脉数，无热，微烦，默默但欲卧，汗出，初得之三四日，目赤如鸠眼；七八日，目四眦黑。若能食者，脓已成也，赤小豆当归散主之"。目赤如鸠眼，即是西医的虹膜睫状体炎，赤小豆是解毒排脓的药物，有抗炎的作用，所以麻黄连翘赤小豆汤用它。实际上中医用赤小豆、黑豆或绿豆都能解毒抗炎，因为这个病是血管炎，所以用赤小豆配当归，当归是活血药里的抗炎药，而且尤其擅长治疗血管炎，有特殊疗效，所以四妙勇安汤为什么用当归治脱疽？因为那是大血管的血管炎。

用赤小豆当归散，符合伏邪转出少阳的理论。

首先，赤小豆能够解毒、排脓、保肝，是清肝的药，麻黄连翘赤小豆汤能治疗外感，机体感染了乙肝病毒，导致肝脏的炎症，出现发黄，就可以用麻黄连翘赤小豆汤；而这个是内伤，用赤小豆当归散，而且把赤小豆浸令出芽，浸令芽出是取胚芽少阳春生之气。其次，当归是特异性的抗炎药，尤其对血管炎，也是一个少阳病的药，肝体阴而用阳、藏血，养肝之血，首选当归，比如逍遥散，再比如奔豚汤、当归芍药散、一贯煎，这些都选择当归，就是当归养肝之血有它的特殊性。常用养肝血的中药有当归、芍药、川芎，各有特点，芍药能够利胆；当归能够抗炎，芍药也有抗炎的作用，抑制免疫应答，而当归抗炎的作用非常强；川芎能够止痛。赤小豆当归散是散剂，吞服即可；甘草泻心汤是汤剂，有黄芩、甘草，治从少阳，因为有从口到肛的溃疡，所以用半夏、干姜托邪，"七八日，目四眦黑。若能食者，脓已成也，赤小豆当归散主之"，说明正邪相争太过，用了一个抗炎药——当归。甘草泻心汤治疗白塞氏病可以不用人参，《金匮要略》甘草泻心汤是没有人参的，因为人参可以在急性发作期导致相争太过，相争太过用赤小豆当归散。

伏邪可以伏于少阴，可以伏于厥阴，还可以伏于太阴，三阴都可以伏邪，白塞氏病就是一个典型的邪伏于太阴。比如急性肝炎初期在少阳，见肝之病，知肝传脾，由于脾虚，又会转为慢性肝炎，正邪相争不及，是在太阴。慢性肝炎以后导致雌激素灭活障碍，传到了少阴，患者出现阳痿、生殖器萎缩，然后出现肝硬化，到处都是纤维组织，肝脏被纤维组织包裹，肝小叶、再生肝结节，被纤维组织包裹，是传到厥阴，最后伏邪成巢发生肝癌，伏邪成劳衰竭死亡。从急性肝炎到慢性肝炎、肝纤维化、肝硬化、肝癌，就表现了伏邪从慢性化开始潜伏，从少阳传太阴潜伏，最后影响少阴，影响厥阴，成巢、成劳、死亡。

如果相争太过就是重症肝炎，也会死亡，比如说大柴胡汤证，假使是个肾虚的患者，会转成为慢性肝炎病毒携带者，然后直接转为慢性肝炎、肝硬化、死亡。有的人乙肝病毒潜伏好多年，到了青壮年才发病，这是因为到了壮年之后，人体肾气充实，然后发生慢性肝炎、肝硬化；少阴肾虚的人才会出现乙肝病毒的免疫耐受，所以，三阴都可以伏邪，以少阴为枢，少阴是形成伏邪的一个关键环节。白塞氏病的核心病变是全消化道的溃疡，是在太阴的伏邪，用甘草泻心汤温太阴；病毒性肝炎、慢性肝炎刚开始也是太阴伏邪，用柴胡桂枝汤，最后伤及少阴肾。

为什么要讲白塞氏病呢？第一，我们讲伏邪，大部分都在少阴经，而这是个典型的太阴伏邪；第二，白塞氏病引起的虹膜睫状体炎，是典型的伏邪转出少阳的特征，很多自身免疫病都会导致虹膜睫状体炎，比如类风湿性关节炎可以伴有虹膜睫状体炎，强直性脊柱炎可以伴有虹膜睫状体炎。白塞氏病，赤小豆当归散主之，用当归；甘草泻心汤，用黄芩；脾胃有寒，用干姜。侯氏黑散也用黄芩、当归、干姜，区别不外乎是甘草泻心汤证用于口腔溃疡，黄连配黄芩，而侯氏黑散治疗头面部疾病，用菊花配黄芩，如此而已；我们说过侯氏黑散，也是转出少阳，用黄芩清气分；肝藏血，用当归，当归也是一个特异性的抗炎药；见肝之病，知肝传脾，用干姜，这是基本配伍。如果患者是头面疾病用菊花，如果头痛，头面的风邪，再加川芎。而白塞氏病是合并消化道溃疡，所以用黄连配黄芩，因为黄连专治口腔溃疡。

赤小豆当归散配甘草泻心汤，与侯氏黑散的思路是一致的，只不过是根据各个疾病的具体情况加减化裁而已。虹膜睫状体炎是自身免疫病的一个共性，很多自身免疫病都可以合并虹膜睫状体炎，这也验证了转出少阳是伏邪病的一个基本病机。自身免疫病就表现为一段时间加重，一段时间缓解，这是基本病机。

比如病毒性肝炎，如果脾虚，急性肝炎转为慢性肝炎反复发作，最后导致肝硬化死亡，这是脾虚之人，"见肝之病，知肝传脾"，急性肝炎变成慢性肝炎。还有肾虚之人，感染乙肝病毒没有反应，此为伏而不发，到了青壮年才发病，直接就是慢性肝炎、肝硬化，容易反复发作。

第十一节　重症肌无力

重症肌无力本质上是一种自身免疫病，其实是伏邪，伏邪转出少阳，咽喉肿痛，少阳不解，传入阳明，持续高烧。《千金》讲的肉极就是痿证，是因热成痿，痿证即是西医的重症肌无力，我们常用越婢加术汤治疗。

为什么会发生自身免疫病？中医说"冬伤于寒，春必病温"，先有寒者加附子，《千金》的越婢加术汤，可以加附子，附子能够提高内源性皮质激素的水平，发挥免疫抑制作用，伏邪转出少阳之后会出现热象，如传阳明会出现高热，越婢加术汤里有石膏治高热；白术治太阴，脾主肌肉，所以用白术，因为转出少阳之后，少阳不解则转入阳明，持续发热，这个时候，因热成痿，就是《千金》讲的肉极。

其实在咽喉肿痛的时候，就应当清少阳，那时应该是一个小柴胡汤证，用小柴胡汤加牛蒡子。牛蒡子又名大力子，不仅能够清热利咽，还能够治疗这种病在少阳的肌无力症，以后到了阳明，就该用越婢加术汤，其中用白术健脾，脾主肌肉，能够增强肌肉；麻黄能够增强肌力，还可以用仙鹤草，即中医讲的脱力草，参考八味回阳饮，这就是一个典型的伏邪温病。

实际上自身免疫病作为伏邪而言，其特点是出现皮疹、骨关节肌肉病变和内脏损害，所以，病刚开始起的皮疹，是伏邪外出的表现。

麻黄中的麻黄碱有兴奋作用，对于这个病可以根据不同的病程去考虑使用以下药物：牛蒡子对伏邪转出化为温病出现热象的，比如咽喉肿痛的效果很好，而且有增强肌力的作用；马钱子有兴奋运动神经、增强肌力的作用，可用于治疗重症肌无力；少阳病，用黄芩、郁金这些治疗免疫病的药物，能够抑制自身免疫应答，都是有效的。

西医治疗这个病常用的是新斯的明，新斯的明是一个抗胆碱能的药物，交感神经儿茶酚胺，副交感神经乙酰胆碱，西医用抗胆碱能的药物抑制副交感神经的神经递质，而中医用麻黄碱兴奋交感神经，其实机理是相同的。西医还用泼尼松，因为自身免疫病要抗炎，而中医抗炎的办法就太多了，比如用大剂量的甘草等，西医还用维生素等营养神经的药物，用中医理论看加淡竹叶，竹叶石膏汤合并解决，这个也能补充维生素，其实西医很多办法中医都用，大家明白疾病的机理，治疗就会很简单，其实中医西医是相通的，没有那么复杂，所以，在了解致病机理的基础上用中药，疗效是很好的。

比如用越婢加术汤治疗重症肌无力的患者，先有寒者加附子，我们不仅要从中医角度解释清楚为什么能用越婢加术汤，还要从西医的角度解释清楚为什么能用越婢加术汤。甚至还要从基因上说得很清楚为什么用越婢加术汤。清楚了发病机理，中西医贯通也很容易，其实研究重症肌无力，从基因水平、蛋白水平、分子水平上也能解释清楚中医为什么可以开越婢加术汤。

通过这个疾病可以看到：

第一，寒温一统。中医讲的伤寒和温病其实是寒温一统，先有寒者加附子。"冬伤于寒，春必病温"，附子配石膏就来于此。

第二，内外一统。《金匮要略》和《温病条辨》、《金匮要略》和《伤寒论》是一统的。麻黄附子甘草汤有免疫调节作用，麻黄碱是一个免疫抑制剂，甘草有拟皮质激素样作用，附子是一个内源性皮质激素的诱生剂。《伤寒论》的麻黄附子甘草汤和《金匮要略》的越婢加术汤，就是讲的内外一统，寒温一统。

第三，古今一统。比如在此基础上，急性发作期咽喉肿痛加牛蒡子，然后慢性迁延加仙鹤草，其实就是古方和后世的药，古今一统；牛蒡子可以治疗虚劳、劳病，张锡纯用的特别多，可以看《医学衷中参西录》，老百姓称牛蒡子为大力子，这叫古今一统。

第四，中西一统。能够中西汇通给大家讲一讲为什么用这个方，那就是中西一统。

比如关于马钱子增强肌力的作用，其实也来自于《医学衷中参西录》，兴奋神经、增强肌力，同时治疗消化不良、胃瘫，都从《医学衷中参西录》中来；还有一个营养神经的药就是鸡血藤，是免疫抑制剂，能够治疗自身免疫病，这个药能够营养神经，中医用来治疗麻木，中医治疗麻木有一个经典的方——黄芪桂枝五物汤，经常加鸡血藤，它除了能够促进骨髓造血以外，还有一个很重要的功能——可以抑制神经的炎症，营养神经，所以鸡血藤用至几十克。重症肌无力不是神经的炎症，而是自身免疫病，因为它产生抗体，然后导致肌无力，肌肉不能够被支配，而鸡血藤可治疗手足麻木，可以抑制免疫应答等，大家可以去思考。

痿证有寒温两类，重症肌无力往往表现为温病、热证，因热成痿，其实也不是完全的热证，因为"冬伤于寒，春必病温"，所以说先有寒者加附子，急性期过了以后表现为阳虚的特别多，所以它表现为伏邪温病；还有由寒冷导致的痿证，比如肺不张、肺痿，有胸水的人就经常导致肺不张、肺痿，胸水消了以后，肺大部分都能够复张，这个时候用温肺化饮的处方——甘草干姜汤、苓桂术甘汤等也能够促进肺的扩张。

这种重症肌无力，其实病程越长治疗效果越差，越早越好，急性发作时，按伏邪温病治疗，效果是很明显的。抑制自身免疫应答，症状就能快速缓解，到后期以后缓解就不够快速了。伏邪温病的特点就是发作的时候治疗，见效特别快。

伏邪非常广泛，和内科很多疾病都有关，比如说传染病，伏邪不仅包括温病，很多病都可以从伏邪这个角度上找病因，治疗方法也很多，比如慢性支气管炎、自身免疫病、恶性肿瘤等。

第十二节　亚急性甲状腺炎

本节介绍亚急性甲状腺炎的病案。一个胃肠间质瘤的患者，先是手术，手术后复发，伴多处淋巴结转移。服中药两三年，淋巴结多处的转移灶消失，间质瘤也彻底好了，2013 年停药。病人在去年冬天受凉到了春天发生了亚急性甲状腺炎，这是一个典型的"冬伤于寒，春必病温"的阳虚病人。我们说甲状腺与肝有关系，病人又是春天发病，为少阳所主时，加之脉弦，诊为黄芩汤证，如果病人手心潮热，那就是黄芩加桂枝，即六物黄芩汤证；眼睛不适，加菊花，黄芩配菊花就是侯氏黑散。亚急性甲状腺炎是自身免疫病，黄芩汤可以抑制自身免疫应答，用各种方法诊断出来都是黄芩汤，就是黄芩、芍药、甘草、大枣，现代药理研究证实这四个药都是免疫抑制剂。

甲状腺的部位在少阳，脉弦在少阳，春天发作也在少阳，手心潮是桂枝证，黄芩汤加桂枝就是六物黄芩汤，眼睛不舒服加菊花，就是侯氏黑散，我们给病人开黄芩、芍药、甘草、大枣、桂枝、菊花、牡蛎、细辛。

侯氏黑散里的牡蛎起什么作用？第一，病人肝阳上亢，眼睛不舒服，牡蛎起潜降肝阳的作用；第二，它能够化痰软坚，是治疗甲状腺疾病的特异性药物。里面还用了细辛，因为这是个阳虚的人。"冬伤于寒，春必病温"，这就符合麻黄附子细辛汤的意思了，而且侯氏黑散里面本身就有细辛。

黄芩汤（黄芩、芍药、甘草、大枣），呕吐加半夏、生姜，就是黄芩加半夏生姜汤；如果是一个黄芩汤证，患者弦脉，病人说一阵阵发热或潮热，加葛根、当归、川芎，那就是奔豚汤；黄芩汤证的人潮热汗出加葛根，养肝之体加当归、川芎，肝藏血，体阴而用阳，再加李根皮或者桑白皮就是奔豚汤。如果黄芩汤证表现为寒热错杂，中宫不通，上热下寒，用附片、干姜，越吃越上火，口舌生疮，结果还是阳虚，怎么办？上下不通，先通中宫，通中宫有一种情况是胃不好，选用黄连汤；如果是肝胆不好，比如说慢性胆囊炎，选用六物黄芩汤，把黄芩加半夏生姜汤的生姜换成干姜、人参、桂枝，就是六物黄芩汤；黄芩汤证摸着手心潮热寒热错杂的加桂枝，也用六物黄芩汤。如果患者还说头痛、眩晕、眼睛不舒服，看到他头面部潮热、脸色红，加菊花，再加牡蛎潜降，就是侯氏黑散。见肝之病，养肝之体，加芍药、当归，寒热错杂的白芍配细辛。侯氏黑散就是在六物黄芩汤的基础上，治头面的热加菊花、牡蛎，养血加当归川芎，奔豚汤就是这样；还有白术、茯苓、细辛、桔梗、防风，随证加减。

黄芩汤调气化，形质损伤就用六物黄芩汤加活血利水的药，就是鳖甲煎丸，因为治肝脏疾病就是要活血利水，肝硬化的病机比较复杂，黄芩汤加活血的药，比如土鳖虫、大黄、水蛭，就是大黄䗪虫丸。

侯氏黑散有个缺点，它是救急用的，有温、有清，但没有补。如果病人说眼睛干涩怎么办？菊花配地黄，法从杞菊地黄丸来；如果病人小便黄，再加牛膝、车前子，法从济生肾气丸来；病人说晚上看不清楚，加苍术、菟丝子，菟丝子配地黄，法从驻景丸来。

少阳病，口苦，咽干，弦脉，用黄芩汤，大便稀的人表现为少阳病，用黄芩汤，如有阵阵潮热，加葛根；脉芤，加当归、川芎，就是奔豚汤；手足潮，加桂枝；眼睛通红，加菊花。

黄芩汤、三物黄芩汤、六物黄芩汤、侯氏黑散是有变化的，为什么黄芩汤又衍生出六物黄芩汤？桂枝、干姜、人参有什么作用？在黄芩汤的基础上，侯氏黑散为什么再把细辛放进去呢？是寒是温？治疗自身免疫病，全在于临床随证灵活应用。这个患者，我开了第一个药是黄芩，第二个药是细辛，我在黄芩汤的基础上加细辛，这是我们经常用的配伍。一味细辛就取自于麻黄附子细辛汤，一味黄芩就取自于黄芩汤，实际上已经把《伤寒论》的思想给融合进去了，把《内经》"冬伤于寒，春必病温"的思想贯通进去了，《伤寒论》、《内经》是可以打通的。

第六章　病毒感染

第一节　伏寒概论

"冬伤于寒，春必病温"，寒邪能不能够潜伏？我们讲了风邪可以潜伏，少阴伏风用三黄汤；饮邪也可以潜伏，支气管哮喘的小青龙汤证就是伏饮，本节讲述伏寒。

面神经炎

面神经炎，中医称为中风，表现为口眼㖞斜，语言不利，这是面神经发生的炎症。此病是伏寒的典型病种之一。"病者一身尽疼，发热，日晡所剧者，名风湿。此病伤于汗出当风，或久伤取冷所致也。可与麻黄杏仁薏苡甘草汤"。这里的"久伤取冷所致"即意寓寒邪潜伏。面神经炎最常见的就是 EB 病毒（epstein-barr virus, Ebv,又称人类疱疹病毒 4 型，Human herpesvirus 4 ，HHV-4）感染，病邪夹湿，所以用薏苡仁，薏苡仁是治疗 EB 病毒感染的特异性药物，准确地说，EB 病毒是疱疹病毒的一个类型，人类疱疹病毒有四型，薏苡仁对很多疱疹病毒感染都有效。EB 病毒感染长期潜伏下来，发作时舌苔厚腻，不发作时，舌苔尚可。EB 病毒一活跃就表现为厚腻苔，湿邪是可以潜伏的，风、饮、湿、寒都可以潜伏，六气都能导致伏邪。

《古今录验》续命汤："治中风痱，身体不能自收，口不能言，冒昧不知痛处，或拘急不得转侧。"此方亦常常用来治疗面神经炎。常见的诱因是吹空调，即空调病。很多人夏天贪凉吹空调，吹完后导致面神经炎，就是受寒冷刺激导致三叉神经的无菌性炎症。面神经炎可以反复发作，一受寒凉就导致其发作。

　　方用麻黄、桂枝、杏仁、甘草、当归、川芎、人参、干姜、石膏。前四味即麻黄汤，用来发表。西医讲为什么用麻黄汤？麻黄是神经性递质，治疗面瘫。西医认为，神经炎要恢复，需要刺激神经，针灸就是这个道理，可以刺激神经，促进面瘫的恢复。中药和针灸机理是相通的，可以用针刺去刺激神经，促进恢复，也可以用中药刺激神经。麻黄含有伪麻黄碱、次麻黄碱，麻黄碱是拟肾上腺素神经递质，本身就能刺激神经，是神经的兴奋性递质，所以续命汤以麻黄汤为基础。为什么会中风？因为络脉空虚，所以麻黄汤加当归、川芎养血。感受寒邪，用人参、干姜散寒，与麻黄汤有区别。麻黄、桂枝、杏仁、甘草是治外感，当归、川芎、干姜、人参是治内伤。内外交感，这是伏邪的特点，内外同治，这是治疗的特点。面神经炎的局部有炎症，属温病，加石膏清热。用当归、川芎、干姜、人参反映的是正气虚弱，就是《辨脉法》里讲的脉微弱，即正气虚弱。发生中风这个病，络脉空虚，要加当归、川芎养血。正气虚弱感受寒邪，用人参、干姜散寒。伏邪外发，发到卫分，用麻黄汤。神经有炎症加石膏。

　　这个病还可能夹湿，有湿邪潜伏，如疱疹病毒感染以后潜伏在神经根。受寒冷刺激后，寒湿相合，疱疹病毒活化，导致神经的炎症，治疗上就在这个处方的基础上加薏苡仁，可以用到60g，薏苡仁能够缓急，比如薏苡附子散治疗胸痹，也可用于疱疹病毒感染的缓急。

　　面神经炎的特点是健侧的神经紧张，而患侧的神经麻痹，薏苡仁配上麻黄，可以缓解健侧的神经紧张，治疗患侧的神经麻痹。有夹湿的人，就是伏寒和伏湿，寒湿相搏的，可以用麻黄杏仁薏苡甘草汤直接针对疱疹病毒的感染来治疗。急性发作期多属于病温，要用石膏。如果不明白张仲景的处方思路，就不能理解续命汤的配伍：为什么有麻黄汤，又用当归、川芎；有人参、干姜，又有石膏？你就会搞不明白针对不同的疾病会有不同的配伍，比如治妇人、老人的咳喘，可以专门去分析它的机理。这类虚人，咳喘用麻黄汤，虚劳，加用当归、川芎、人参、干姜。老人体虚，容易化热出现支气管炎，支气管哮喘，随后继发细菌感染，所以加石膏。

第二节　EB 病毒感染

EB 病毒属于人类疱疹病毒 4 型（HHV-4），是疱疹病毒的一种，EB 病毒的急性感染多见于儿童，成年人次之。

EB 病毒感染是典型的伏邪，新感 EB 病毒后，一般会潜伏在体内两周到一个月，发生急性感染以后常常引发传染性单核细胞增多症，一部分患者迁延不愈，最终导致恶性肿瘤的发生：首先是鼻咽癌，其次是恶性淋巴瘤；另外约有 10% 的胃癌也与 EB 病毒感染有关。

传染性单核细胞增多症，是由于 EB 病毒感染后，我们通过实验室检查能够发现单核细胞增多，且这个病又具有传染性，由此而得名。其临床表现为以下几点：

第一，鼻炎，鼻腔的炎症反应；第二，纳差，食欲减退；第三，全身淋巴结肿大；第四，发热，因为感染中毒症状并不严重，所以是低热或中度发热。这是 EB 病毒最主要的四大临床表现。此外，个别患者可伴有咽喉不适或出现皮疹，但是发热、鼻腔炎症、纳差、淋巴结的肿大，是此类患者基本都具有的症状。

那么如何从中医的角度去治疗？《金匮要略》云："病者一身尽疼，发热，日晡所剧者，名风湿。此病伤于汗出当风，或久伤取冷所致也。可与麻黄杏仁薏苡甘草汤。"就是用麻杏苡甘汤来治疗，那么此方与麻黄加术汤证的区别是什么？第一，本病有发热，"日晡所剧"，即中医讲的阳明发热，所以麻黄汤去桂枝用薏苡仁，薏苡仁能够除阳明湿热，温病多用，比如三仁汤、薏苡竹叶汤中都有，其目的就在于此。第二，麻黄加术汤证因伴有太阴寒湿，所以在麻黄汤的基础上加白术除太阴寒湿；而麻杏苡甘汤是阳明湿热，所以去桂枝加薏苡仁，一个加白术除太阴寒湿，一个加薏苡仁除阳明湿热。何以知其热在阳明呢？因为证见"发热，日晡所剧"，属阳明也。

　　麻杏苡甘汤组成有麻黄、杏仁、薏苡仁、甘草，如果去麻黄加蔻仁就是三仁汤。为什么三仁汤用蔻仁不用砂仁？虽然蔻仁和砂仁都能燥湿，但是蔻仁解表，砂仁温肾，两药作用不同，一个走表，一个走里，所以考虑到温病的特点是除湿的同时还要解表，所以用蔻仁不用砂仁。麻杏苡甘汤重用薏苡仁，可以治疗 EB 病毒感染引起的多种疾病，这类疾病临床多表现为一身疼痛，舌苔厚腻，主要发生鼻部感染，引起颈部淋巴结肿大，多年迁延不愈以后，有一部分患者会发生鼻咽癌、淋巴瘤、淋巴细胞白血病，少数人还会发生胃癌。

　　大部分医生对 EB 病毒感染认识不够，在治疗上方法也不得当，通常认为本病是夹湿型的感冒，多用三仁汤来缓解症状，但实际上针对 EB 病毒感染，可以用三仁汤或麻杏苡甘汤治疗，最关键是需要使用大剂量的薏苡仁，薏苡仁就是专门针对 EB 病毒的特殊药物，大剂量的薏苡仁可以用到几十克乃至几百克，如果治疗不恰当，后续的处方要用我们的验方肥儿散。

第三节　病毒性心肌炎

　　病毒性心肌炎由多种病毒引起，如柯萨奇病毒等。在发生心肌炎之前，常常伴有上呼吸道病毒、肠道感染，潜伏期由一周到一个月不等，流行于春季，初春。尤其是在冬春交际及春季之时多发。

《伤寒论》第 31 条有云："太阳病，项背强几几，无汗恶风，葛根汤主之。""太阳与阳明合病者，必自下利，葛根汤主之。"本病前期多发生呼吸道病毒或肠道病毒感染，适合使用葛根汤来治疗。大家知道，葛根汤能治疗呼吸道感染，也能治疗下利，如果没有及时使用葛根汤发表来抗病毒感染，那么在数周之后，可以发生病毒性心肌炎，导致心肌的损伤。符合《内经》"冬伤于寒，春必病温"的理论，因为病毒性心肌炎，好发于春季，冬春之际交换季节，有一周到一个月的潜伏期。即是《内经》的"冬伤于寒，春必病温"，也是后世寒凉学派所讲的"六气皆从火化"。

病毒性心肌炎的典型症状表现为心悸、乏力、胸闷、头晕等，《伤寒杂病论》多处条文提到过类似症状："太阳病，下之后，脉促，胸满者，桂枝去芍药汤主之。""太阳病，桂枝证，医反下之，利遂不止。脉促者，表未解也。喘而汗出者，葛根黄芩黄连汤主之。"所谓"脉促"，即"脉来数，时一止复来者，名曰促"，分两端，一端是寒化证，另一端是热化证，如果病毒性心肌炎表现为寒化证，可以灸，针药同理嘛，也可以用桂枝去芍药汤或桂枝去芍药加附子汤治疗；如果是热化证怎么治疗？用葛根汤、葛根芩连汤。讲葛根黄芩黄连汤首先要讲葛根汤。"太阳病，项背强几几，无汗，恶风，葛根汤主之"，太阳病无汗用麻黄，葛根汤是桂枝汤加葛根再加麻黄。很多疾病都可表现为葛根汤证，比如颈椎病。麻黄的穴位定在风池、风府穴，颈椎病的特点是风池、风府的寒气导致经脉不舒，导致项背强几几。膀胱经从项背经过，所以出现项背强几几；穴位在风池、风府穴，所以那里疼。可见，六经辨证与经络的循行是有关系的，三阳在腑，三阴在脏，腑证、脏证又与内属的脏腑有关，所以六经是有名有实的。太阳与少阴为表里，就会出现颈椎病压迫内脏神经，导致胸痹心痛，葛根汤就能够治疗这种冠心病。这种病严格意义上来讲不叫冠心病，叫颈心综合征。颈椎病压迫内脏神经导致的胸痹、心痛，可用葛根汤治疗。颈椎病本身也可用葛根汤治疗。如果用葛根汤化裁治疗颈椎病，要加入一些补骨的药物。

"太阳与阳明合病，必自下利，葛根汤主之"，指的是肠道病毒感染，初起当与葛根汤，如果没有经过葛根汤的发表，传入少阴，可以引发病毒性心肌炎，就会转为葛根芩连汤证。

"太阳病，桂枝证，医反下之，利遂不止。脉促者，表未解也。喘而汗出者，葛根黄芩黄连汤主之。"这一条的症状是非常典型的肠道病毒感染导致的心肌炎。肠道病毒感染导致的心肌炎出现汗出，汗为心之液；出现心功能不全就会喘；出现利遂不止，脉促。所谓脉促，就是快速性心律失常。炙甘草汤治的是脉结代。促、结、代三个脉要区别开来：促脉跳得快；结、代脉跳的慢。促脉又有寒化与热化，寒化的，用桂枝去芍药汤、桂枝去芍药加附子汤；热化的，用葛根黄芩黄连汤。

所以，葛根汤证能够化热，"冬伤于寒，春必病温"，伤寒如果没有得到正确的治疗，是可以化热的。病毒性心肌炎早期感染是一个太阳表证，没有经过恰当的处理，就会化热成为葛根黄芩黄连汤证。

第四节　肝病概论

一、治肝补脾

治肝补脾最早出自《金匮要略》："问曰：上工治未病，何也？师曰：夫治未病者，见肝之病，知肝传脾，当先实脾。四季脾王不受邪，即勿补之。"如果人的脾气不虚，是不需要补的。"中工不晓相传，见肝之病，不解实脾，唯治肝也。夫肝之病，补用酸，助用焦苦，益用甘味之药调之"。"酸入肝，焦苦入心，甘入脾"，这就是基本原则。"脾能伤肾，肾气微弱"，脾虚日久能够伤肾。"肾气微弱，则水不行；水不行，则心火盛，则伤肺；肺被伤，则金气不行；金气不行，则肝气盛，则肝自愈。此治肝补脾之要妙也。肝虚则用此法，实则不在用之。"很多人没有明白。"经曰：'虚虚实实，补不足，损有余'，是其义也。余脏准此。"

这是在《金匮要略》里面提出来的，这段话说明了几个问题：第一，见肝之病，知肝传脾，当先实脾。对脾虚的，就要补。脾不虚的呢？"四季脾王不受邪，即勿补之"。

第二，肝病用酸、苦、甘来治。酸入肝，苦泻火入心，甘补脾。而且肝传脾日久能够伤肾。脾虚、肝虚用此法，实则不在用之。举一个例子：柴胡桂枝干姜汤治疗慢性肝炎——伏邪。"伤寒五六日，已发汗而复下之，胸胁满微结，小便不利，渴而不呕，但头汗出，往来寒热，心烦者，此为未解也，柴胡桂枝干姜汤主之"。柴胡半斤，重用，与小柴胡汤相同，配黄芩三两、桂枝三两，干姜二两，栝楼根四两，牡蛎二两，甘草二两。

用柴胡桂枝干姜汤治疗伏邪，有寒邪用桂枝、干姜。"见肝之病，知肝传脾"，肝郁脾虚，而这个处方的特点是有寒，所以不用白术，逍遥散才用柴胡配白术。柴胡、白术、芍药、茯苓对慢性肝病有保肝作用，但是这个处方不同，这是治疗伏邪的方。桂枝、干姜温脾散寒，邪气外出，以柴胡、黄芩解之。天花粉在这里有人说养阴，有人说止渴，其实天花粉是个保肝的药物，一味天花粉30g就会降低转氨酶，所以小柴胡汤"渴者去半夏加栝楼根"，也是这个原因，复元活血汤用天花粉也是这个原因，而且天花粉本身是一个治疗温病的药物。牡蛎化痰软坚散结，用于"胸胁满微结"，治疗伏邪成巢，结为巢窟，所以这里用牡蛎，治慢性肝炎、肝硬化。

因为"见肝之病，知肝传脾，当先实脾"，所以患者是太阴虚寒。核心治法就是桂枝、干姜散寒，天花粉、黄芩清热治温病，托邪气外出，配合柴胡而解之。牡蛎治伏邪成巢，因为这个病要发生肝硬化。

为什么会"初服微烦"？邪气转出少阳，少阳病的特点："心烦喜呕，默默不欲饮食"。"初服微烦"，就是用了桂枝、干姜这一类的药物，伏邪要转出少阳。"复服汗出便愈"，邪气出表（少阳转出太阳）由汗而解，这个病就见轻。这个"愈"字，要仔细理解，慢性肝炎、肝硬化患者不是吃了几剂中药就能够治愈的。"治疟寒多微有热，或但寒不热"。再看寒、热，有热用天花粉、黄芩，有寒用桂枝、干姜。好多医生治疗慢性肝病，觉得这个患者就是有寒，温就可以了，于是散寒、疏肝、补脾，而不用黄芩、天花粉清热，因为不理解"治疟寒多微有热，或但寒不热"。其实，伏邪有热，但是这个热通过一般的观察舌苔、摸脉，是发现不了的，看到的只是寒，所以医生常把寒和热对立起来，不知道"冬伤于寒，春必病温"，也就不知道"六气皆从火化"。只看到了舌的正面淡为有寒，看不到舌的背面红为有热，也就搞不清楚为什么要加天花粉、黄芩清热。因为教科书上写的寒、热就是这样子，有寒就是寒，有热就是热。

只有从伏邪的观点去理解慢性肝炎、肝硬化，治疗方法才能另辟蹊径。当一个患者舌淡，脾虚，我们用的不是逍遥散，虽然逍遥散也有效，但是和柴桂姜的疗效完全不同。对这种舌淡的患者，单纯的疏肝健脾能够缓解症状，降低转氨酶；但是从伏邪的角度看，要控制机体的炎症反应，就要彻底清除导致疾病的病毒复制，伏邪就是一边温，一边托，一边清，所以才会"初服微烦，复服汗出"。从伏邪的角度理解了方剂的配伍，就能明白伏邪成巢要加牡蛎，牡蛎可以软坚，"胁下痞硬加牡蛎"，小柴胡汤也有类似的用法。

二、肝病诸方

在《伤寒论》中，有很多处方都可以用于慢性肝脏疾病如肝炎、肝硬化，乃至肝癌的治疗，但是很少有人去研究这些处方之间的关系，现在我们从伏邪的角度去研究一下这些处方（见图9）。

（一）热重于湿

当热偏重的人患肝病，往往表现为黄疸性肝炎。这类患者一开始就表现为黄疸，炎症的前驱期长的大概一到两周，短的两三天，类似于太阳表证，出现恶寒、发热、一身困重等症状，大家往往会当成太阳表证去治，实际上是太阳病的类证，因而处方应用麻黄连轺赤小豆汤。

此类病人前驱期最短的只有几个小时，进而迅速出现全身黄疸。形体壮实的人热象会很重，容易发生爆发性肝衰竭。开始会出现类似太阳表证的症状，用麻黄连轺赤小豆汤。因为热很重，随后由于持续的炎症反应抑制肠道的蠕动，就会出现大便不通，胆红素不能从大便排泄，这时用茵陈蒿汤。我们知道排泄胆红素有两个途径：大便、小便。大便是黄色的，就是胆红素染色的。尿液量少的时候，也呈现黄色，说明尿中也同样含有胆红素，尿液多的时候，胆红素被稀释，尿就是白色的。便秘导致胆红素不能排出，用茵陈蒿汤，茵陈利胆，栀子抗炎（栀子是阳明病抗炎专药），再用大黄使胆红素从大便而去，促进胆汁的排泄。

如果病情没有得到有效控制，随后就会出现肝功能衰竭，甚至精神症状，这时要用大柴胡汤。当疾病慢性化之后出现瘀血，干血痨，用大黄䗪虫丸。

众所周知，大黄䗪虫丸可以治疗肝硬化。麻黄连轺赤小豆汤、茵陈蒿汤、大柴胡汤、大黄䗪虫丸都适用于热重的人，全身都表现为热象。大黄䗪虫丸用生地配大黄，因为是伏邪，转出少阳用黄芩，这是治疗伏邪的特点。这就是急性肝炎到慢性肝炎、肝硬化的过程。甚至因为爆发性肝衰竭，虽然抢救成功，但是大块的肝组织坏死，仍会出现肝硬化。急性黄疸性肝炎可以发生爆发性肝衰竭，然后发生肝硬化，还可以不经过爆发性肝衰竭发生肝硬化，即慢性肝炎反复发作，最后发生肝硬化。这是热偏重的情况。

（二）湿重于热

另一类湿偏重的人，刚开始很多表现为无黄疸性肝炎。因为湿重的人常常伴有脾虚，脾虚生湿，这个很好理解。这类患者刚开始也会出现一些类似于表证的症状，因为脾虚是体质，出现表证（发热，汗出，脉缓）就是桂枝汤证。但是又有肝脏的疾病，是柴胡证，肝脏的疾病加桂枝证就是柴胡桂枝汤证。

患者往往刚开始没有黄疸，随后几天，有些人就会出现黄疸，用茵陈五苓散。五苓散利湿，茵陈退黄。因为脾虚生湿，五苓散有桂枝、白术可以健脾利湿，用茵陈来退黄，使湿从小便去。湿邪要么从大便解，要么从小便解，大便含有胆红素（粪胆原），小便也含有胆红素（尿胆原）。茵陈五苓散就从小便去治疗，因而小便黄。等黄疸稍退，病人就表现为典型的脾虚了，"见肝之病，知肝传脾，当先实脾"，指的就是这个意思。典型的脾虚就成了柴胡桂枝干姜汤证，这就是慢性肝炎。

慢性肝炎表现为柴胡桂枝干姜汤证，是典型的肝郁脾虚证，在肝郁脾虚的基础上有热，因为有乙肝病毒。炎症有时活跃，有时缓解，缓解的时候用桂枝、干姜，活跃的时候用黄芩、天花粉，这就是柴胡桂枝干姜汤。

这是伏邪还是新感呢？新感迁延不愈成为伏邪，反复发作。所以新感和伏邪之间关系很微妙，不要把温病新感和伏邪对立起来，认为新感就是新感，伏邪就是伏邪。新感可以转化为伏邪，比如，一个急性尿路感染如果久治不愈，成了慢性肾盂肾炎，尿路感染（尿路感染形成的慢性肾盂肾炎）就成了一个伏邪，治疗方法就和新感的肾盂肾炎完全不同。因为伏邪有自身的特点，有正邪不争，有少阴虚寒，有久病入络，还有伏邪成巢等，与新感不同。

　　慢性肝炎（伏邪）久治不愈，结为病巢，出现肝硬化，用鳖甲煎丸。此方是治疗疟母的代表方。方中大黄、土鳖虫就是大黄䗪虫丸的构架，两方都治肝硬化，区别在于鳖甲煎丸中有桂枝、干姜，是肝郁脾虚的桂枝证，如果患者的体质是湿偏重，最后转归就是鳖甲煎丸证。而大黄䗪虫丸中用生地，是热偏重，麻黄连轺赤小豆汤证最后转归往往就是大黄䗪虫丸证。所以，柴胡桂枝干姜汤、茵陈五苓散、鳖甲煎丸，都是桂枝证。鳖甲煎丸，有大黄䗪虫丸中的大黄、土鳖虫、紫薇（凌霄花），这都能够活血，治疗久病入络。用葶苈子、半夏、瞿麦治疗久病入络，痰瘀互结，然后伏邪成巢。《金匮要略》里讲了，脾病可及肾，肝郁脾虚最后可以导致肾阳虚，方中蜂房补肾，是个温肾阳的药物。因为肝硬化的患者雌激素灭活障碍，表现为蜘蛛痣、肝掌。男性肝硬化患者会出现乳房发育、生殖器萎缩、睾丸萎缩、阳痿。蜂房恰恰是一个补充雄激素的药物，相当于中医讲的温肾，就是脾病及肾。

　　伏邪成巢以后可以表现为虚劳，这个大黄䗪虫丸证就是干血痨，伏邪成巢以后可以致劳。肿瘤、慢性病毒感染、慢性肾盂肾炎导致肾功能衰竭，这些都是伏邪，最后导致虚劳。所以鳖甲煎丸的治疗方法，有四点：脱气用人参，亡血用阿胶，失精用蜂房，血痹用大黄、紫薇、土鳖虫。脱气、亡血、失精、血痹，这也是虚劳的几个特点。

　　前面我们讲过，伏邪成劳的治法与虚劳有所不同，此为"因实致虚"，在虚劳基础上有伏邪，不光治虚劳，还要治伏邪，如果伏邪不去，虚劳不能缓解，所以还要在治虚劳的基础上托邪。大黄蟅虫丸治疗虚劳，其特点为以攻代补。伏邪致劳都是在伏邪成巢以后，首先要形成病巢，然后才能致劳。

所以，从伏邪的特点我们了解了肝病的转归：热偏重的人，发生急性黄疸性肝炎，出现大便秘结，甚至肝功能衰竭，然后到大黄蟅虫丸证的干血痨；湿偏重的人，发生急性无黄疸性肝炎，初期有桂枝证，用柴胡桂枝汤；出现黄疸用茵陈五苓散，还是桂枝证，胆红素从小便去；黄疸退了，发展为慢性肝炎，用柴胡桂姜汤，仍是桂枝证；到了肝硬化用鳖甲煎丸，依然是个桂枝证。

所以鳖甲煎丸中的很多药，和大黄蟅虫丸是相似的，但是又有两个显著的不同：第一，鳖甲煎丸有桂枝证，大黄蟅虫丸没有桂枝证。第二，有桂枝证就说明是虚证，所以要用人参、阿胶、蜂房这些药物。

第五节　病毒性肝炎

一般认为，中医治疗乙肝主要体现在保肝、降酶、退黄上，也就是改善肝功能，而对于抗病毒中医是没有效果的。

一、乙肝的发病机理和主要症状

乙肝发生的机理，首先是感染乙肝病毒后，病毒复制，机体发生针对乙肝病毒的免疫应答。如果机体不发生免疫应答，患者的肝功能是正常的，就没有症状；如果机体发生对乙肝病毒的免疫应答，中医叫正邪相争，此时就会出现少阳证的临床表现：口苦、咽干、目眩、肝区疼痛、厌油、黄疸等症状。机体对乙肝病毒的免疫应答所造成的肝损伤，就叫作乙型病毒性肝炎。

肝细胞变性坏死，肝脏发炎，出现上述症状，就构成了中医讲的证，就是症候群加体征。比如气虚证：少气、懒言、乏力是症状；面色㿠白，脉搏无力，舌质淡，这些是体征。中医讲的证本质上是症候群加上体征，为什么会形成症候群？因为它代表了疾病背后机体的病理生理应答。

中医所谓的气虚，其核心改变是消化功能减退、低代谢和免疫功能低下。因为免疫细胞是增殖活跃的细胞，免疫细胞强烈地依赖于人体的合成代谢。因为需要快速地分裂增殖，也就需要大量的氧和营养物质，它依赖于机体的代谢水平，而气虚的患者消化吸收功能欠佳，也就是《伤寒论》条文中讲的"太阴之为病，腹满而吐，食不下，自利益甚"，表现为食后腹胀并伴有腹泻，患者的营养物质水平低，往往处于低代谢状况。此时就会表现为乏力、少神。举个例子，低血糖患者的表现就是气虚，心慌、乏力、少气懒言。这是由于其处于低代谢水平，同时就伴随着免疫功能低下，出现少气懒言、乏力、面色㿠白，舌质淡，脉搏无力等。

同理，人体感染乙肝病毒，机体对乙肝病毒的免疫应答造成了肝损伤。由于肝损伤使患者出现口苦、咽干、目眩、乏力、厌油、黄疸等症状，也就是中医讲的湿热，由于患者的体质以及炎症应答情况不同，机体就会表现为湿重于热或者热重于湿。

中医讲湿热，湿热的本质是机体发生急性肝炎，炎症出现大量的细胞因子分泌增加，导致高代谢症候群就是热；而肝脏细胞的充血、水肿就是湿。由于肝脏的炎症，导致患者对脂肪粒的消化吸收不良，也是湿，所以乙肝患者厌油。所谓湿热，本质上就是肝脏的炎症。所以中药主要就是缓解肝脏的炎症，就是保肝、降酶、退黄的作用。但是肝脏的炎症缓解，并不表示乙肝这个病就治愈了。乙肝是因为病毒复制，机体对其应答才导致的炎症，由于炎症才出现黄疸、转氨酶升高、厌食、腹胀、乏力。黄疸、转氨酶那是西医的实验室检查，临床表现是症状加体征，症状就是厌食、口苦、厌油、乏力等。体征是黄疸、脉弦，或者患者的舌边肿胀，是中医讲的湿热证。

二、中西医对乙肝的治疗

传统中医治疗能够恢复肝功能，有时也可以实现病毒的转阴或者病毒的复制下降。原因是在治疗黄疸的方剂中，医生有意无意地用了抗乙肝病毒的药物，使病毒停止复制。病毒停止复制有几个因素：疾病的自愈，占10%，乙肝病毒随着炎症的缓解，肝脏功能的恢复，有一部分病毒能够转阴，因为肝脏炎症就是正邪相争，就可能把病毒清除。还有可能是在治疗肝炎的方剂中，碰巧用到了具有抗病毒作用的药物，也能够转阴，这种经验是不可重复的，也许治疗的几十位患者中可以出现一个病毒转阴的，但也搞不清怎么转阴的，再有患者来治疗，还是没效，但再治几十个，也许又碰到一个有效的。中医为什么可重复性差，是因为没有找到背后的规律。

真正要让病毒转阴，不是去恢复肝功能，而是要阻止病毒复制。因为乙肝病毒感染之后潜伏在体内，反反复复发作导致肝损伤，是伏邪。治疗上要托邪外出，把病毒托出来，促使机体正邪相争，从而清除乙肝病毒。在正邪相争的过程中，要注意控制正邪相争的度，因为随着正邪相争强度增加，会出现转氨酶升高，胆红素升高，出现肝损伤。既要使乙肝病毒托出来正邪相争，又不能让肝脏受到强烈的打击，就要把握正邪相争的度。相争不及就会慢性化，是柴胡桂枝干姜汤证。相争太过会出现急性重症肝炎，发生爆发性肝衰竭，是大柴胡汤证，所以要把握好这个度。

再比如，西医用干扰素治疗乙肝病毒的要求是：要打破免疫耐受，要使转氨酶升高，但胆红素保持正常。为什么要胆红素正常？因为胆红素过高，说明由于炎症太重，肝脏的解毒功能受损，再用干扰素就会引起爆发性肝衰竭。所以，在用干扰素打破免疫耐受帮助机体清除病毒的同时，胆红素必须正常。因为当胆红素高于正常值两倍时，说明肝脏的解毒功能受损。转氨酶升高是肝细胞的变性坏死，胆红素升高是肝脏的解毒功能受损，说明肝脏受到严重的打击，进一步就是肝脏储备功能下降，再进一步就是肝衰竭。所以用干扰素治疗乙肝，必须控制在一个狭小的空间内，这与我们治疗伏邪理论是相同的，一层一层的把伏邪彻底地托出来，就像是抽丝剥茧，一层一层地剥（托），一直剥（托）到正常。

所谓"轻法频下"，为什么要"轻法"？因为如果伏邪托的太过，没有控制好度，容易发生爆发性肝炎，甚至出现肝衰竭。所以，先从太阴去托，使正气和邪气去相争，先补气。因为"见肝之病、知肝传脾"，正气不足就会传脾，所以小柴胡汤要加党参或人参。如果不行，就用柴胡桂枝干姜汤、逍遥散之类。从太阴去托，只有从太阴托的力量不足时，才从少阴去托，肾精化气，可以用淫羊藿等药。如果少阴托不出，就要从厥阴去托，那就很麻烦了，代表方是升麻鳖甲汤。

三、太阴阳明的调平及传变

用干扰素治疗乙肝是有特殊要求的，大家知道为什么要先从太阴经去托邪？因为从太阴去托会增加干扰素的分泌。"发汗后，身疼痛，脉沉迟者，桂枝加芍药生姜各一两，人参三两，新加汤主之"，因为"身疼痛"加芍药，因为"脉沉"加人参，为什么？"发汗后身疼痛"，那种发汗以后的肌肉疼痛就是干扰素引起的。这种"发汗后身疼痛"的和病毒感染出现一身疼痛的，都是脾虚的人，由于脾虚的人对干扰素敏感，病毒感染又导致了干扰素分泌的增加，所以会出现肌肉疼痛。芍药具有强力的镇痛作用，这时用它来镇痛，用人参促进干扰素分泌。两个药有个平衡，不是一味地用人参，还要用芍药，芍药就可以缓解肌肉疼痛，它还是个免疫抑制剂，所以，中医在治疗中总会有一个调平。

以上讲述的是虚则太阴。相应的还有实则阳明，比如爆发性肝衰竭往往是大柴胡汤证。《内经》讲："阳道实，阴道虚"。"阳道实"就是阳明实证，"阴道虚"就是太阴虚证。少阳病怎么传，少阳虚就传太阴，少阳实就传阳明。如果患者表现为正邪相争太过，机体免疫太过，就传阳明，为大柴胡汤证，形成阳明腑实，急性感染性疾病发生突然死亡的往往多在这个时期。

感染性疾病有两类人容易死亡：一类是小孩和老人，都是少阴病体质的人。小孩和老人的机体免疫功能低下，持续感染容易导致死亡，还有就是30~40岁的青壮年，感染乙肝病毒后出现阳明病，大热、大渴、大汗、脉洪大，出现严重的黄疸，甚至爆发性肝衰竭，最后导致死亡。为什么实则阳明？因为阳明为多气多血之脏，当正邪剧烈相争的时候就会发生传变，阳明属土，万物所归，无所复传，导致实证。

如果机体免疫力不足，虚则太阴，免疫功能低下，进而内分泌功能低下。内分泌功能紊乱表现为少阴病，比如皮质激素水平和节律紊乱的是阴虚，皮质激素水平低的是阳虚。此外，甲状腺激素、性激素也都表现在少阴病上。男性的雄激素、女性的雌激素以及肾上腺皮质激素水平，在少阴病表现为阴虚和阳虚，所以少阴病的特点是内分泌功能紊乱，而厥阴病的特点是神经系统功能紊乱。

人体有八大系统，其中有五个系统是主要参与代谢的，比如，运动系统用来获取食物，然后消化系统负责进食和消化，接着循环系统把食物转化的能量和营养输送到机体各处。机体只有营养物质还不行，因为碳水化合物需要氧气才能燃烧，氧气由呼吸系统提供，燃烧后的垃圾由泌尿系统排出去。这五大系统是功能系统，其功能水平受到三大调节系统的调节，使得功能变化与自然环境相适应，和机体的功能需求相适应，人体的这三大调节系统包括神经系统、内分泌系统和免疫系统，就相当于中医的厥阴、少阴、太阴。

三大调节系统各司其职，免疫系统出问题是太阴病，内分泌系统出问题是少阴病，神经系统出问题是厥阴病。当然三者又相互影响，所以它们构成一条轴，不能单纯说太阴病就是免疫系统紊乱，少阴病也可以引起免疫系统功能紊乱，但从他们构成的这条轴来讲，免疫系统的主要功能归在太阴。这就是《伤寒论》讲的三阴病，这属于中医的病理生理学，其实是很简单的。

四、答疑篇

问曰：老师，正邪相争激烈的时候，也就是在少阳和阳明这两个阶段把病邪给截断，对吧？

师曰：不一定呀，到哪个阶段都需要截断，比如少阴病不截断就会传厥阴，一休克人就要死了，不是说只有在少阳和阳明才可以截断。（问曰：少阴也会出现正邪相争激烈？）少阴就可以传厥阴呀，少阴阳虚传到厥阴就要阴阳离绝，中医叫厥热胜复，生死之间命悬一线，休克的患者四肢冰凉，如果抢救成功的话，四肢转温，患者微微汗出，神志清醒，叫作热复；热不复体温越来越低，与环境温度一样，发生死亡。

《伤寒论》厥阴病主要讲三个证，寒热错杂证、厥阴冲逆证、厥热胜复证，厥阴病篇主要讲休克。厥热胜复和正邪相争是有区别的，正邪相争指的是机体对抗疾病的状态，厥热胜复指的是机体的调节系统能不能得到恢复，比如患者休克之后，给予抗休克治疗，患者外周循环恢复，皮质激素正常分泌，休克得以纠正；如果外周循环得不到恢复，皮质激素以及肾上腺髓质分泌的这些激素就将逐步耗尽，最后导致死亡；第三种情况，机体应激系统做最后一搏，瞬间释放大量的皮质激素，患者一下子清醒，继而随着肾上腺皮质激素分泌的耗竭而死亡，中医叫"回光返照"。

《伤寒论》讲：休克的患者摸不到脉搏，就是血压低了。"脉暴出者，死；微续者，生；脉不出者，死"。如果这个脉搏永远摸不到，血压为零，这就是死亡。如果这个脉搏慢慢地出现，说明这个血压值在逐步地恢复，休克逐步纠正。如果脉搏突然出来，一会儿就会消失，就是人死之前心电图反映出的突然心律失常的表现，过一段时间心电图各导联就会出现直线。这就是厥阴病篇讲的内容，临床上肿瘤患者经常会出现这种情况。

病在厥阴，我们治疗后把病邪托到少阳，在少阳正邪相争就可以化解掉病邪；如果托出少阳，但正邪相争太过，就会传到阳明，很可能导致死亡。

问曰：那么，在治疗乙肝的整个过程中，可不可以始终用少阳和阳明的药去截断病邪的传变？

师曰：如果是一个气虚的患者，少阳传入太阴，如果直接用阳明的药，那是苦寒败胃的，会进一步抑制免疫功能。"见肝之病，知肝传脾"，如果病人消化吸收的功能本来就差，免疫功能低下，你再用50g黄连，患者可能一个月都不能正常吃饭了，那么可能就没有托邪外出的机会了。所以，我们治疗的思路一定要根据病人的需求而变化，虽然我们知道治疗乙肝病毒要托邪外出，但不是说要把所有托邪药都用上去，一直托到正邪相争太过而使病人"热死"，也不是说所有的病人我们都给开几百克石膏，几十克黄连把他给"冻死"，这是很极端的、不正确的。

中医是中和之医，调平法就是要平和，"阴平阳秘"，这很重要。我们说的要托邪，阳气虚弱的人托邪，是扶助其正气，使伏邪外出，但不是要用大热之药使其相争太过；我们说的正邪相争太过，需要清热解毒，也不是说要使用大剂量苦寒药败其胃气。

上面重点讲了两个问题：第一，《内经》"阳道实，阴道虚"。"阳道实"是说三阳是实证；"阴道虚"是说三阴是虚证。反应在消化系统，阳明是实证，太阴是虚证。讲得更狭义一点，也就是《内经》讲的"实则阳明，虚则太阴"。小柴胡汤就是一个不偏不倚的中正方，正邪交争太过，传入阳明；正气不足，传入太阴。所以，小柴胡汤用了人参，就是要做到不偏不斜。

问曰：如果是一个脾虚的患者病邪是不是就不会传到阳明？所以就没有必要用从阳明截断的药？

师曰：在正常情况下，脾虚的人是不会传阳明的。青壮年发生乙肝病毒感染容易出现爆发性肝衰竭而死亡。但是，脾虚的人也会发生肝衰竭，主要是慢性肝衰竭，由长期的肝损伤引起。但是，在用了药物的情况下，也可能导致其发生爆发性肝衰竭，比如对一个脾虚的患者使用干扰素，而这个患者正好处于炎症的急性期，胆红素在升高，这时给他加一把火，持续使用干扰素，有可能促使病邪转出阳明，这是在药物的作用下，促使其发生爆发性肝衰竭，特别难治。尤其是虚人发生的爆发性肝衰竭，治疗尤为困难，大部分转归不好。如果是正值壮年的人，发生爆发性肝衰竭，用大柴胡汤通腑，解阳明之热，因为他的身体耐受性很好，用60g石膏退热也没事。而对于脾虚的人，退热虽然也可以用白术配石膏等，但总体上治疗还是很棘手的。

问曰：托邪主要从太阴去托，少阴和厥阴是不是也可以稍微用一点药兼顾？

师曰：当然，那要看病情的轻重程度，太阴病的药重用，比如重用黄芪，可以适当加桑寄生，也可以再加一些川椒；还可以桑寄生为主，加淫羊藿，也可以加太阴的药，如黄芪、人参等。就是根据所掌握疾病的层次，三阴是递进关系，看这个人主要是脾虚为主，肾虚为主，还是肝虚为主，但是一定要掌握这个度。

问曰：老师，您讲过三阳独取少阳，三阴独取少阴，那么治疗三阴病是不是都从少阴论治？

师曰：不是。我是指如果中医理论不够扎实或者这个疾病太复杂，三阴辨别不清楚的时候，先看有没有少阴证，没有少阴的话，就在前面的太阴。有少阴证的就从少阴、厥阴去治，用少阴药不见效就加厥阴药。不是说你明知是个太阴病，还去治少阴。从少阴去抓证，如果没有少阴证，前面就是太阴，这是一个简便辨证的法门，而不是说所有三阴虚证，全部都补肾。明明是一个脾阳虚的人，甘草干姜汤能解决问题，非要给病人用附片，吃了口舌溃烂，而脾虚的症状还是没有缓解，所以要灵活地去看待疾病。再如，感冒以后出现急性鼻炎的人，他没有少阳病小柴胡汤证，麻黄汤就可以，就不用小柴胡汤。不是一定非要从少阳去截断，就算一定要从少阳去截断，也一定要解太阳之热，比如用六合汤，不然效果不好。

第六节　病毒感染治案两则

一、人乳头瘤状病毒（HPV）感染

病例简介：

这是一例宫颈癌患者，从该患者的手术残端取病理，发现不典型增生，也就是癌前病变，这种情况西医没有别的办法。目前，关键要根治 HPV，HPV 的衣壳蛋白能刺激宫颈上皮，诱发宫颈癌，如果不处理又会再次发生宫颈癌。

处方：

生薏苡仁 60g　升麻 30g　败酱草 30g　仙鹤草 30g　牡丹皮 10g　当归 30g　牛膝 15g　蛇床子 10g　甘草 6g　黄芩 10g　大青叶 30g　淡竹叶 30g　广藿香 10g　牛蒡子 10g　桑寄生 30g　太子参 15g　土茯苓 30g。

按：

HPV 感染最常见的症状首先是引发疱疹，有两种小情况：一种是多发于女性的，反反复复 HPV 感染出现的疱疹；还有一种是生殖器疱疹，可以感染男性和女性，与性生活有关，表现为水疱，类似于中医的白痦。

湿邪出表，用薏苡竹叶汤治疗，方中有薏苡仁、淡竹叶等。这里没用蔻仁而用广藿香，二者的区别在于藿香可以抑制宫颈内皮增生，蔻仁没有这个作用。用升麻、甘草托毒转出少阳，清肝用黄芩、大青叶；加桑寄生从少阴托邪，还可以抗病毒。太子参从太阴托邪，没有用人参而用太子参，因为病毒复制太活跃，所以选择了非常温和的补气药。用土茯苓可以增强薏苡仁的疗效，牛膝配升麻，一升一降；肝藏血，热要发自少阳经，所以要凉血，用牡丹皮配大青叶清肝凉血，牡丹皮可以增强大青叶的疗效，在《温病条辨》中就用了这一配伍。

败酱草和仙鹤草是一个药对，土茯苓和薏苡仁是一个药对，升麻和牛膝是一个药对，薏苡仁和淡竹叶是一个药对，桑寄生和太子参是一个药对，牛蒡子和竹叶也是一个药对，如竹叶柳蒡汤。用来治疗病毒感染，大体上是这样的思路去处理这个疾病，关键是先把 HPV 病毒处理掉。

二、疱疹治案

病例简介：

T 细胞淋巴瘤患者，给予 5 个化疗周期以后，出现臀部多发疱疹，有水疱，伴皮肤发红。水疱不光发在臀部，身体的其他部位也有，这属于温病的白㾦，是典型的伏邪温病。治疗白㾦最经典的处方就是薏苡竹叶汤。

观察该患者的表现，疱疹多发生在下半身，其他地方也有散在发生。所以选择薏苡仁，因为薏苡仁作用偏于下焦。患者纳差，选豆蔻解表、除湿行气，不选砂仁（砂仁有温里、温肾的作用）。薏苡仁和豆蔻配合起来，就是薏苡竹叶汤的思路。为什么选淡竹叶而不用杏仁？因为大部分白㾦是由病毒感染引起的，而淡竹叶有抗病毒的作用。患者舌象总的来讲舌质偏淡，所以加了太子参，促进正邪相争。舌根偏黄腻，是大便不通。治疗湿温病的大便不通，要轻伐频下，用 5g 酒大黄，也可以用生大黄，但剂量要小。既然是伏邪，用升麻来托邪外出。患者皮肤发红，加牡丹皮。

处方：

薏苡仁 90g　淡竹叶 30g　生甘草 6g　豆蔻 10g　牡丹皮 10g　升麻 12g　酒大黄 5g　太子参 30g　姜黄 10g　蝉蜕 10g。

按：

该处方就是薏苡竹叶汤合升降散、升麻解毒汤。大黄、姜黄、蝉蜕这是升降散，姜黄、蝉蜕散表邪，用升麻来托邪；用太子参助正邪相争，相争之后，病发出来，表现为湿，再用薏苡仁、淡竹叶、豆蔻来治疗湿邪；热用牡丹皮（在血分）和酒大黄（气分）来清；现在没有发烧，仅是大便不通，如果伴有发烧，可以加石膏。用姜黄和蝉蜕疏风凉血，治疗透出来的风邪。把该病当成伏邪温病来治疗，用升麻的方来透邪外出。这种伏邪温病非常多见，常见于临床很多疾病，比如晚期肿瘤。晚期肿瘤患者在做化疗以后，由于免疫功能低下，导致潜伏的病毒感染活化，常见的如带状疱疹，这是晚期肿瘤预后不良的一个指征，说明患者的免疫系统功能已经低下。无论患者做没做化疗，都可能会出现带状疱疹，带状疱疹是伏邪，是年轻时感染的疱疹病毒现阶段活化的表现。

疱疹病毒感染为什么现在活化？因为经过化疗、肿瘤消耗等原因，免疫功能低下，正邪相搏，正气不足以抗邪，邪气就透出来。此时为加强托邪作用，可以用托的办法，常用温病的薏苡竹叶汤，薏苡竹叶汤专门治疗疱疹，治湿热。再用升麻解毒汤来托邪，《伤寒杂病论》里也有升麻鳖甲汤，这里配太子参是小柴胡汤的思路，帮助托邪外出，小柴胡汤正邪相搏就用人参。人参可能引起严重的炎症反应，使患者感到不适，所以在温病中为防助邪太过，控制正邪相争的反应强度，用太子参不用人参。常规的情况下，这个方见效较快，一般几天局部的疱疹就会缓解，而且会伴随淋巴瘤症状的缓解。

患者睡眠不佳，薏苡竹叶汤里有淡竹叶，能够清心，有助于睡眠。疱疹用薏苡仁，清热利湿，又解表、还可清利下焦湿邪。患者纳差，用豆蔻。所以，真正好的方剂是自然而然地把对病和对症治疗都囊括其中的。

第七章　细菌感染

第一节　细菌感染概论

感染为什么会慢性化？主要有以下几个原因：

1. 祛邪不尽。比如尿路感染，尿路感染中医用八正散、龙胆泻肝汤等治疗。尿频、尿急，尿痛的症状迅速缓解，但是实际上，尿路感染用药要两个星期，还应该复查小便。

从缓解症状的角度来讲，西医甚至可以做到开 1 天的药，尿频、尿急、尿痛等症状就缓解。比如喹诺酮类药静脉滴注一个小时后尿频、尿急、尿痛症状就能缓解。然而女性出现慢性肾盂肾炎、肾功能衰竭的非常多见，原因就是女性的尿道较短，容易合并尿路感染。农村妇女又相信中医，一出现尿路感染症状就吃中药，3 剂中药下去，尿频、尿急、尿痛就缓解，以为好了，然后过几个月又复发了，还是吃几剂药就又缓解了，这样反反复复，最后发生了慢性肾盂肾炎、肾固缩，甚至肾功能衰竭，这是由于传统中医能够使症状缓解，但未使疾病痊愈，祛邪不尽，导致感染的慢性化。一些中医常将症状缓解作为疾病痊愈的标准，但症状的缓解并不等于疾病的痊愈。

2. 正气不足。免疫功能低下的人容易导致感染慢性化。众所周知，中医外科里面有三法：清、托、补。正气不足要去托、要去补。治疗尿路感染同理，西医也讲免疫力低下的人容易有尿路感染。

3. 瘀血阻滞。瘀血阻滞既是病因又是病理产物，比如尿路感染，尿路感染的人有复杂性尿路的容易形成慢性尿路感染和肾功能不全。所谓复杂性尿路就是指尿路有畸形、狭窄、瘢痕，这种情况下发生尿路感染，容易迁延不愈，最后导致肾功能衰竭。感染的结局有两个：一是感染痊愈组织修复；二是纤维化形成瘢痕，所以纤维化本身是感染的一个结局。尿路感染本身就可以导致局部的纤维化，纤维化以后，纤维组织缺少血液的供应，又导致感染难以治愈瘀血阻滞形成伏邪，伏邪最终导致痰瘀互结，毒邪内生，伏邪成巢，纤维化形成病巢，难以治愈，最后出现精血亏虚。持续的感染会导致精血的亏虚。比如说尿路感染，出现慢性肾盂肾炎，肾功能受损，最后导致肾功能衰竭，出现精血亏虚，肾精亏虚。还有肾性贫血，肾性疾病容易引起肾性贫血。

再比如肝炎，发展为肝硬化，肝硬化雌激素灭活障碍导致男性生殖器萎缩，即阳痿（肾精亏虚），所以鳖甲煎丸用蜂房，蜂房是治疗阳痿的专药，能够提高雄性激素水平。

由此可见，出现慢性感染的第一个原因是祛邪不尽，这是医生的问题，以症状缓解代替疾病的痊愈。第二个原因是正气不足，这是患者自己的问题，两方面的原因导致疾病慢性化，进而瘀血阻滞、纤维化形成巢窟。如果自身局部有瘀血就更容易发生纤维化，慢性化后进一步加重瘀血，最后导致精血亏虚。慢性感染之后，表现为迁延不愈、反复发作和寒热错杂。因为炎症发作就有热，而正气亏虚，精血亏虚，体质是虚寒的，二者叠加所以表现为寒热错杂、迁延不愈、反复发作，最后瘀血阻滞，瘀阻成巢，精血亏虚，这都是伏邪的重要特征。正邪不足以相争也是重要的特征，所以认识到这些重要特征，就可以从伏邪的理论去治疗慢性感染，并取得特殊的疗效。

第二节　慢性盆腔炎

女性的慢性盆腔炎，发生于盆腔、宫颈的炎症其实很难治，主要的原因是盆腔的血供、血液循环较差，血液容易瘀滞在盆腔。静脉血回心要靠心脏的负压吸引和肌肉的挤压，我们知道下肢的静脉血回心相对容易，因为腿部的肌肉通过参与日常的运动不断挤压静脉，再加上心脏的负压吸引，静脉血就可以回流心脏，这是下肢静脉的血液循环。但是盆腔是缺少肌肉挤压的，所以血液循环较差，回心欠佳，导致盆腔容易出现瘀血，所以盆腔出现炎症就不容易治愈。

这种慢性盆腔炎，可以从伏邪的角度来治疗。用什么方？用《金匮要略》中的升麻鳖甲汤。患者盆腔的血液循环不好，用当归，可以活血，单纯用当归活血的作用是较弱的，既然是下焦血瘀，可以用升麻升提，升麻配当归，升麻去提血、提气，以促进血液回心。

由于血液循环不好，发生慢性的炎症后容易形成冻状腹，出现广泛的纤维化，所以用鳖甲软坚散结，加当归活血，鳖甲配当归，一个软坚，一个活血。

由于盆腔在人身的下部，容易受寒，"冬伤于寒"，所以寒邪容易潜伏，此时可用肉桂、川椒散寒，肉桂散少阴经之寒；川椒散厥阴经之寒。因为盆腔的两边，即腹股沟两侧属于中医讲的厥阴经循行的位置，盆腔下部的正中间又属于中医讲的少阴经循行的位置，如果是上腹就是太阴，脾虚，再往下是少阴，两侧是厥阴。我们盆腔有个腹诊九分法（图11），对大家的学习会有帮助。

寒邪祛散之后伏邪转出，出现炎症反应，炎症应答在阳明经。若阳明在腑，大便不通，用大黄去通腹，患者大便通用酒大黄，大便不通用生大黄（此类患者炎症反应都比较重）。有时一些患者大便虽然不通，但热象不明显，也用酒大黄，根据具体情况进行调节。

若伏邪转出在阳明经，要用清热解毒的药物，比如金银花和败酱草。其中败酱草配肉桂的思路源于薏苡附子败酱散。薏苡附子败酱散治疗慢性阑尾炎，用附子配败酱草，这里用肉桂配败酱草，是考虑到病位的不同，因为考虑到盆腔血液瘀积，而肉桂兼具通经的作用，且能增加当归活血的疗效。

此类患者出现的便秘也是阳虚型便秘，用肉桂配大黄，这是大黄附子汤的架构。但是考虑到这个疾病的特殊性，方中选用肉桂，具春生之气，既能温少阴经，叶天士认为还能走厥阴经，而附子走厥阴经的作用就不强，所以选肉桂是经过多方面考虑的。

红藤治疗妇科的炎症。红藤、败酱草、桔梗都有排脓的作用。蒲公英清热解毒，与金银花相配伍，用大青叶，原因是伏邪转出少阳之后，炎症反应很明显，就到了阳明，用大青叶清少阳经，蒲公英也能清肝保肝，因其含有齐墩果酸，连翘、蒲公英、女贞子都含有齐墩果酸，所以都能够清肝保肝。女贞子虽然是养阴药，但清肝保肝是它们的共性。小便不利加蒲黄，因为慢性盆腔炎经常导致小便不利和大便不通，原因是盆腔有炎症时，液体积蓄在盆腔的直肠窝，前面刺激膀胱尿道，后面刺激直肠。因此大便不畅，用大黄；小便不利，用蒲黄，这个就是《金匮要略》里的蒲灰散。另外，还可以加椿根皮，椿根皮是专门用来治疗女性的盆腔炎、白带过多、宫颈炎等妇科疾病的特殊药物。

在邪气托出来以后，升麻鳖甲汤就加这些药物——金银花、败酱草、红藤、蒲公英、桔梗、大青叶、蒲黄、椿根皮，治疗盆腔炎症。当邪气已经托出，炎症明显的时候，就可以把肉桂、川椒减量，甚至不用，根据寒温来调节这两味温药，如果把肉桂，川椒去掉，这个处方就是王渭川老中医的银甲丸。托邪外出，首先要散其寒邪，所以要用川椒、肉桂。如何托邪？用升麻去托，邪气能够潜伏的原因有二：一个是因为太阳寒化；一个是因为有瘀血。所以用当归、鳖甲来活血软坚。伏邪转出之后，转出少阳经，用蒲公英、大青叶。炎症反应进一步加剧，就到阳明经，用金银花、败酱草、红藤、桔梗，考虑到具体的特点，盆腔的感染是一种化脓性的慢性炎症，所以用败酱草、红藤、桔梗这些排脓的药物。大便不利用大黄，小便不利用蒲黄，用椿根皮专门针对妇科感染，这个是治疗慢性盆腔炎的一整套思路。这个处方与王老的银甲丸不同的地方在于，我们的学术思想更强调托邪外出，因为盆腔炎反反复复发作，存在邪气潜伏，如果不用这两味药，缓解急性发作期症状用银甲丸是有效的，但是迁延难愈，因此，在银甲散的基础上加了川椒、肉桂、当归。

由此可见，从伏邪的角度治疗慢性炎症，体现了寒温一统的思想。寒温如何一统？是需要深入思考的。当归配肉桂（或者桂枝）加强当归活血作用。因为在《伤寒论》中肉桂、桂枝是不分的，当归四逆汤中用桂枝通经，治疗体表的四肢不温，脉微欲绝等。这里治疗内脏，就用肉桂。当归配桂枝或者肉桂，一个是在表，用当归四逆汤；一个是在里，用升麻鳖甲汤。

第三节　慢性尿路感染

《伤寒杂病论》云："淋家，不可发汗，发汗必便血。"便，指小便，不是指大便。什么叫"淋家不可发汗"，就是淋证初起，疑似太阳病。相当于急性肾盂肾炎或者慢性肾盂肾炎急性发作常常伴有恶寒发热，这是感染中毒症状，不是太阳病。二者如何区别？你用相同的力量叩诊两肾，哪一侧有炎症，哪一侧叩痛，两侧的感觉不对称。这是轻症，炎症严重的患者会自诉腰痛。初期小便症状不典型，表现为恶寒发热。随后可能出现小便不利。这不是太阳病，"不可发汗，发汗必便血"，导致尿血。

"淋之为病，小便如粟状，少腹弦急，痛引脐中"，这是指尿路结石。所以前两句讲尿路感染的情况；后两句讲了尿路结石的情况，都是淋证。

然后讲"太阳病，发热恶寒，身重而疼痛"说的是有太阳表证。"其脉弦细芤迟"关键是这个脉，芤，伤血；弦，发自少阳，弦细脉，少阳病；迟是阳虚。"小便已，洒洒然毛耸"，这是淋家。"手足逆冷，小有劳，身即热"，这是虚，阳虚劳作之后发热，虚劳发热；"不可发汗"，发汗、温针、数下都会加重病情。这是淋家的表现，即慢性尿路感染的表现。

那么，用什么方治疗呢？"小便不利者，有水气，其人苦渴，栝蒌瞿麦丸主之。"手足逆冷，用附子来温；"冬不藏精，春必病温"，用山药来补；天花粉、瞿麦来清；小便不利，用茯苓既补脾又利尿。这就是张仲景治疗慢性尿路感染的思路，与现在的中医完全不同。第二个方，"小便不利，蒲灰散主之。"为什么用蒲黄加滑石？慢性尿路感染会导致纤维化，出现瘢痕狭窄，需要活血。也就是说，在用栝蒌瞿麦丸的时候可以把蒲灰散加进去，加滑石和蒲黄。为什么纤维化，出现瘢痕狭窄选蒲黄呢？蒲黄活血利尿，除了活血本身还有利尿的作用，针对尿路感染引起的小便不利。这是少阴寒化夹饮证。

"冬不藏精，春必病温"，还有热化的情况，用猪苓汤治疗。滑石，清；茯苓、猪苓，利尿；阿胶，治疗精血亏虚，精血不足。当然这个处方填精的作用差些，可以加生地、黄芩、苦参；黄芩、苦参加强了清的作用，地黄帮助阿胶，治疗精血不足，就是三物黄芩汤的思路。由此可见，张仲景治疗淋证（慢性肾盂肾炎）的思路与后世的差别，希望对大家有所帮助。

第四节 丹 毒

【方名】加味四妙勇安汤。

【组成】玄参30g 金银花60g 当归30g 甘草15g 牡丹皮9g 赤芍30g 升麻6g 牛膝30g。

【主治】丹毒。

加味四妙勇安汤是我们的一个验方，常用来治疗丹毒。方中玄参、金银花、当归、甘草这四味药就是四妙勇安汤，能够治疗血栓性脉管炎。人体有血管和淋巴管，有血液循环和淋巴循环。血栓性脉管炎表现为血管的炎症，丹毒的特点是表现为淋巴管的炎症，其实对两种炎症（丹毒和脱疽）而言，用四妙勇安汤治疗都有效。本方是在四妙勇安汤的基础上加味，不仅可以治疗丹毒，还可以治疗斑疹、血管炎等下肢的多种疾病。但是要注意，此方是治疗偏热性的疾病，而其中以丹毒最为典型。

血栓性脉管炎和淋巴管炎都表现为反复发作，属于中医"伏邪"的范畴。淋巴管炎是链球菌感染引起的，伴随淋巴管炎出现下肢软组织的炎症，最终会导致下肢肿胀，甚至出现象皮肿。血栓性脉管炎也可以反复发作，包括偏寒和偏热两种情况，本节主要讲的是偏热的这一型。方用大剂量的当归有扩血管的作用；玄参不仅滋阴，也能扩张血管；甘草具有类皮质激素的作用；金银花清热解毒，这是四妙勇安汤，这个处方经过了千锤百炼，并非随便选了四个清热解毒的药物。

我们在四妙勇安汤基础上加牡丹皮、赤芍、升麻、牛膝。加牡丹皮、赤芍，是因为此病发自血分，无论是血栓性脉管炎还是丹毒（淋巴管炎），都发自血分，发生丹毒部位的整个皮肤通红，红属血，是病在血分。牡丹皮、芍药中都含芍药苷，牡丹皮还含牡丹皮酚，这两味药是治疗血分之热的常用配伍，能够凉血，原因是肝藏血，芍药能够缓肝，牡丹皮能够凉血，这也是中医最经典的配伍之一。牡丹皮配芍药，白芍或赤芍，这是第一。第二加了升麻、牛膝，因为是下肢的疾病，所以用升麻来升提，既然是伏邪，就要托毒外出，用升麻配原方的甘草就可以托毒外出；用牛膝既补肾又引药下行，原方的玄参也可以补肾、败毒，柳宝诒的《温热逢源》有黄芩加豆豉玄参方，大家参考。又因为此病是伏邪温病，"冬不藏精，春必病温"，用玄参和牛膝、牡丹皮、赤芍、当归治血分之热，银花透热转气。

所以加味四妙勇安汤的特点就是："冬不藏精，春必病温"，用玄参、牛膝去补；既然是伏邪，就要用升麻配甘草托毒外出；伏邪发自血分，用牡丹皮、当归、赤芍；按照吴鞠通的说法还要透热转气，用金银花将邪气从血分往气分发，这就是加味四妙勇安汤，可以治疗丹毒、血管炎、血栓性脉管炎，也可以治疗阴虚内热的冠心病以及各种血栓性疾病。用于治疗胸痹要区别于"阳微阴弦"的偏寒型的冠心病，偏寒要用瓜蒌薤白桂枝这类的处方。

伏邪转出少阳之后，大便秘结加大黄；口苦咽干明显的为在少阳气分，加黄芩以清少阳；少阳血分明显用牡丹皮、赤芍。处方中用升麻、牛膝，调其升降，病在上，重升麻轻牛膝；病在下，重牛膝轻升麻，用量与病位有关系。

所以大家看我们用伏邪的思想治疗这类疾病，如丹毒发作时出现红、肿、热、痛，局部皮肤通红，下肢大块皮肤组织深红，这就是病在血分。发作时的炎症是由链球菌引起的，伴随淋巴管炎。未发作时如常人，或伴有一点肾虚症状，所以是一个典型的伏邪温病，而且疾病反复发作，甚至最后形成象皮肿，皮肤又肿又坚硬，坚硬的如大象腿的皮肤一样，局部皮肤都是黑的，伏邪成巢，最后形成病巢，一般的办法清除不了伏邪成巢之下的链球菌，实际上从伏邪的角度是有办法治疗这类疾病的。

第五节 肺痨

一、肺痨概论

肺痨是中医四大顽症风（中风）、劳（肺痨）、臌（臌胀）、膈（噎膈）之一。对于这四大顽症，中医治疗起来很困难。这四大顽症，传统中医是通过辨证论治来治疗，民国时期名医辈出，辨证论治大家都会，但通过辨证论治能够治愈这四大顽症吗？如果长期在临床工作就会发现：很多时候，即使对疾病辨证准确，也未必能有非常好的疗效。

比如肺痨，患者表现为脾虚，通过培土生金来治疗。用了培土生金的药以后，咳嗽可能减轻，咳痰可能减少，饮食可能增加，但是患者的肺结核是否就治愈了呢？大部分做不到。再比如肺痨可以表现为阴虚，肺肾阴虚，养阴治火可以用七味都气丸或者六味地黄丸。明明有阴虚，但是，是不是用了七味都气丸或者六味地黄丸咳嗽减轻，咳痰变得容易了，肺结核就治愈了呢？也不是。

为什么风、劳、臌、膈会构成中医的四大顽症？还比如说：臌胀，肝硬化、肝腹水，是不是用中药把腹水消了，肝硬化就治愈呢？不是。几个月以后还会腹水，连续腹水几次，最后一次治不了就死亡了。虽然每次能让腹水消减，臌胀缓解了，但是最后仍可能因严重的肝衰竭而死亡。风、劳、臌、膈四大顽症之所以称为顽症，是因为中医治疗有困难，即使辨证准确，疗效仍是不佳。有的连改善症状都有困难，或者最终的结局还是因疾病而死亡，不是自然死亡。

那么问题出在哪里？问题在于传统中医是辨证论治与审证求因，

是根据"证"进行治疗的，病因是根据证推测出来的，治疗也是针对"证"的。所谓证，是指机体对疾病的反应，而辨证论治的问题是当仅仅针对证去治疗时，往往并没有真正地针对病去治疗。比如说膈（主要指食管癌），肿瘤常常出现症状缓解，病情加重。比如肿瘤导致的失眠，在老年病人中很多表现为乌梅丸证，患者服用乌梅丸后，失眠症状是缓解了，但肿瘤却在进展。

从症状或者证上看，明明在缓解，但实际上疾病却在进展。这就是中医对很多重大疑难疾病疗效不佳的原因，因为中医是在辨证论治，没有直接针对这个疾病的药物。我们讲审证求因，因和病不同，因是指病因，但是和真正的病有区别，因为这个因是推测出来的，比如风，很多种疾病都带有风的因素；比如说热，很多种疾病也带有热的因素，肺炎、肺结核、肺癌都可以有热，这是机体对疾病的反应所产生的，是一个证。

比如阴虚内热或者木火刑金，都有热，木火刑金的热，在肺炎、肺结核、肺癌三种疾病中都可以出现。肝上有热来克肺，导致肝肺有热。木火刑金这个热，是机体肝肺两脏对疾病的反应，用化肝煎缓解了热，是不是病就治愈了？那么肺炎的热、肺结核的热、肺癌的热一样吗？这三个病的结局一样吗？中医讲的以不变应万变，抓住机体对疾病的反应，以不变应万变，不论是肺炎、肺结核还是肺癌，都是呈现木火刑金这一个证，都可以用化肝煎，可以看到咳嗽减轻症状缓解，所以都是有效的。但这个方是不是就能把肺癌、肺结核治愈？不是。辨证论治以不变应万变，这是中医的一大优点，但是通过审证求因和改善病人的症状来判断疾病的预后，这是中医的一大缺点。同样是木火刑金之热，把肝热清了，肺炎好转而肺结核、肺癌并不能好转。为什么那么多辨证论治水平都很高的大师，对于风、劳、鼓、膈四大顽症疗效不佳？因为他们忽略了一个重要的问题——直取其病与随证加减。这也是我们治疗四大顽疾的特色，而辨证论治并不构成我们最核心的内容。那这样大家就会觉得我们开的处方看不懂。明明是一个虚证，你用的什么药啊？哪个药在补虚啊？肺痨就表现出一个虚证，但是你补虚补了3年、5年，虚补起来没有？他还是因为结核活动最后死掉了，难道你补虚他这个病就好了吗？不是。我们以肺痨为例，介绍一下我们在治疗重大疑难疾病上的思路——直取其病，随证加减。从伏邪的角度再去理解这四大疾病你会发现，原来疑难疾病可以这么治，不仅仅是中医内科学书本上的那一套。

广义的肺痨，主要包括肺结核、支气管扩张、肺纤维化、肺癌等疾病。第一，肺结核。属于肺痨，初期是由于感染结核杆菌，出现慢性咳嗽，影响肺功能，病人出现咳喘，气急，行动困难，最后形成虚劳。第二，支气管扩张。也属于肺痨，是慢性化脓性感染导致支气管扩张，最后病人憋气、气急，出现脓腔。肺结核也有病巢（如肺空洞）。第三，肺纤维化。可以见于很多疾病，排除肿瘤放疗这些引起的肺纤维化，常见的肺纤维化是一个自身免疫病，肺间质大量的炎症细胞浸润，慢性炎症，反复发作，最终导致肺的纤维化。第四，肺癌。肺癌本身就有癌性炎症，即肿瘤相关炎症、阻塞性肺炎。

大家常认为肺痨就是肺结核，实际上以更广泛的视角来看，肺痨并不只是肺结核。病人出现严重的肺功能受损，表现为一派虚象，以咳喘气急、行动不便为特征的疾病，都可以说是肺痨，不仅仅是传统的痨病（肺结核）。与慢性支气管炎、肺气肿、肺心病有一些不同之处。

肺痨四病共同的特点是肺脏的特异性的病变，比如肺癌常常见有肺上的炎症灶，阻塞性肺炎，都是炎症组织；支气管扩张，有化脓性病灶；肺结核，多发于上肺，中间是空洞，周围是结核杆菌感染，形成炎症灶，出现广泛的肺组织纤维化，在纤维组织里是浸润的炎性病灶，肺间质的炎症。这几种疾病最后都导致肺上的广泛纤维组织增生，并严重影响肺功能，表现为虚劳，出现气急，短气，甚至说话困难、行动不便等特征，是中医的四大顽症之一，也属于伏邪的范畴。

二、肺痨治疗——痨咳汤

【组成】黄芩 9g　百部 9g　当归 6g　蜈蚣 3g　泽漆 30g　浙贝 30g　紫菀 9g　夏枯草 30g　猫爪草 30g。

【主治】肺痨，空洞，咳血。

【加减】血多加龙葵、仙鹤草、白茅根等；虚加山药、熟地、牛蒡子；脓加鱼腥草、败酱草、金荞麦、芦根。

痨咳汤治的是虚劳，而且是肺痨，肺痨通常表现为肺肾阴虚——木火刑金。肺肾阴虚，就要补肺，滋水涵木，因为有痰湿，就要健脾，所以大部分治疗肺痨是以养肺阴、养肝阴、养肾阴、健脾利湿这些方法为主。然而这些方法可以改善症状，缓解咳嗽，加速排痰，但是肺痨这个病并没有因为养阴补气而痊愈。

痨咳汤就可以治肺痨，如果按照常规思路，要补虚，但方中黄芩、百部、当归、蜈蚣、泽漆、浙贝、紫菀、夏枯草、猫爪草等哪个药是补药？没有，这就是我们的特点，以攻代补，因为是直取其病，随证加减。证在这里只是加减药物的依据，而不构成处方的核心。当一个疾病的转归取决于机体对疾病的应答时，辨证论治会有很好的疗效，而当疾病的转归取决于疾病自身发生、发展规律时，直取其病、随证加减就会有更好的疗效。

肺痨（肺结核）是由感染结核杆菌引起的，结核杆菌贯穿疾病的始终，而气虚、阴虚只是疾病在发生、发展过程中，人体对疾病表现出的不同反应。改变这个疾病的反应，纠正气虚、阴虚并不能够彻底治愈疾病，我们的治疗是直取其病、随证加减。

肺结核有时发作，有时缓解，表现出伏邪的特点。结核这个病有一个伏与发的问题，伏，肺结核潜伏甚至可以由纤维组织包围着结核杆菌形成结核球，伏邪成巢；发，肺结核就会急性活跃，而且肺结核反复发作，在肺上形成斑痕，这些瘢痕上可以发生瘢痕组织癌变，即瘢痕癌，属于肺癌的一个类型，符合中医伏邪的描述。

冬不藏精，春必病温，那么结核病的治疗重在"藏精"还是重在"病温"？针对藏精，补肺、补脾、补肾这是传统中医的治疗思路，而病温则当成温病来治，不藏精是机体的反应性，会影响这个疾病的转归，而最终决定疾病生死的是病温，我们没有采取补而是攻，怎么攻？黄芩清少阳，少阳体阴而用阳，再加当归，为什么？首先当归能止咳，《神农本草经》有记载；第二，当归能抗炎，是强有力的抗炎药，是活血养血药中抗炎作用最强的药物，例如金水六君煎、麻黄升麻汤、四妙勇安汤等，都是利用当归的抗炎作用。

肝藏血，体阴而用阳，清肝之用，养肝之体，养肝的血，清肝的热，养肝之体。这是伏邪发自少阳，随后木火刑金，用浙贝清肺、化痰、消肿、清肝。比如化肝煎就是浙贝（土贝）、牡丹皮、栀子、青皮、芍药、泽泻。浙贝、川贝、土贝这三个药同中有异，异中有同。这里用浙贝，治疗木火刑金，清肺、化痰、舒肝。这些药是传统论治的处方思路。

剩下的就是直取其病的药，百部配紫菀，百部润肺杀虫，并且和紫菀是对药，这里紫菀可以蜜炙。蜈蚣配泽漆，蜈蚣攻风败毒杀虫，蜈蚣能止咳，对咳嗽有效，而且有抗病原微生物的作用，如抗真菌、抗胞内菌、抗病毒的作用。泽漆是老百姓用来杀虫的常用药，比如厕所里长蛆，就把泽漆放进去，因为泽漆的浆液有毒。猫爪草、夏枯草这两个药均有平肝、杀虫、解毒的作用。

总而言之，痨咳汤治肺痨咳嗽。方中黄芩清少阳之用，当归养少阳之体。木火刑金，用浙贝。润肺杀虫用百部、紫菀。润肺的药为什么选这两个药而不选可以养肺阴的麦门冬？因为这两味药有润肺作用，更有杀虫作用。蜈蚣、泽漆这两味是强有力的止咳杀虫药，蜈蚣能止咳，泽漆也能止咳，如《金匮要略》泽漆汤，"咳而脉沉者，泽漆汤主之"，这两味药具有攻风败毒、杀虫止咳的作用，夏枯草、猫爪草平肝、杀虫、解毒，选择这些药都是直接针对病因的。方中哪个药是补虚的？没有，但是这个方子能治肺痨。记住八个字：以攻代补，直取其病，这就是我们的学术特点。

三、痨咳汤加减

如果养肺阴就治得好，怎么叫作四大顽证？痨咳汤可以治疗肺痨，主要就是肺结核形成空洞、咳血。不仅仅是肺结核、支气管扩张、肺纤维化、肺癌，也会出现咳血等。所以它的适应证包括上面几大疾病。如果出血多加龙葵、仙鹤草、白茅根等。龙葵老百姓又叫止血草，民间用来治疗肺结核、肺癌咳血出血，所以又叫止血草。仙鹤草有三个作用，第一止血。第二抗疲劳，仙鹤草又叫脱力草，农村种庄稼、打谷子使人非常疲劳，劳动强度很大，收完谷子，就用仙鹤草熬水喝，抗疲劳。第三杀虫，《金匮要略》（狼牙汤）用来治疗妇人阴痒，阴中生疮，就相当于女性生殖系统的感染。仙鹤草是把止血、抗疲劳、杀虫的功效集于一身，所以我们选它。选药是一门学问，每一个经典方、验方的选药都是学问。

如果虚证很明显，用山药、熟地、牛蒡子补虚。熟地配当归是张景岳金水六君煎的配伍思路；牛蒡子又叫大力子，山药配牛蒡子是张锡纯针对肺痨的常用治法；如果大便稀，把熟地换成山药。用仙鹤草是张仲景的思路，所以本方容纳了张仲景、张景岳和张锡纯的治法。

如果是支气管扩张症，会出现咳吐脓痰，要加鱼腥草、败酱草、金荞麦、芦根和桔梗来排脓，也可以用排脓汤、排脓散，治疗咳吐脓痰。鱼腥草，其味腥臭，这种有特殊臭味的药一般有排脓的作用。败酱草，薏苡附子败酱散也是治疗化脓感染的，如阑尾炎，也具有排脓的作用。金荞麦是治疗支气管扩张有脓的，芦根取意千金苇茎汤，这是张仲景治疗脓肿的办法。便秘者加枳实、芍药，阴虚很明显的加百合，因为百合和其他养阴药不同，它含秋水仙碱，是养阴杀虫的药，还能够抗肿瘤。这就构成了以攻代补的中药处方——痨咳汤治肺痨，包括肺结核、支气管扩张和肺纤维化。肺间质的炎症，最后导致肺纤维化，也是反复发作的疾病。肺间质有炎症，是因为少阳有伏火。还有就是治疗空洞型肺癌，就像肺结核形成空洞一样，但是这两个在影像学上有区别，两个空洞的形态有区别，一个偏心性空洞，周边没有毛刺，那是西医的内容，暂不赘述。痨咳汤的特点是没有补药，但是治肺痨，这符合我们直取其病、随证加减的学术思想。

四、肺痨治疗——瘀咳方化裁

【组成】香附 9g 旋覆花 9g 薏苡仁 30g 桃仁 9g 当归 9g 蜈蚣 3g 三七 6g 白芥子 9g。

【主治】胸膜粘连，胸水加半边莲 30g，葶苈子 30g。

肺痨后期，形成广泛的肺纤维化瘢痕，导致了肺间质的大量纤维组织沉着。此时可采用我们的验方——瘀咳方中的桃仁、三七、白芥子加入痨咳汤中。尤其是桃仁，剂量根据大便调节，可大可小，用来治疗组织纤维化、瘢痕。因为肺痨最后的表现特点就是出现组织的纤维化、瘢痕、空洞、纤维包裹等。如果是活动的空洞出血，桃仁少用一点。桃仁从《千金》苇茎汤（桃仁、薏苡仁、冬瓜仁）

而来。有肌肤甲错，它有阏血，所以选桃仁，为什么选桃仁？第一，抗纤维化，这是桃仁一个独特的作用；第二，桃仁能够止咳，桃仁、杏仁很相似，都含有苦杏仁苷，所以桃仁能止咳，不过杏仁在气分，桃仁在血分，因为桃仁还有抗纤维化、活血的作用。

瘀咳方主治胸膜粘连，伴有胸水的情况。如果在结核后期不伴有胸水，可以不加入香附、旋覆花、薏苡仁这些通络除湿的药物，有胸水的除以上药物还可以加半边莲、葶苈子等。

五、肺痨治疗——寒咳汤

【组成】制蜂房 9g　艾叶 30g　干姜 6g　炙甘草 12g　细辛 3g　五味子 3g　当归 6g　酒黄芩 6g　制半夏 6g。

【加减法】喘加紫石英 30g，痰多加车前子 30g，痰咸加熟地 30g，气紧加蜈蚣 3g，肺胀加防己 30g。

肺痨后期，比如肺纤维化等，表现为寒象的，可以用验方寒咳汤。方中第一组配伍：炙甘草、干姜、制蜂房、艾叶。用甘草、干姜汤是温太阴经，因为太阴经包括太阴脾、太阴肺，即包括肺、脾两脏。在甘草干姜汤基础上，加了制蜂房和艾叶，蜂房温少阴肾，艾叶温厥阴，即甘草、干姜温太阴，蜂房温少阴，艾叶温厥阴，散寒邪，这是从三阴去治，以温太阴为主，兼温少阴、厥阴。

方中第二组配伍：干姜、细辛、五味子、制半夏治寒饮咳嗽，这是张仲景经典配伍。内有陈寒者加细辛，有伏饮，用姜、辛、味、夏，这是中医传统的温肺化饮止咳的配伍思路。

方中第三组配伍：黄芩、当归。伏寒化热，发自少阳，用黄芩，清肝之用，转出少阳；用当归养肝之体，并能抗炎、止咳。

气喘加紫石英，紫石英有补肾、平喘的作用；痰多加车前子，化痰又养肝，比如用于五子衍宗丸；痰咸加熟地，肾虚痰泛，加熟地就是金水六君煎的思路，即当归、熟地治疗肾虚痰泛；气紧加蜈蚣，攻风解痉，同时蜈蚣又有补性，是以攻代补的典型药物；肺胀加防己，防己能降低肺动脉压力，缓解肺胀。

六、肺痨治疗——太乙洗髓膏

【组成】三粉：山药 30g　茯苓 30g　人参 6g。

四胶：鹿角胶 9g　龟胶 9g　阿胶 6g　牛脊髓 30g（打）。

五地：五制熟地各 30g　水煎绞汁。

七子：桑葚子 10g　枸杞子 10g　车前子 30g　五味子 6g　菟丝子 30g　女贞子 30g　牛蒡子 9g　水煎。

九九归一：肉苁蓉 30g　山茱萸 30g　牡丹皮 6g　狗脊 9g　怀牛膝 30g　炒杜仲 9g　当归 9g　制鳖甲 15g　天门冬 15g　水煎收膏。

【主治】先天不足。

针对肺痨的病机给予治疗，是对因治疗。但是，肺痨还可以完全表现为虚象，需要提高机体的免疫力，这时我们要用验方——太乙洗髓膏。

三粉：山药、茯苓、人参打粉，补脾。

四胶：鹿角胶、龟胶、阿胶、牛脊髓，补肾。

五制熟地：是独特的中药配伍方法，五制熟地各 30g，水煎，取汁。

七子：菟丝子、枸杞子、车前子、五味子、女贞子、桑葚子、牛蒡子，煎水，用七子，因为种子是归肾的。这个虚劳、虚损总属先天不足，以少阴为枢。

最后九九归一：肉苁蓉、山茱萸、牡丹皮、牛膝、杜仲、当归、鳖甲、天门冬、狗脊，这是张景岳的左归、右归的办法，补肾填精。

全方阴阳并进治疗虚损，此方治疗肺痨有效，但是不能治愈，能够增强机体对疾病的反应性，改善肺功能。如果肺痨到后期完全表现为肺功能的受损，比如肺纤维化，这时炎症已经不明显了，邪气也不明显了。如特发性肺纤维化是自身免疫病，炎症应答不明显，主要表现为肺的纤维化，肺的功能受损，憋气、气紧、喘这些虚损的症状，用太乙洗髓膏见效是很明显的。但是，如果患者的炎症、自身免疫应答、结核或肿瘤还在进展，支气管扩张还在咳吐脓痰，用太乙洗髓膏效果不好。

我们治疗肺痨，是以痨咳汤为基础，如果有瘀血，合上瘀咳汤；如果有寒，合上寒咳汤，直取其病。当病情缓解以后，可以用太乙洗髓膏，一吃100天，每年秋天开始，一用3个月，连续用3年。我们讲"直取其病，随证化裁"，痨咳汤就是直取其病，太乙洗髓膏就是随证化裁。改善肺功能，用太乙洗髓膏，但是，如果不把这个病控制下来，不把结核清除掉，疾病无法痊愈，这是我们用伏邪理论治疗肺痨的独特思路。

第六节　智齿冠周炎

智齿，老百姓叫尽头牙，上下牙都可以长。如果智齿不能正常地生长出来，又没有被拔掉，加上感冒、进食辛辣上火的食品、疲劳等原因，就容易形成智齿冠周炎，也就是牙龈发炎，它会反复发作，属于是我们中医的伏邪。

智齿冠周炎可伴有张口困难，局部化脓，导致患者进食困难。患者多脾肾阳虚，平时表现为大便稀溏，手脚冰凉。大便稀溏用理中丸，因为有干姜，手脚冰凉用附子。那么附子理中丸能不能治疗智齿冠周炎呢？不能。因为当智齿冠周炎急性发作的时候，有的人吃了附子理中丸不舒服。

　　由于大便秘结导致牙龈、智齿冠周发炎，用三黄片通大便，用了三黄片后，冠周炎就会减轻，再用附子理中丸。有的人用了三黄片冠周炎不减轻，效果不好，可以把三黄片和附子理中丸同时服用。

　　这是用中成药治疗，如果不用中成药也可以用附子泻心汤或大黄附子汤，尤其是大黄附子汤。因为，便秘用大黄，阳虚用附子，发热用细辛，这就成了大黄附子汤，如果要再清清肝火就加黄芩，火旺加黄连，这就是大黄附子汤和附子泻心汤。当然，如果熬中药不方便，就用三黄片加附子理中丸。

　　实际上，智齿冠周炎还有其他的类型，比如气虚的等，因为附子理中丸偏温，所以要根据情况调整。治疗方法很多，用三黄片配附子理中丸，或用大黄附子汤，或附子泻心汤来治疗，为什么？因为三黄片（即黄芩、黄连、大黄）加上附子就是附子泻心汤。

　　《伤寒杂病论》讲述四逆汤证时有云："伤寒脉浮，自汗出、小便数、心烦，微恶寒，脚挛急，反与桂枝，欲攻其表，此误也。得之便厥。咽中干、烦躁吐逆者，作甘草干姜汤与之，以复其阳。若厥愈足温者，更作芍药甘草汤与之，其脚即伸。若胃气不和，谵语者，少与调胃承气汤。若重发汗，复加烧针者，四逆汤主之。"也许大家会觉得这条文混乱：这个病究竟是寒、是热、是虚、是实？在治什么？下面来分析一下。

　　"伤寒脉浮，自汗出、小便数、心烦，微恶寒，脚挛急，反与桂枝，欲攻其表，此误也。"为何与桂枝汤？"脉浮，自汗出，微恶寒"都是桂枝汤证的表现；"脚挛急"也可用桂枝汤中的芍药、甘草治疗啊？为什么是误治？

　　其实，这是个太阳类证不是太阳病。比如，一个智齿冠周炎的患者，因感受风寒而诱发，是太阳类证，当用甘草干姜汤；因为出现"厥、咽中干、烦躁吐逆"的患者多为脾阳虚，在太阴，甘草干姜汤用甘草以土盖火以复其阳，也就是后世李东垣的"气虚生大热"

理论来源；当"厥愈足温"后，伏邪转出少阳，用芍药甘草汤缓急，使"其脚即伸"；"若胃气不和，谵语"且伴有便秘的患者，相争太过则转入阳明，用调胃承气汤治疗；"若重发汗，复加烧针"用四逆汤至少阴。

所以当智齿冠周炎在急性发作期，只要出现大便干，就可以用调胃承气汤（或成药三黄片），先通大便。表面上看，在阳明是实热，而实际上是伏邪外发正邪相争太过所导致，其疾病的本质是脾虚的，所以用甘草干姜汤和芍药甘草汤，即用干姜温太阴，芍药清少阳；随后再用四逆汤治少阴。用上述思路治疗智齿冠周炎效果非常好，换个角度看，其实就是前面讲述的三黄片加附子理中丸的思路。伏邪急性发作，常表现为"阳道实"，常用大黄（如调胃承气汤）；伏邪急性发作过后，常表现为"阴道虚"，常用干姜（如甘草干姜汤），兼有肾虚，常加附子（如四逆汤）。

《伤寒杂病论》对四逆汤证的发病机理有过详细讲述："问曰：证象阳旦，按法治之而增剧。"这是桂枝汤证，应该用桂枝汤，为什么没有用桂枝汤呢？因为"厥逆、咽中干、两胫拘急而谵语。师曰：言夜半手足当温，两脚当伸。后如师言，何以知此？答曰：寸口脉浮而大；浮为风，大为虚，风则生微热，虚则两胫挛"。脉浮而大指的是什么？第一种，我们说"伤寒三日，阳明脉大"；第二种，大则为虚，《金匮·阳明篇》讲"脉大为劳"，浮大脉，"浮为风，大为虚"，这是太阴虚劳。

脾虚的患者常表现为浮大脉，出现脉浮、鼻塞、恶寒等症状，这些不是桂枝证，与桂枝证的区别是脉浮大无力。"病形象桂枝，因加附子参其间，增桂令汗出，附子温经，亡阳故也"，就是这类患者服了桂枝加附子汤后上火，出现口咽干燥，唇口肿痛。为什么？因为"厥逆、咽中干、烦躁"，说明病人有阳明内结，有燥屎，大便不通。"谵语烦乱，更饮甘草干姜汤，夜半阳气还，两足当热，胫尚微拘急，重与芍药甘草汤，尔乃胫伸；以承气汤微溏，则止其谵语。故知病可愈。"用承气汤用到什么程度？大便微溏，这是治疗智齿冠周炎的一个要求：必须保持不成形的大便，也是使用承气汤是否恰到好处的一个标准。

所以，阳明内结先用承气汤下之，之后再用芍药甘草汤和甘草干姜汤温之，最后用附子理中丸或者四逆汤收尾，这是治疗智齿冠周炎的常用方法。

此疾病或因感受风寒引发，或因为过食辛辣（如吃火锅、饮酒、烧烤等）上火，大便秘结进而发作。如果因感受风寒导致冠周炎发作，可先用甘草干姜汤，重用甘草以土盖火（甘草含有类皮质激素，可抗炎）；如果是因阳明内结导致的大便秘结，可以先用调胃承气汤通腑。

简言之，如果患者大便稀溏就可以先用甘草干姜汤。大剂量的甘草可用至30g，加上6g干姜，以土盖火，再加上等的蜂蜜（优质蜂蜜有强力的抗炎作用）去治疗，还可以反佐少量的黄芩、黄连；如果大便秘结，因过食辛辣、温热，如火锅、烧烤等而引起上火的，要先用调胃承气汤下之；如果大便是干的，先用调胃承气汤。如果大便畅通，先用甘草干姜汤和芍药甘草汤配在一起，用甘草以土制火，再加芍药兼制干姜，这种人大便常是稀溏的，但是别看这种人大便稀溏，但受寒引发智齿冠周炎以后，炎症发作一两天后大便就变干，就要用调胃承气汤，最后用四逆汤和附子理中丸收尾。

这个智齿冠周炎是伏邪，由此可见张仲景的治法是非常灵活的，那么，伏邪有什么特色呢？我们讲过伏邪脉法，辨脉法说："师曰：伏气之病，以意候之。今月之内，欲有伏气，假令旧有伏气，当须脉之。若脉微弱者，当喉中痛，似伤，非喉痹也。虽尔，今欲复下利"。

"脉微"是个伏邪的脉，"少阴之为病，脉微细"，这个"脉微"

指少阴阳虚；"脉弱"，指太阴气虚，这里是说少阴阳虚和太阴气虚的患者容易导致伏邪，这是脉象。

"咽喉痛，似伤，非喉痹也。病人云：实咽中痛"。说明不是喉，咽和喉是有区别的，咽在上，喉在下，是咽痛，不是喉痛，这个区别就大了，为什么？因为咽部有淋巴环，这是人体的免疫系统，伏邪外发，发自少阳，导致咽痛。

"今欲复下利"，患者大便溏，因为伏邪的病人常常是大便溏，所以判断一个患者有没有伏邪，就是大便是否微溏，所谓的微溏，是旧有微溏，伏邪外发时大便可出现干，甚至秘结。

小结一下张仲景治疗的思路：脉弱是气不足，用甘草干姜汤证；脉微是阳不足，用四逆汤证；便溏，旧有微溏，伏邪发作后，阳明内结，用调胃承气汤；咽痛，智齿冠周炎常常不表现为咽痛，表现智齿牙冠周围的疼痛，随后出现颈深部淋巴结疼痛，在咽喉的位置，是少阳证，用芍药甘草汤来治疗。

此类伏邪，伏邪未发，虚则太阴大便溏；伏邪外发，实则阳明大便干。关于其治疗方法有两点需要注意：

第一，张仲景告诉我们可以分阶段治疗，即用甘草干姜汤和调胃承气汤分阶段治疗，大便溏时用甘草干姜汤；大便秘时用调胃承气汤。

第二，张仲景还告诉我们可以综合治疗，比如用柴胡桂枝干姜汤治疗。"伤寒五六日，已发汗而复下之，胸胁满微结，小便不利，渴而不呕，但头汗出，往来寒热，心烦者，此为未解也。柴胡桂枝干姜汤主之"。

柴胡（半斤） 桂枝（去皮，三两） 干姜（二两） 栝楼根（四两） 黄芩（三两） 牡蛎（熬，二两） 甘草（炙，二两）

上七味，以水一斗二升，煮取六升，去滓，再煎取三升，温服一升，日三服，初服微烦，复服汗出便愈。

　　方中桂枝、干姜温太阴，牡蛎有软坚散结的作用，治伏邪成巢。方中最有争议的问题就是干姜和天花粉的配伍，有专家对此方的解释似乎是矛盾的：一说治疗便秘；而另一说治疗便溏。其实，柴胡桂枝干姜汤既可以治疗便秘也可以治疗便溏。便溏的患者重用干姜；便秘的患者重用栝楼根（天花粉）。甚至在同一个患者身上便秘和便溏都可以出现，因为伏邪未发时虚则太阴大便溏，就重用干姜；伏邪外发实则阳明大便秘，就重用天花粉。

　　我们在《吴述重订伤寒杂病论》的"少阳病篇"讲过，小柴胡汤治疗便秘要与阳明腑实证相鉴别，舌上苔白者用小柴胡汤。我们还讲过小柴胡汤治疗便溏和便秘因为肝主疏泄，所以少阳病的患者，经常便溏和便秘交替出现，前几天还大便稀溏，过几天大便就秘结不解，尤其是"见肝之病，知肝传脾"的患者，当患者脾虚症状明显，表现为溏便时，就重用干姜；当患者炎症活跃，表现为大便秘结时，就重用天花粉，这就是虚则太阴，实则阳明。

　　因此，柴胡桂枝干姜汤治疗伏邪引起的治智齿冠周炎同样有效。它与甘草干姜汤、芍药甘草汤、调胃承气汤的先后使用有相似之处：芍药甘草汤相当于柴胡、黄芩；甘草干姜汤相当于甘草、干姜；调胃承气汤相当于天花粉。前文中叙述四逆汤那部分还兼有少阴阳虚（肾阳虚），而此处病邪还在太阴，是"见肝之病知肝传脾"脾阳虚的患者。

　　值得注意的是，方中的栝楼根即天花粉，有以下几个作用：

　　（1）养阴；

　　（2）利尿；

　　（3）保肝，一味天花粉就可以降低转氨酶；

　　（4）消痈，能治疗痈肿，还能够抑制免疫应答；

　　（5）通大便，天花粉能够通大便。

　　可见，张仲景选药是经过深思熟虑的，此方天花粉用量是为四两（200g），用其通便可重用至 30～50g。其中为什么天花粉的剂量重于干姜？因为有些患者用了干姜后大便很快变干，需要重用天花粉以防止托邪外出之后这种患者出现严重的不良反应。

在治疗伏邪的过程中，调平法是关键，也是核心。将患者的病情掌握在可控范围之内，就不至于出现症状迅速加重。而柴胡桂枝干姜汤的配伍特点是：

第一，干姜配天花粉，就是调平法：干姜能够温太阴，能够抑制腺体分泌；天花粉不仅能够治疗温之后伏邪转出少阳（有保肝的作用），还可以通大便，通阳明腑实，所以张仲景在这里选择用药的思路非常值得我们去深入思考；

第二，柴胡配黄芩以和解少阳；

第三，桂枝配牡蛎，桂枝温、牡蛎凉，桂枝能够温经活血，牡蛎能够软坚散结，二者相配能够温经软坚。

患者服用柴胡桂枝干姜汤初期，可能会发烦，是因为邪气出表，但复服汗出便愈。柴胡桂枝干姜汤治疗智齿冠周炎，本质上也是治疗伏邪。当然，该方不仅可治疗智齿冠周炎，还能够治疗很多表现为肝郁脾虚的伏邪，如肝硬化、肝炎等。太阴伏邪引起的口疮、慢性扁桃体炎等许多疾病也可以用。

本节借治疗智齿冠周炎，引导大家理解从伏邪的角度治疗疾病的思想，柴胡桂枝干姜汤与前面四逆汤那一条相比，前者是肝郁脾虚，后者是少阴肾阳虚导致的虚火上炎，由各种因素诱发，尤其着凉之后，出现类似于桂枝汤的感冒，但其实不是桂枝汤，是个太阳类证，大家注意鉴别。

第八章　肿　瘤

第一节 肿瘤概论

为什么要从伏邪的角度去治疗肿瘤？主要有以下几个原因：

第一，关于肿瘤的活性。肿瘤可以表现为无活性或者低活性的状态，当发生肿瘤时，在影像学的检查结果中表现为一个结节，比如肺部结节。这个结节活性很低，肿瘤细胞没有生长，在那里处于长期潜伏状态。例如我们曾经看到过的一例肺癌的患者，肺部结节潜伏超过 8 年。还有一例肺癌患者，肺部结节，很小，大于 0.5cm，小于 0.8cm，从影像学的诊断角度考虑是肺癌，建议手术，但患者采取了保守观察，大概 4 年左右，肿瘤才出现进展。就以肺部结节为例，西医有相应的指南，指导医生该如何观察、如何检查、如何随访。

由此可知，肿瘤，尤其是早期的肿瘤，可以长期处于无活性或者低活性的状态，在随后经过一段时间的潜伏之后，由于某些原因突然活跃并快速生长。当其处于无活性或者低活性状态时，可以不生长，代谢水平也可以很低，也因此常常被认为可能是良性肿瘤，但实际上是个恶性的，只是处于潜伏状态，这些都符合中医伏邪的特点。

第二，肿瘤的营养通路改变。典型的特点就是其无氧酵解增加，也就是肿瘤很善于摄取机体的营养，所以肿瘤处于高代谢状态。从患者全身来讲，肿瘤导致患者全身状况越来越差，代谢水平低下（虚劳），但肿瘤局部是高代谢，这就是中医讲的正虚邪实。这样的患者，脉摸着无力，但这个脉跳的却很急躁。这是由于肿瘤摄取人的营养为自身所用，局部表现为高代谢，代谢显像可见"一团火"，而病人身体越来越虚弱，正虚邪实，属于中医讲的"冬伤于寒、冬不藏精、正邪不争、正气亏虚"的范畴，符合伏邪的特点。

第三，肿瘤还可以表现为相关炎症。肿瘤的相关炎症体现在肿瘤细胞可以释放大量的炎性因子，导致肿瘤局部组织存在炎症，炎症的局部反应也就是中医讲的红、肿、热、痛，所以在肿瘤局部出现上述症状。由于大部分肿瘤发生在机体内而不是体表，所以往往不能像体表的炎症那样被直观的感知到。所以，肿瘤的相关炎症表现在局部的热，即便患者全身有寒，但病灶局部仍可表现出热象。

第四，病毒可以诱发肿瘤。很多肿瘤和病毒有关，如鼻咽癌、宫颈癌、淋巴瘤等都与病毒有关，相当于伏邪理论讲的"伏邪成巢"。肿瘤患者还可以出现病毒感染急性发作，比如晚期肿瘤患者可伴发带状疱疹，西医认为这是预后不良的一个因素，与患者生存时间是负相关的，因为肿瘤患者免疫功能低下，潜伏在体内的病毒就会在这样的情况下急性发作。这也是肿瘤与伏邪密切相关的特征之一。

最后一点，肿瘤患者术后仍可能复发。这是因为仍有残存的肿瘤细胞，可能是由于手术局部没处理干净，也可能是转移到全身的肿瘤细胞。因为肿瘤是一个全身性疾病的局部表现，即便是 I 期的乳腺癌，在骨髓都可以发现微转移的细胞，只是还没有形成转移灶，但其可以在一两年甚至十多年以后形成转移灶并复发，符合伏邪长期潜伏的特点。它可以表现为体内有肿瘤细胞，但是没有复发，多年以后复发，这是多年的伏邪潜伏；或者已经得了肿瘤，它停滞不生长，在各种因素的作用下，在某一年快速生长，这也符合伏邪长期潜伏的特征。

肿瘤的生长与转移依赖于血管。其生长分为两个阶段：

1. 休眠阶段。此时无血管长入，肿瘤处于休眠状态，当肿瘤的直径达到 $1\sim2mm$（约 $10^6\sim10^7$ 肿瘤细胞）这个水平的时候，肿瘤细胞处于休眠状态，表现为转移的肿瘤细胞（微转移），或者说是原位癌，此时是非浸润性生长的，生长代谢很慢。

大部分的原位癌，手术后都可以治愈。因其表现为非浸润性生长，其获得氧和营养物质是通过由高浓度向低浓度的自然扩散得来的，主要取决于渗透压。这个浓度的差和弥散距离有关，氧的弥散距离是150μm，超过这个距离氧弥散不过去，这是处于休眠状态没有血管供养的肿瘤，潜伏在那里，相当于中医的伏邪。

2. 增殖阶段。当肿瘤进一步生长，血管长入，开始表现为浸润性生长，就到了肿瘤的增殖阶段，有血管。此时肿瘤细胞的平均增殖周期大概是25小时，平均一天就会分裂一次，有的快、有的慢。

进入增殖阶段需要两个条件：第一，肿瘤在缓慢生长的过程中，当肿瘤大于2mm时，就需要长入血管以提供更多生长所需的营养物质和能量，长入血管之后就可以进入增殖阶段。第二，外部环境等因素的诱发。例如，当患者处于外伤，大量生长因子、细胞因子分泌，或者处于免疫抑制状态时，肿瘤可以开始进入快速增殖的阶段。

比如乳腺癌的分期，T1最大径≤2cm，但是T1mic：微小浸润癌，最大直径≤0.1cm。淋巴结N1mic：微小转移（>0.2mm，但≤2mm）。可见，肿瘤微浸润和微转移是有分期的。其生理活性表现出其特征，尤其是N1mic更为明显，这种早期病灶预后相对较好。

如图12所示，这是一个乳腺癌转移灶，围绕着肿瘤组织有红肿，为炎症组织。在肿瘤组织周围有明显的肿瘤相关的炎症，此为伏邪有热。而乳腺癌是阳虚型肿瘤，此类患者多表现为全身的阳虚，手脚冰凉，治疗用《外科证治全生集》的阳和汤、小金丸和犀黄丸。阳和汤（地黄、鹿角霜，鹿茸、鹿胶也可）用于冬不藏精，小金丸（乌头）用于冬伤于寒，犀黄丸（牛黄）用于春必病温。这就是从伏邪去论治乳腺癌的原因。

通过本章的讲述，从伏邪的理论可以看到肿瘤作为伏邪的特征：

第一，从肿瘤活性看，肿瘤可以潜伏。第二，潜伏以后可以复发。复发的原因有以下几点，一是免疫功能低下，正气亏虚；二是炎症与外伤。炎症与外伤导致大量的致炎因子或者大量的生长因子释放入血，促使伏邪（肿瘤）复发，这是热。比如外伤骨折以后，局部红肿热痛，发生炎症或者修复，大量的炎性因子和生长因子分泌，促进肿瘤的生长。三是季节因素。比如说卵巢癌，我们的研究成果发表在国外西医的 SCI 期刊上，卵巢癌的患者冬春季节复发预后差，因为卵巢癌是一种阳虚型的肿瘤，内外感召，冬季人体阳气最弱，春季少阳当令，冬春季节复发的卵巢癌预后较差，这符合中医的学术思想。

肿瘤的营养使得局部实热，全身虚寒；肿瘤相关的炎症、病毒诱发肿瘤，还有肿瘤患者病毒感染急性发作，比如晚期肿瘤患者常见合并带状疱疹，由此可见肿瘤的伏邪的特征。

历史文献中很少有人研究伏邪与肿瘤，这也是我们的学术特点。我们认为肿瘤和伏邪有密切的关系，而且运用伏邪的理论去治疗某些肿瘤也有特殊疗效。当然，任何一个理论，都不是面面俱到的，就像没有一种药能够包治百病一样，但是应用伏邪理论治疗肿瘤确实有其独到之处。

第二节 鼻咽癌

EB 病毒感染容易导致鼻咽癌。EB 病毒感染最早见于《金匮要略》麻黄杏仁薏苡甘草汤证，感染长期刺激鼻黏膜，导致上皮细胞增生，发生鼻咽癌。西医放疗后，唾液腺细胞受损，大量腺细胞死亡，患者就会出现口干。很多医生用沙参、麦门冬、生地等药物养阴，而这种放疗导致唾液腺细胞减少形成口干的情况，用养阴的办法不能解决。此类患者舌头往往有裂纹，这就是出现口干的原因。

鼻咽癌本质上是 EB 病毒感染导致的伏邪温病，所以舌象应该是舌红苔黄腻的，要用治疗伏邪的办法，比如升麻、薏苡仁、黄芩等，在甘露消毒丹基础上加减。如果用传统中医辨证论治的方法，一定是用养阴药来缓解口干，而我们实际上一味养阴的药都不用，口干也能缓解。为什么呢? 中医讲，客水不去，主水不生，用养阴的药物，没有抓住根本原因，患者口干不能缓解。薏苡仁是抗 EB 病毒的专药，关键是很多人不理解，放疗后患者的舌苔成了镜面舌，我们却还大剂量的用薏苡仁，甚至用至 100~200g，但他吃了药慢慢地舌苔开始恢复，越治舌苔越厚。为什么? 因为患者体内的湿邪根本没有出去，舌苔退下去是因为放疗使唾液腺受损，唾液分泌减少导致角化上皮脱落，而角化的上皮需要唾液。虽然角化的上皮脱落出现镜面舌，但其本质上湿邪未去，此类镜面舌，虽舌上无苔，但舌质就像泥浆水一样混浊，常见于寒湿入营证，寒湿和湿热都可以入于营分，治疗还是用大剂量薏苡仁祛湿，再用升麻托邪外出，这时越用药舌苔越厚，最后转成厚腻苔，再慢慢退掉，患者就有食欲了。

第三节　肺　癌

一、从伏邪看肺癌

本节探讨肺癌与伏邪的关系。肺癌表现为三个特征:

第一，可以潜伏。一个小于 0.8cm 或者 1cm（欧洲的标准是 0.8cm，中国大陆的标准是 1cm）的肺部结节需要观察。临床中发现，肿瘤细胞长期潜伏在肺部，结节不生长，有的在 3 年或 5 年，乃至于 8 年以后，这个结节突然快速生长，肿瘤活跃，由此可见其是可以潜伏的。

　　第二，肿瘤阻塞局部导致阻塞性肺炎，炎症反复发作。由于肿瘤局部的占位形成了培养基，可以有细菌、真菌生长，产生阻塞性肺炎。用抗生素治疗可以缓解这种阻塞性肺炎，但是局部的细菌和真菌常常不能彻底根除，导致反反复复的急性发作，所以很多肺癌患者往往是当成肺炎去治疗。患者不明原因出现咳嗽，没有外感的表现，跑去药店买止咳药，吃了就好了，服用止咳药后症状缓解，过几个月又复发，后期甚至出现咳血，最后医院确诊为肺癌。这种情况非常多见，这就是伏邪反复发作的表现。

　　第三，进展期的肿瘤自身可以表现出伏邪的一些特征。《金匮要略》中讲："咳而脉沉者，泽漆汤主之"。泽漆汤本质上是六物黄芩汤的一个变方。六物黄芩汤治疗气化病；泽漆汤治疗形质病。"咳而脉沉者，泽漆汤主之"，脉沉是寸脉沉，且沉于尺脉（正常情况下是尺脉沉于寸脉）。当寸脉沉于尺脉，且沉而有力时，这可能就是肺癌。《濒湖脉学》中讲："寸沉痰郁水停胸，关主中寒痛不通。"痰郁水停胸，脉沉弦是有胸水。

二、泽漆汤

　　泽漆汤治疗肺癌，我们说有伏阳，用黄芩和紫参（石见穿）清肝，有人认为紫参是紫菀，但临床我们认为紫参实际上是石见穿。石见穿是治疗肿瘤的专药，两药治伏邪化热，木火刑金，黄芩在气，石见穿在形。这些是抗肿瘤、复形质的药物；肺癌有痰饮，我们用半夏和泽漆，化痰饮，两药都可化痰，半夏则偏于气化；泽漆是大戟的嫩苗，偏于形质，一个气、一个形。这两组药物的配伍，黄芩配紫参治疗肺癌的热，这是针对伏邪化热；半夏配泽漆，治疗肺癌的痰；这个方本质上是阳气虚弱的，用人参和桂枝，一温一补，人参补气，促进正邪相争，桂枝温阳散寒。最后用甘草和白前止咳。这是伏邪的基本治法。我们在前面讲过，治疗伏邪常用温、补、托、清四法。

这里有几点需要说明，第一，温阳为什么不用附子而用桂枝？因为上焦阳虚用桂枝，温心肺之阳；下焦阳虚用附子，温肾阳。而肺癌要温上焦心肺之阳，单从温的角度而言，不管是温肺阳还是温心阳，用的都是桂枝。小青龙汤里用桂枝，《金匮要略》的枳实薤白桂枝汤治疗胸痹也用桂枝。单从温的角度而言，用桂枝，温上焦心肺之阳，这是我跟大家讲了为什么用桂枝。

第二，为什么原方用的是生姜而不用干姜？我们知道"见肝之病，知肝传脾"，要温脾阳或者温肺阳应该用干姜啊？然而，在治疗伏邪温病时却很少使用干姜，因为干姜是一个抑制腺体分泌的药物，所以用干姜可以治便溏，比如理中丸治疗大便稀溏。还有栀子豉汤，"旧有微溏者，栀子不中与也"。大便稀溏，栀子豉汤不能用，要用栀子干姜汤，也是因为干姜抑制腺体分泌。再比如，小青龙汤里有干姜，为什么？因为桂枝温，干姜燥，患者心下有留饮，咳吐清稀泡沫痰，用干姜抑制腺体的分泌，用其燥性使痰液减少，所以用干姜。干姜这种作用可能会导致口干等症状，在温病里面，常常禁用干姜或很少使用。例如阳和汤中，是用炮姜、姜炭，而在泽漆汤中用生姜。

第三，泽漆汤中重用生姜五两（250g），为什么要重用生姜？不重用生姜行不行？不行，为什么？泽漆汤里面泽漆是三斤（1.5kg），要取得良好的疗效，泽漆要重用，但是泽漆有个副作用能引起恶心，大剂量的泽漆引起恶心，原方要求三斤（1.5kg）泽漆先煎，我们泽漆用30~50g都会引起恶心，所以这个泽漆用的剂量非常大，以泽漆为君药，这是化痰行水、治疗肺癌的专药。"呕者，加半夏、生姜"，这是《伤寒论》的固定配伍，半夏能够化痰止咳，还治疗泽漆引起的恶心，这就是用大剂量的生姜配半夏的原因，好多人不明白，因为没用过泽漆，或者没大剂量的用过泽漆，所以不明白。

第四，泽漆和大戟是什么关系？泽漆是大戟的苗，我们一般用的大戟是大戟的根，但有人说不对，泽漆和大戟不一样，是的，我们一般用的大戟是红芽大戟，是大戟科的植物。泽漆也是大戟科的植物，为地上的全草，也叫猫眼草，它和常用的红芽大戟都含有苷类——大戟苷、泽漆苷。由于都含有苷，它们的作用非常相似，都能化痰行水。但是泽漆和大戟还是有点区别：大戟能通大便，治疗大便秘结，因为含有蒽醌，这个蒽醌与大黄相似，有大黄的作用，所以能通利二便；而泽漆不含蒽醌，没有通大便的作用。但是泽漆中的泽漆苷能够化痰行水，这个与大戟的大戟苷的作用是相似的。但是泽漆苷有个副作用——恶心。

这样大家就明白了，大戟是药力向下，泽漆是药力向上，所以泽漆汤治痰饮阻滞（在上），尤其适合于肺癌伴有大便稀溏的患者。为什么？因为石见穿能治疗大便稀溏，《金匮要略》"下利肺痛，紫参汤主之"。紫参汤中石见穿配甘草就治疗肺癌大便稀溏，其实肺不会痛，肺里没有痛觉神经，只有累及到胸膜才有痛觉神经，所以肺痛是肿瘤侵犯胸膜或胸壁。大便偏溏的用石见穿、甘草，用泽漆，泽漆是往上走，所以能引起恶心；大便秘结的适合用大戟，药力向下可下痰饮。比如说，胸水伴有便秘，就用大戟，平时用泽漆，而且泽漆比大戟平和很多，主要是引起恶心。所以泽漆和大戟这两个药的作用不同：一个药引起恶心，一个药引起腹泻。都含苷，泽漆苷或者大戟苷，都能够化痰行水，所以这两个药同中有异，异中有同。

三、肺癌病例讨论

某患者是右侧肺癌，导致了阻塞性肺炎，所以说这个患者有伏邪，形成培养基，阻塞部位痰液引流不畅，是很好的培养基，给细菌、病毒、真菌良好的生长环境，西医说是阻塞性肺炎，中医认为有伏邪。由于肺癌这个疾病免疫功能低下，常常有真菌感染，这种阻塞性肺炎尤其合并真菌感染后，时好时坏，治疗效果不好，真菌感染是很难根除的。一段时间细菌、真菌活跃，他又表现出炎症，经过抗生素治疗，例如头孢霉素或者抗真菌的药物，病情见缓，然后过上几个月又发作了，所以它就是伏邪，而炎症本身又促进肿瘤生长。

第二个问题是，阻塞性肺炎感染真菌的问题，什么人感染真菌？为什么感染真菌？真菌我们叫霉菌，哪个地方容易长霉菌？阴冷潮湿的地方，不见阳光才长霉菌，比如南方的被子就容易生长。所以治疗霉菌，我们治疗用温药，病痰饮者当以温药和之，例如桂苓甘露饮，五苓散的基础上加了石膏、滑石、寒水石，因为长霉菌的人容易合并细菌感染，用了温药后容易使细菌感染加重，中医讲的湿邪化热。他这个病我们在五苓散基础上加了 60g 的鱼腥草，也是桂苓甘露饮的治法。为什么不用寒水石呢？因为鱼腥草对肺部肿物有治疗作用，所以我们把石膏、滑石、寒水石换成了鱼腥草，这就是伏邪，一段时间出来表现为热象，一段时间回去又表现为寒象。

这个患者的舌苔是淡白舌，微微有一点黄腻苔，总体偏白，伏邪成巢，舌底有瘀血。平时淡白舌，一旦阻塞性肺炎活跃的时候，就舌红苔黄了，如果用抗生素治疗，它又下去了，又成了淡白舌了，为什么用桂枝去桂加茯苓白术汤呢？其实这两个处方非常接近，都是治疗湿邪的，只不过一个有桂一个无桂，一个偏温一个偏补，一个用了生姜大枣，一个用了桂枝。考虑阻塞性肺炎，我们想用温药化一下，所以加了 60g 鱼腥草，为什么不用金银花、连翘？伏邪的特点就在这里了，大量的金银花、连翘的使用和抗生素治疗思路没有区别，无法解决根本问题。你可以用大剂量金银花、连翘，也是有效的，要在伏邪发出来后，按新感治疗没问题，有效但是不解决根本问题，是治不好的，只是症状缓解。比如慢性肾盂肾炎急性发作，开八正散、小柴胡之类，尿频、尿痛症状没有了，好了吗？3个月之后还得来看，只是急性发作期进入了慢性迁延期，不叫好了，需要按伏邪思路治疗。

第四节　胃　癌

一、胃癌概论

诱发胃癌形成的重要原因有以下几点：

第一，胃癌的形成与胃酸的刺激有关，高胃酸是诱发胃癌的一个因素。众所周知，胃酸可以灼烧胃黏膜组织。胃黏膜上皮是比较脆弱的，过多的胃酸会导致化学性炎症。炎症反应表现为红、肿、热、痛。而胃痛的典型表现是，胃脘部的灼热感，俗称"烧心"。肉眼看不到胃部红和肿，可以通过胃镜去观察，胃镜下就可以看到胃黏膜局部的红和肿，中医认为有火。

第二，胃癌常常伴有幽门螺旋杆菌（HP）的感染，HP是一种革兰阴性细菌，其特点是含有尿素酶，尿素酶会分解尿素产生氨，使其定植在胃中。大家可能没闻过氨气，小便中就是含有氨，当闻到小便气味重的时候，那就是氨气的味道，人为什么要排尿？尿中有毒素，氨就是尿中毒素成分的一种，而尿素酶分解产生的氨，会刺激胃上皮细胞转化，从而诱发胃癌。

第三，EB病毒感染也是导致胃癌的原因之一，EB病毒感染损伤胃黏膜，发生胃癌。但是发病率低，大约10%的胃癌与此有关，这类胃癌患者的舌苔都是厚腻的。EB病毒感染后有一个特征性的表现：患者不想吃东西，多挟湿，食欲不振的原因就是EB病毒损伤胃黏膜。这些原因都可以导致手术以后发生残胃（残胃即大部分胃体被手术切除后，剩余的部分与肠端缝合在一起所形成）的炎症，残胃受上述因素的影响反复发生炎症，最后导致残胃癌。

二、胃癌的治疗

之前我们讲过验方肥儿散（蜈蚣30g，天龙30g，鸡内金60g，山药60g），治疗EB病毒感染导致的小儿反复感冒、消瘦、纳差、汗多、伴有颈部淋巴结肿大，而这类患者容易发生胃癌。方中用鸡内金取法于十全育真汤，"以胃治胃"，是法象药理；用山药，取自薯蓣丸的思路；苔腻用薏苡仁（60g）祛湿并抗EB病毒感染，该方也常用于治疗胃癌。

再看我们治疗胃癌的滋生流气饮：

第一组：薏苡仁、天龙。

第二组：半枝莲、白花蛇舌草、黄芩。

第三组：浙贝母、瓦楞子、半夏、炒栀子。

第四组：莪术、天南星、鸡内金。

第五组：党参、白术、黄芪、山药。

我们看第一组药：薏苡仁和天龙。EB病毒感染多出现舌苔厚腻，用大剂量的薏苡仁可以抑制EB病毒的感染；天龙针对EB病毒有效，同时也是肥儿散中的用药。第二组药：半枝莲、白花蛇舌草、黄芩。因为局部有伏阳，方中用半枝莲、白花蛇舌草、黄芩清热；第一组和第二组药都用于治疗伏邪，其中第一组针对EB病毒感染，第二组药治疗HP（幽门螺杆菌）的感染，主要治疗感染性炎症，作用于细菌、病毒，同时也是针对伏邪的用药。

第三组：浙贝母、瓦楞子、半夏、炒栀子。用瓦楞子、浙贝母治疗胃酸刺激导致的局部炎症；用半夏促进食物下行，增强胃的蠕动。由于残胃的蠕动功能减退，半夏这类药物可以促进食物由胃排空到肠，减少食物反流和对胃的刺激。如果热象很明显，可以加炒栀子、吴茱萸、黄连等药。栀子是用于治疗阳明病局部炎症的专药，局部红肿热痛就可用栀子，比如治疗食管反流病常用的栀子豉汤等，再如腰部扭伤等引起的各种局部的红、肿、热、痛都可以使用栀子。浙贝、瓦楞子和半夏主要治疗化学性炎症，因为胃癌的这两个诱因有时是很难彻底分开的，患者常常有高胃酸的分泌和食物的反流刺激，同时又有 HP 感染或者 EB 病毒感染，所以针对感染性炎症和化学性炎症的治疗也不能截然分开。

第四组：莪术、天南星、鸡内金。莪术配天南星，治伏邪成巢，痰瘀互结。用鸡内金，以脏补脏。

第五组：党参、白术、黄芪、山药。用来补脾气，这是补法，托邪外出。因为是胃癌，多从太阴脾虚入手，因为后天会累及先天，也会配合用一些少阴肾的药，比如山药，有时也会加一些熟地。党参、白术补虚，山药填精补虚，黄芪是托法，四药齐用既治疗伏邪成劳又可以托邪外出，以上是我们从伏邪论治胃癌的思路和方法，一般均能收到理想的效果。

第五节　淋巴系统肿瘤

一、淋巴系统肿瘤概论

淋巴系统的肿瘤包含淋巴瘤、淋巴细胞白血病、多发性骨髓瘤等。具有以下特征：

1. 它是发生于免疫细胞的肿瘤。免疫细胞是体内的"正气"，它能够杀灭微生物，监视肿瘤细胞，防御病邪。

2. 由感染与自身免疫病诱发。淋巴系统肿瘤常常伴有感染和自身免疫病，比如 EB 病毒感染诱发淋巴瘤、乙肝病毒诱发淋巴瘤、人类艾滋病病毒诱发肿瘤，还有淋巴瘤病毒、HP（幽门螺杆菌）诱发胃黏膜相关的淋巴瘤、类风湿性关节炎合并淋巴细胞性白血病等。这是中医讲的痰凝、血瘀、毒聚，伏邪成巢。长期反复发作的伏邪导致痰凝、血瘀、毒聚从而形成肿瘤，所以伏邪分为细菌感染、病毒感染、免疫病、肿瘤四种。实际上，这四者又相互关联，细菌感染、病毒感染和免疫病最后都可以诱发肿瘤。

3. 淋巴系统肿瘤表现为淋巴结与肝脾肿大，以及血液、骨髓的异常。如何认识淋巴结与肝脾肿大？伏邪发自少阳，所以肝脾肿大。伏邪从淋巴结外发，是从少阳转出。伏邪外发是从血分到卫分。冬不藏精，累及骨髓，血液指标的改变，发自血分，从少阳由血分到气分、卫分，出现浅表淋巴结肿大或者深处淋巴结肿大，其特点有二：第一，用皮质激素有效；第二，可以累及骨髓。包括淋巴瘤，都可以累及骨髓，发生白血病（冬不藏精）。淋巴瘤、淋巴细胞性白血病、多发性骨髓瘤这些血液系统肿瘤和伏邪有密切关系。这也是我们长期运用伏邪理论来治疗造血系统肿瘤和淋巴瘤的理论基础。

例如《金匮要略》中的阴阳毒，用升麻鳖甲去雄黄蜀椒汤，"阴毒之为病，面目青，身痛如被杖，咽喉痛。五日可治。七日不可治。升麻鳖甲去雄黄蜀椒主之"。咽喉痛是发自少阳；身痛如被仗是骨侵犯；多发性骨髓瘤表现多处的骨髓原发，一身的多处骨骼被肿瘤侵犯，所以叫多发性骨髓瘤，导致患者身痛如被杖，一身疼痛，升麻鳖甲去雄黄蜀椒汤主之。升麻鳖甲汤去掉雄黄、蜀椒，这是我们治疗骨髓瘤的一个基本方，张仲景已经从治疗伏邪的角度去治疗造血系统的肿瘤。多发性骨髓瘤可以表现为阴毒，但阴毒不一定都是多发性骨髓瘤，其描述非常接近多发性骨髓瘤的表现。阳毒是什么？"阳毒之为病，是面赤斑斑如锦文，咽喉痛，唾脓血，五日可治，七日不可治。升麻鳖甲汤主之。"这是非常典型的 M3 型白血病，可以当阳毒治。治疗 M3 型白血病药里有雄黄，能诱导肿瘤细胞凋亡，这是专门治疗 M3 型白血病的药物。雄黄有副作用，蜀椒可以拮抗雄黄引起头痛的副作用。所以砷制剂是下一个可能获得诺贝尔奖的领域，我国的张亭栋教授还有陈竺院士在这个领域做了很多工作。很多人认为是从张亭栋教授开始使用砷制剂治疗白血病的，其实在 1800 多年前的《金匮要略》中，就有用雄黄配蜀椒治疗阳毒（M3 型白血病）的相关记载，也是伏邪的理论具体体现，而且一直到清代都有研究。

砷制剂的配伍，例如青黄散和复方黄黛片也是治疗白血病的处方，用青黛配雄黄，配伍很巧妙，伏邪发自少阳，青黛可以清肝通便。青黛配雄黄，雄黄可以导致患者便秘，患者便秘的时候，雄黄会被过度吸收，容易引起砷中毒，而青黛的副作用是腹泻，所以二者配伍在一起。所以但凡用这些毒性药的高手，常常要用攻下通便的药，就是为了防止毒类药物在肠道停留过久而过度吸收，发生蓄积中毒。比如著名老中医孙秉严治疗肿瘤就常常用毒药和下法攻邪，再加上温法。在铃医这是截法，截、顶、串是古代铃医的三大绝活，很多毒药都属于截药，实际上来自张从正的攻下学说，如果患者便秘，这些毒药可能从肠道过度吸收就容易造成蓄积中毒，所以用毒药的老中医都擅长使用下法，当然孙秉严还有温法。再比如七星丸，用砒霜来截断病邪的进展，砒霜就是治疗 M3 型白血病一个截断法的药物，但是它配巴豆，温下以防止砒霜的蓄积中毒。

七星丸里的巴豆临床很少使用，我们能不能用瓜蒌配砒霜大家思考一下。瓜蒌治疗痰证，是治疗痰秘的药物，能通便化痰，治疗痰秘，如小陷胸汤用瓜蒌，而且瓜蒌导出来的大便都是黏滞的，臭秽异常，有痰浊，用了瓜蒌之后泻下如鼻涕状的秽物，那是中医讲的痰的范畴。而血液系统肿瘤，表现为多发性淋巴结肿大，那不就是中医讲的瘰疬痰核吗？而瓜蒌恰恰能够下痰。

用砒霜的同时需要通便，也可以用青黛，青黛既攻下又清肝，治疗伏邪发自少阳，七星丸巴豆配砒霜，巴豆是温下的药物，那么可不可以用化痰药配砒霜，同时通便呢？我们的研究发现，砒霜对淋巴瘤效果不好，因为砷制剂主要是诱导肿瘤细胞凋亡，对M3型白血病效果很好，而淋巴瘤有一个STAT3蛋白磷酸化活化了，活化了的STAT3蛋白它阻断了三氧化二砷诱导的凋亡作用。但是我们发现，瓜蒌里的CuB能够阻断STAT3的活化，那就恢复了三氧化二砷对淋巴瘤的作用。对照组三氧化二砷和CuB分别单独使用，治疗淋巴瘤效果并不明显，但是把两种药物合用的时候，瘤体非常显著地缩小，也就是说瓜蒌能够增强砒霜治疗淋巴瘤的疗效。

在讲述阴阳毒的时候我们提到过：多发性骨髓瘤临床表现非常像阴毒，阴毒的治疗是升麻鳖甲汤去雄黄、蜀椒，因为多发性骨髓瘤对砷制剂不敏感，效果不好，所以去雄黄、蜀椒。而我们的研究发现：配伍化痰通便的瓜蒌，能够显著逆转淋巴瘤对砷制剂的耐药，所以在临床上，我们研究证实瓜蒌去配砒霜或者雄黄，能够显著增强疗效，这是我们提出的独特的配伍方法，这些方法都经过实验的研究并发表在国际的医学杂志上，让国际同行去了解，做中医的科研并不表示没有意义，关键是能不能做出意义来。

升麻鳖甲汤用来治疗淋巴瘤可以加瓜蒌30g，只要患者大便不畅，或便秘，可以几天不大便，也可以一天几次大便却不畅通，这种患者的大便两个特征：第一，臭秽熏人；第二，黏滞在马桶上，冲不干净，这是有痰，中医讲的痰秘，这种淋巴瘤患者用瓜蒌配雄黄去治疗，大剂量的瓜蒌30~50g，让患者大便出来像鼻涕一样的东西，黏稠，通常选用全瓜蒌，如果全瓜蒌力量不够，就用瓜蒌仁，这是我们对下法做出的一个研究。

二、淋巴瘤治案

处方：

北柴胡25g　黄芩10g　升麻30g　生薏苡仁60g　炙乳香10g　炙没药10g　甘草6g　太子参30g　醋鳖甲10g　白花蛇舌草20g　蜈蚣2g　蝉蜕10g　姜黄12g　醋商陆9g　土茯苓30g　牡丹皮10g　佩兰10g　川楝子10g　荆芥10g　防风10g　首乌藤30g　黄芪30g　川贝母10g　当归10g。

按：

该患者是淋巴瘤，我们从伏邪的角度去治疗。但是该病人还有一个特殊疾病：乙型病毒性肝炎，我们从少阳去治疗。邪气最可能潜伏在哪一条经？首先去确定潜伏在少阳经还是在少阴经。见肝之病，知肝传脾，当先实脾，慢性病毒性肝炎首先影响到的是太阴经。随后才出现雌激素灭活障碍，出现少阴经的症状，比如男性生殖器的萎缩等。

具体用药思路有以下几个方面：

1. 患者表现为大便不规律，时干时稀，这是少阳证的特点，肝的疏泄异常所致，是少阳病，病机是正邪相争，所以用小柴胡汤的构架，即柴胡、黄芩、太子参等药，来促进机体的正邪相争。

2. 患者有慢性病毒性肝炎病史，舌质淡，苔腻有齿痕，苔腻是太阴脾虚，湿困太阴，伏有湿热之邪，所以用升麻、黄芪从太阴经去托邪；针对邪气潜伏所导致的湿与热，用薏苡仁和土茯苓除湿，佩兰可以增强土茯苓化湿的作用，用白花蛇舌草和牡丹皮清气分和血分的热。

3. 针对邪气潜伏，痰瘀互结形成巢窟用升麻鳖甲汤的构架，升麻、鳖甲、当归、花椒，因为患者腹股沟有肿瘤，这是厥阴经循行的部位，用川楝子、鳖甲配花椒引入厥阴，用乳香、没药、浙贝配鳖甲活血化痰，都是为了增强鳖甲软坚散结作用治疗巢窟；针对毒邪内生用牡丹白花蛇舌草清热解毒，用蜈蚣、蝉蜕增强牡丹皮和白花蛇舌草清热解毒的作用，配伍姜黄，这是升降散的架构。

4. 用荆芥、防风，促进邪气出表；首乌藤，即夜交藤，在这里不是安眠作用，而是与何首乌功效相同，都用来治疗恶性淋巴瘤，是治疗恶性淋巴瘤的专药，如果大便干用首乌，睡眠差用首乌藤。

三、多发性骨髓瘤治案

处方：

狗脊 10g　何首乌 30g　丹参 30g　当归 10g　太子参 30g　升麻 30g　大青叶 30g　黄芩 10g　薏苡仁 30g　土茯苓 30g　牛蒡子 30g　栀子 10g　虎杖 30g　大黄 5g　猫爪草 30g　甘草 30g。

按：

该患者最早因腰痛、贫血入院，后诊断为多发性骨髓瘤（MM），具有以下几个特点：

第一，多发性骨髓瘤起源于浆细胞。是 B 细胞的前体细胞，是免疫细胞；第二，多发性骨髓瘤病位是在骨髓。正因为它来源于浆细胞，诱导了 B 细胞，所以属于中医的伏邪。伏在骨髓，肾主骨生髓、藏精，所以是少阴病，即少阴伏邪。第三，发作时可表现为舌红苔黄、口苦、食欲不振等症状。只要疾病一进展，就表现为黄苔，这是中医讲的少阳有热；疾病一缓解就是淡白舌，反应为少阴阳虚，中医讲的"冬不藏精，春必病温"，"冬不藏精"其实就表现为少阴阳虚，"春必病温"就表现为少阳胆火、有热。

针对以上特点，我们有一系列的升麻验方从伏邪的角度对其进行治疗，疗效显著。

大体的治疗思路有以下特点：

1. 从少阴论治，用狗脊补少阴肝肾之阴，治本。精血同源用何首乌、丹参、当归。其中狗脊通督脉，是针对骨髓瘤的专药，用当归、丹参配合首乌，养血补肾填精，这是张景岳的配伍思路。

2. 从托邪的角度，用升麻和太子参，促进正邪相争，以帮助托邪外出至少阳经。

3. 针对病邪转出少阳，用大青叶、黄芩、升麻、牛蒡子来治疗，患者夹湿加薏苡仁和土茯苓。

4. 当转出少阳之后，如果正邪相争转入阳明经，化热比较重，表现为便秘，加栀子、虎杖和大黄泄热通腑。

实际上，从伏邪论治多发性骨髓瘤生存期都很长，我们门诊还有很多中药治愈的病例，"冬不藏精"是少阴，"春必病温"是少阳，所以按照少阳-少阴轴去思考，截断法往里取少阴，往表取少阳，如果转出少阳兼有太阳表证就加牛蒡子、荆芥、防风，兼有阳明就加栀子、大黄，正虚取少阴经，兼脾虚加白术、党参、太子参、人参，若兼有厥阴经肝寒，加花椒、蜀椒这类药物，抓住少阳-少阴轴，少阳前面是太阳，后面是阳明；少阴前面是太阴，后面是厥阴，在此基础上处方随证加减变化即可。

第六节 胸腺瘤

一、胸腺概述

如图 13 所示，胸腺位于胸腔前纵隔，前胸之后，所以叫胸腺。

胸腺这个器官很特殊，在胚胎后期到出生前这段时间，机体重 3~4kg，但胸腺重达 10~15g，占人体比重约 0.35%；出生以后胸腺继续长大，青春期人体重量约 50~70kg，胸腺重约 30~40g，胸腺占人体比重约 0.06%；到了老年，胸腺重约 15g，占人体比重不到 0.03%。由此可见，胸腺从青春期以后就开始退化，是人体最早衰老的器官。

胸腺是人体的重要器官之一，但是在中医脏象学中找不到对胸腺的描述，下面介绍一下胸腺的几个特点：

第一，胸腺是一个淋巴器官，T 淋巴细胞在胸腺里发育。T 淋巴细胞是淋巴细胞的一种，在其发育的过程中（在胸腺中进行），对人体抗原产生免疫耐受，也就是说，人出生后对哪些抗原应答，对哪些抗原不应答，这是由 T 淋巴细胞决定的，具体过程详见《免疫学》，此处不再详述。

胸腺疾病容易合并自身免疫病和免疫缺陷病。所谓自身免疫病是 T 淋巴细胞对自身发生应答；免疫缺陷病是 T 淋巴细胞对外来抗原的免疫应答低下。T 淋巴细胞对抗原的应答与否，与其发育关系密切，而使其发育成熟的器官就是胸腺，所以胸腺也是人体的免疫器官之一。

第二，胸腺是一个内分泌器官。能够分泌肽类激素，即胸腺肽，是一种蛋白体，能够提高人体免疫力。临床有一个药物就叫胸腺肽（进口药品如日达先，国产药品如耐普辛），主要成分就是胸腺分泌的胸腺肽，过去是从动物中提取的，现在可以人工合成，是激素类药物，能够作用于人体的免疫细胞，提高机体的免疫应答能力，用于治疗感染性疾病、免疫缺陷病和肿瘤等。所以，胸腺不但是一个免疫器官，还是内分泌器官，但其内分泌的靶向器官还是免疫器官，这也是其特殊性。

胸腺在解剖上明明存在，但中医的脏象学里没有胸腺这个名称，难道中医没有认识到胸腺的存在吗？这种病古人又是怎么治疗呢？

二、胸腺瘤概述

　　胸腺瘤是胸腺最常见的疾病，多发于中老年人，可伴自身免疫病及免疫缺陷。很多自身免疫病都伴有胸腺病，当切除胸腺以后，自身免疫病可以缓解，所以，切除胸腺是治疗自身免疫系统病的方法之一。

　　胸腺瘤的主要临床症状有：咳嗽、胸痛、吞咽障碍、呼吸困难、声嘶、颈部肿块及上腔静脉阻塞综合征等。胸腺长在前纵隔，胸骨之后，若发生肿瘤，会压迫肺、食管、气管等，导致咳嗽、胸痛、吞咽障碍、呼吸困难及声音嘶哑等症状；若肿块进一步增大，会压迫上腔静脉，发生上腔静脉阻塞综合征。这些症状都是局部肿瘤占位造成的。

　　除了局部症状，胸腺瘤可伴随自身免疫病和免疫缺陷。免疫缺陷主要表现为对各种病原微生物的易感。此外，由于免疫功能低下，约 1/5 的患者可以并发胸腺之外的恶性肿瘤。

　　机体免疫系统具有免疫监视、免疫稳定和免疫防御等功能。免疫防御低下容易发生各种感染，免疫稳定功能紊乱，会发生自身免疫病，免疫监视功能破坏，容易发生恶性肿瘤。肿瘤-自身免疫病-感染，它们之间的关系很密切，胸腺瘤就属于我们讲的免疫防御的缺陷、免疫稳定的紊乱和免疫监视功能的破坏，常伴自身免疫病，其中 1/3 的患者合并重症肌无力，或伴再生障碍性贫血、血小板减少性紫癜、慢性活动性肝炎和糖尿病等。

三、胸腺瘤的病因

　　1. 伏邪。胸腺瘤有伏邪，所以发生自身免疫病、免疫缺陷病和恶性肿瘤。

2. 气虚。胸腺瘤多见于中老年人，正气虚衰，常常合并重症肌无力。因为脾主肌肉，所以重症肌无力的典型症状是：气虚、乏力、中气下陷，这样的患者占到胸腺瘤的 1/3，即使患者没有合并重症肌无力，也多伴有乏力、气虚、气陷等中气不足的症状。

所以，我们说胸腺是人体的免疫器官，能够促进正邪相争，中医讲的宗气就是胸腺。

四、胸腺与"阴阳清浊"

从六经上讲，胸腺属太阴经，太阴经的气上积于胸，就是中医讲的宗气，也是胸腺。《内经》这样描述：黄帝曰：原闻人气之清浊。岐伯曰："受谷者浊，受气者清"，"清者注阴，浊者注阳。浊而清者，上出于咽"，这里是讲消化道受纳食物，食物中的水谷精微上出于咽，"清者上注于肺"，在肺里发生氧和二氧化碳的交换，这是太阴，既包含肺，还包含了胸腺。肺中有肺气，与大自然的天气相沟通，而胸中有宗气就是指胸腺。黄帝曰：夫阴清而阳浊。岐伯曰：清者注阴，浊者注阳。清者注阴，清气注于太阴，所以胸腺从本质上讲属于太阴宗气的范畴。张锡纯讲大气，《内经》讲宗气，《伤寒》六经讲太阴经，李东垣讲中气，这些虽为不同的概念，却有相同的本质特征和物质基础，不外乎太阴和宗气的范围更广泛。而宗气集于胸中，与胸腺密切相关，虽然这个器官西医的解剖可以看到，中医的脏象学没有，但在中医的气血精津液中有宗气，与胸腺有关。再比如胸腺瘤患者典型的表现有咳嗽、声音沙哑、呼吸困难等，呼吸困难与《内经》讲述的"出喉咙而司呼吸，灌心脉而行气"相吻合，由于压迫呼吸道，引起咳嗽，呼吸困难，声音嘶哑，即呼吸不利；当其压迫上腔静脉时，就会出现上腔静脉综合征，使血液运行不畅，阻塞心脉。此外，胸腺瘤临床上还表现为重症肌无力，和典型的乏力，所以说胸腺属于宗气的范畴。

五、胸腺与"阴阳离合"

太阴包绕少阴，就是太阴经包着少阴经。比如胸腺在前，肺在两旁，后背是至阳穴，在平脉法中我们把至阳穴定在太阴；再如苓桂术甘汤，用桂枝配白术，中间是少阴心（桂枝），用太阴（白术）包着少阴。这是绕着身体横向包，还有纵向包，小肠中间包着肚脐，我们说小肠主吸收运化水谷，属于太阴，肚脐属少阴，这是立着包，纵向包。

阳明包绕太阴。胸膜包着肺，胸膜属于阳明，大家看大陷胸汤、大陷胸丸，胸膜的病，我们要用下法的；大肠包着小肠，还是属于阳明包着太阴。外面是阳明，中间是太阴，里边是少阴，如果明白了太阴包少阴，就可以更好地理解阳和汤。阳和汤是治疗乳腺癌，乳腺增生，即乳癖，乳岩等温肾的处方，但偏偏要加姜炭，在温太阴的基础上温少阴肾。我们的最新研究也表明，姜炭对乳腺癌有直接的抑制作用，这是我们实验室做的研究，既有临床数据，还有基础研究和药物学的研究。还有一个方——补中汤，也就是《金匮要略》的《近效》术附汤，（《近效方》术附子汤 治风虚头重眩，苦极，不知食味，暖肌补中，益精气。）方用白术暖中补气（太阴）的时候，要加小剂量的附子（少阴）；还有温肺化饮的小青龙汤，用干姜（太阴），还用少阴的细辛，因为小青龙汤有外感，经常发热，细辛是个解热剂，所以用干姜配细辛，这就是太阴包少阴的关系。

所以，我们讲苓桂术甘汤里用桂枝配白术，是温少阴心脉的处方，阳和汤（肉桂配姜炭）是温少阴肾脉的处方，术附汤（白术配附子）是温太阴脾的处方，小青龙汤（干姜配细辛）是温太阴肺的处方，要理解这些处方配伍背后的机理。由此可见，小青龙汤为治外感病急温之，阳和汤为治内伤病缓补之，两者都用麻桂姜草，急温之加细辛、五味子、芍药、半夏，考虑到肺脏的特点，用细辛温，五味子敛，芍药在这里木来刑金等，很复杂，我们不过多的解释，大家可以去思考；缓补之加鹿角胶、白芥子、熟地，用白芥子、半夏化痰，用鹿角胶、熟地去补肾。从中我们可以看到胸腺的特征，它和自身免疫病肿瘤的关系（伏邪），它属于我们脏象中的一个脏，属于《内经》讲的宗气，六经里讲的太阴。

六、胸腺瘤治案

处方：

北柴胡 25g　黄芩 10g　升麻 10g　法半夏 10g　甘草 6g　瓜蒌 20g　黄芪 90g　白术 10g　党参 30g　当归 10g　桂枝 10g　桔梗 10g　仙鹤草 60g　龙葵 30g　薤白 6g。

按：

胸腺瘤发生于胸腺，实际上胸腺在人是青年的时候已经萎缩。胸腺是一个什么器官？T 细胞在那里发育，是免疫细胞发育的器官，到青年以后它就没有功能了，但是这患者恰恰在胸腺上皮发生了肿瘤。胸腺瘤的一个特点是病人表现为大气下陷，有典型中气下陷的表现，所以这个方子用的补中益气汤治疗中气下陷这是第一个。第二，加了瓜蒌薤白桂枝汤。为什么加瓜蒌薤白桂枝汤？温煦心阳。补中益气汤治中气下陷，到了胸中靠的是心阳，瓜蒌薤白桂枝汤是温心阳的处方。在这个基础上我们合上了小柴胡。为什么用小柴胡？他加龙葵，龙葵也是清肝的药，治疗什么呢？第一，伏邪它转出少阳。第二，少阳三焦是气道，人体元气运行的一个通道。用这个办法去治疗这个胸腺瘤，大部分都有效，能够快速获得这个疾病的缓解。

患者舌头稍右偏向舌尖，是红色的，有热。他这个热就是转出少阳，用柴胡、黄芩、龙葵。那为什么在柴胡、黄芩的基础上加龙葵？柴胡、黄芩偏于气，龙葵偏于形，还得复形质，为什么复形质？肿瘤嘛。这就是小柴胡汤合上补中益气汤和瓜蒌薤白桂枝汤，补中益气汤治中气下陷，瓜蒌薤白桂枝汤温煦心阳，小柴胡汤治他伏邪转出少阳，综合起来就能治疗这个疾病。

第七节 其他肿瘤治案

一、喉癌

处方：

连翘 30g 浙贝母 20g 山豆根 6g 薄荷 6g 法半夏 30g 猫爪草 30g 蜈蚣 2g 炒僵蚕 10g 醋商陆 9g 细辛 3g 桂枝 10g 黄芩 10g 白芍 10g 大枣 10g 甘草 3g 大青叶 30g 升麻 10g 醋莪术 30g 党参 10g。

按：

一阴一阳结谓之喉痹，定在少阴兼顾少阳，就看是偏重于冬不藏精还是偏重于春必病温。定在少阳偏少阴或者少阴偏少阳均可。该患者我们定在少阳经，咽喉痛用半夏；实际有寒，我加桂枝、甘草，这是少阴病篇半夏散及汤的思路，如果用附子代桂枝，干姜代半夏，就变成四逆汤的构架；因为病位在咽喉，用黄芩、细辛，细辛入少阴，半夏、桂枝、甘草、黄芩、细辛这是固定配伍；患者大小鱼际红，是很明显的少阳证，用黄芩汤法，黄芩、白芍、大枣、甘草，治在上焦；最关键的是，患者舌质淡，舌下色红，有伏邪，就用大青叶、连翘、薄荷来治疗伏邪；用升麻托邪外出，大青叶、升麻、甘草、连翘、薄荷，这是治疗温病的配伍；因为该患者病机为痰瘀互结于血分，病位在咽喉，半夏是咽喉专药，祛痰用贝母配半夏，针对瘀血用醋莪术；痰瘀互结还有毒邪内生，要解毒，用蜈蚣配僵蚕，僵蚕和蜈蚣是治疗咽喉的特殊用法。

如果夹湿大便不畅，就加姜黄、蝉衣、大黄，即升降散之意，患者大便正常，我们要考虑黄芩配莪术还是姜黄，如果用姜黄还要加蝉衣，会增加治疗费用，就用莪术可不用姜黄。莪术比姜黄耗气，患者服用后可能会出现乏力，且其舌质淡，可加太子参或党参。

总体来看，处方是黄芩汤合半夏散及汤，一个治少阳，一个治少阴，少阴针对冬伤于寒，少阳治疗春必病温。升麻托邪外出，伏邪转出用连翘、大青叶；针对痰瘀互结，用药在少阳经，浙贝化痰而清肝，莪术活血又疏肝；莪术、党参实际上是张锡纯的用药方法，也治伏邪。

二、上颌窦癌

处方：

北柴胡 25g　炙没药 5g　炙乳香 5g　黄芪 30g　大青叶 30g　醋商陆 9g　连翘 30g　夏枯草 30g　黄芩 10g　升麻 20g　瓜蒌 10g　玄参 30g　猫爪草 30g　浙贝母 10g　天龙 3g　甘草 3g。

按：

整体来看，这里有几个经典方剂的配伍思路：本方以小柴胡汤为主的构架，大青叶、连翘、升麻、玄参、丹皮，取自吴鞠通《温病条辨》银翘散；瓜蒌、浙贝母取自后世的逍遥蒌贝散；乳香、没药取自西黄丸。针对伏邪正邪相争，用大青叶和连翘邪气转出；用升麻和黄芪托邪外出，玄参减毒；针对痰瘀互结，用乳香、没药活血，这两味药具有强力的活血消肿作用，用瓜蒌、贝母是取意于逍遥蒌贝散，这是一组对药，既化痰又疏肝。

患者舌下络脉青紫，说明有瘀血；舌质红，这种红色区别于阳明病（白虎汤证）甚至转到少阴的深红色，是典型的少阳有热，可以是新感体现，也可以是伏邪的体现；苔厚腻，说明有痰湿。如果少阳有热不加痰瘀，就不易形成有形之物，痰瘀互结容易形成巢窟，形成肿瘤。患者脸型方正，是典型的木型人，且其病位在眼睛旁边，鼻翼两边发青，青中还有黑斑。若单纯发青，是在气分，如有黑斑，则在血分，有形质损伤。针对患者面部的凹陷（由于骨骼肌肉被肿瘤侵蚀，正常结构被占位的肿瘤取代，当肿瘤消失，原本占位的部分就形成了凹陷），用升麻、黄芪来托邪。

三、乳腺癌

处方：

蜜炙麻黄5g 肉桂3g 姜炭6g 鹿角霜10g 炙淫羊藿30g 浙贝母10g 土贝母10g 全蝎5g 醋青皮10g 川楝子10g 橘叶10g 醋商陆9g 夏枯草20g 猫爪草30g 瓜蒌30g 石上柏30g 前胡10g 木鳖子2.5g 生地黄60g 黄芩10g 苦参6g 蜜炙紫菀10g。

按：

一般乳腺癌患者癌胚抗原都会偏高。癌胚抗原是乳腺癌、肺癌、结直肠癌这三类肿瘤的特异性标志物。值得注意的一点是，经我们研究观察结直肠癌患者发现，与很多肿瘤标志物不同，癌胚抗原有一个明显的拐点值"5"，癌胚抗原大于5和小于5的生存期有显著差异。在整个消化系统肿瘤中，只有结直肠癌患者的癌胚抗原特异性较高。中医讲肺与大肠为表里，所以肺癌与结直肠癌的癌胚抗原的特异性相似，而乳腺癌的本质是太少两感，可见这三种癌胚抗原特异性增高的肿瘤都与中医讲的肺有关。

这位患者是乳腺癌并发肺转移，肺部有病灶，肿瘤标志物增高，复查病灶并没有增长，但肿瘤还有活性。患者手心非常热、大小鱼际红，是黄芩证。手心非常热但没有汗，是阴虚，地黄证；有汗是桂枝证；大便秘结是大黄证。黄芩加地黄是三物黄芩汤思路。

患者失眠，方中苦参是清心治疗失眠的药物。这是水生木，木生火。我们说少阴热化证不夹湿用黄连，夹湿就用苦参，苦参能够治疗心悸、失眠、心律失常等症状。方中黄芩能够清肝，针对木火刑金导致的乳腺癌肺转移。

患者舌面淡白，说明阳虚；而舌下舌质很红，有伏火，就是中医讲的"癥坚之下，必有伏阳"，有热，所以用阳和汤合三物黄芩汤来处理。

四、恶性黑色素瘤

处方：

黄芩 10g　菊花 40g　桂枝 10g　生牡蛎 30g　枯矾 1g　党参 30g　蜈蚣 2g　白花蛇舌草 40g　炒僵蚕 10g　猫爪草 30g　法半夏 15g　姜厚朴 30g　三七 6g。

按：

这是一位恶性黑色素瘤的患者，男性，52 岁，肿瘤发于眼部。患者手心多汗，是桂枝证，用桂枝；发于眼部，是黄芩证，用黄芩；恶心，腹胀食欲不振，用半夏和厚朴，消化不好用半夏，厚朴是治疗恶性黑色素瘤的专药，以皮治皮；患者口苦口干，并且肿瘤发于眼部，为少阳证，用菊花配黄芩。该病的特点是日久痰凝、血瘀、毒聚，痰凝用牡蛎、枯矾，用牡蛎平肝，枯矾走少阳经，取硝石矾石散走少阳经之意；毒聚用僵蚕、蜈蚣，能败毒；用白花蛇舌草，可以调节免疫；血瘀用三七。

其实就是在侯氏黑散的基础上针对寒凝、血瘀、毒聚加减。所以，运用抓独法思想，对该患者进行辨证非常简单：口苦用黄芩，眼睛不好用菊花，手心出汗用桂枝，然后结合恶性黑色素瘤患者痰凝、血瘀、毒聚的情况，处方就出来了。

五、肠侵袭性纤维瘤

处方：

姜厚朴 30g　姜草果 10g　槟榔 10g　黄芩 10g　白芍 10g　甘草 6g　醋商陆 9g　三七 2g　醋莪术 10g　醋三棱 10g　牵牛子 30g　醋香附 10g　茵陈 30g　猫爪草 30g　生薏苡仁 30g　桃仁 10g　山慈姑 6g　五倍子 6g　五味子 5g　皂角刺 30g　生牡蛎 30g。

按：

该患者是肠侵袭性纤维瘤，是中医讲的伏邪与痰瘀互结形成巢窟，潜伏在肠系膜上，发出于少阳。用药特点如下：

（1）是取意于达原饮，达原饮来自我们的黄芩法；

（2）是用了《串雅》中的牛榔串，槟榔配牵牛子；

（3）是太乙紫金锭、山慈姑、五味子是太乙紫金锭的基本结构；

（4）是茵陈蒿汤，用茵陈助黄芩、白芍使病邪转出少阳，但如果转出太过就到阳明，用枳实、厚朴、槟榔其实与茵陈蒿汤中大黄的作用是相同的，针对阳明腑实大便不通；

（5）由于病邪在下焦，针对痰瘀互结，用桃仁不仅活血即桃核承气汤的思路，还可以通大便。

六、肝癌

处方：

苍术 30g　白术 30g　牛膝 30g　防己 30g　龙葵 30g　醋鸡内金 30g　姜黄 10g　三七 2 g　酒大黄 5g　醋鳖甲 10g　凌霄花 10g　白花蛇舌草 20g　北柴胡 25g　葶苈子 10g　升麻 30g　甘草 3g　黄芩 10g　生薏苡仁 50g　牡丹皮 10g。

按：

这是一位肝癌患者，2010 年 8 月做了肝癌手术，但没有切除干净，术后又做介入治疗，现在已经 6 年了。她的舌体左侧可见一结节，2015 年这个结节很大，现在缩小到原来的 1/3，与肿瘤有关系，随着这个结节的减小，说明肿瘤控制得很好。这个结节是红白相间的，前面红，有热；后面白，有湿。由于有湿，患者的手掌根部形成了白㾦，水疱破了以后就脱皮，见于《温病条辨》的薏苡竹叶汤证。

我们治疗这个病的处方特点是什么呢？用大剂量的升麻（李东垣法）、薏苡仁（吴鞠通法）升阳除湿，使湿热出表，这是治疗温病的独特办法，因为是伏邪，让湿热出表，用升麻、甘草配薏苡仁，引湿邪出表；用黄芩、牡丹皮和白花蛇舌草，黄芩清气分，牡丹皮清血分；大便不通用酒大黄配姜黄，是升降散的思路，该肝癌患者，有病毒长期潜伏，是伏邪，当从伏邪温病论治。

伏邪转出的枢机是少阳，黄芩汤、小柴胡都是在少阳。为什么会潜伏？因为患者太阴不足，所以用苍术、白术；少阴不足用牛膝；尺脉无力加桑寄生，桑寄生配牛膝治疗少阴的"冬不藏精，春必病温"，桑寄生还是抗病毒的药物，常用治小儿麻痹症等，也是特殊的选择。

邪气长期的潜伏容易形成巢窟，相当于西医的局部肿物占位、纤维化，长期的纤维化用鳖甲、姜黄、醋商陆化痰活血软坚来治疗。

七、胰腺癌

处方：

茵陈 30g　黄芩 10g　滑石 10g　枯矾 1g　郁金 30g　木香 10g　川楝子 10g　九节茶 30g　猫爪草 30g　猫人参 30g　生薏苡仁 60g　生麦芽 30g　淡竹叶 30g　天龙 5g　龙葵 30g。

按：

我们从伏邪的角度如何治疗胰腺癌？患者舌质红，苔黄腻，用茵陈配黄芩，甘露清毒丹的思路，如果食欲不振可以加白豆蔻，薏苡仁配淡竹叶，薏苡竹叶汤的思路。薏苡仁是治疗胰腺癌的特殊药物，有特殊疗效。从伏邪论治，胰腺癌转出少阳，针对胰腺癌的特殊性，加滑石、郁金、枯矾、木香和麦芽，我们的验方加味硝石矾石散的思路，因为没有硝石所以用滑石，滑石配枯矾，枯矾配郁金是白金丸；木香配郁金是木金丸；木香配川楝子以利胰，能促进胰液的排泄，专门治疗胰腺癌；九节茶是截断的药；用薏苡竹叶汤使伏邪转出少阳；龙葵、天龙是治疗伏邪成巢的特殊药物。

肾虚加枸杞子，能滋补肝肾，一贯煎的思路；气虚用太子参，脉力不足加太子参促进正邪相争，麦芽（麦苗、麦汁、麦芽糖等）是源自硝石矾石散用麦汁的思路，所用药物有伏邪温病的思想和截断法原理，一病有一方，一病有一药。

第九章　其他疾病

第一节 痤 疮

为什么说痤疮是一个伏邪呢？从西医的病理上讲，痤疮首先是雄激素水平升高，导致皮脂腺分泌旺盛，造成皮脂腺堵塞，随后继发炎症，同时还可伴发细菌感染，出现局部炎症。雄激素水平高，从中医的角度讲，说明阴不足，有"冬不藏精"的因素；痤疮从春天开始外发，夏天尤甚，正所谓"冬不藏精，春必病温"；而且痤疮可以反复发作，内外感召，气温升高会发作，吃火锅也会发作；皮脂腺分泌的油脂属于湿，所以说痤疮是阴虚夹湿的湿热温病。那么如何治疗呢？

中医讲"春必病温"，痤疮发自少阳经，在治疗上要清泻少阳的湿热。我们的验方枇杷清肝饮就主要针对此疾病。处方的结构是以黄芩汤为基础，用黄芩、甘草转出少阳，在此基础上加茵陈、泽泻、苍术治疗少阳夹湿。选茵陈、泽泻、苍术而不选猪苓、茯苓是因为泽泻能够泻少阳相火，而茯苓、猪苓不能；选苍术不选白术，是因为苍术富含维生素 A，能够治疗肝肾阴虚的夜盲症，是清肝、养肝、明目的药物，维生素 A 还是治疗痤疮的一个西药，而苍术富含维生素 A，所以选苍术。

方中还用海藻配甘草，这是两个相反的药，是"中药十八反"之一，两药相配，利湿的作用会大大增强。海藻不光能软坚，还能够利水，比如牡蛎泽泻散治腰以下肿，就是用海藻，这是一组强烈的利水药，痰和湿属于一类；如果觉得力量不够，就加枯矾，可以进一步加强化痰、除湿的作用，比如侯氏黑散就是用黄芩配枯矾。白矾脱水后叫枯矾，以前农村的水很脏，农民就用白矾去沉淀、消除水中的污垢，白矾不仅能够清除水中的污垢，也可以清除血液中的污垢、脂肪、胆固醇，所以白矾也能够化痰，是一个降血脂的药。痤疮是皮脂腺分泌旺盛，可以通过降低血液中的血脂，去抑制皮脂腺的分泌，白矾就是一个特异性的抗血脂药。

该方清少阳的湿热作用很强，但药多在气分，这里加一味郁金引入血分，郁金是一个活血舒肝的药，可以解郁，所以叫郁金，除了活血舒肝，还可以降血脂。

可见，我们验方中每一味药都是经过深思熟虑的，不是随随便便选的。活血的药很多，这里选了郁金活血、舒肝、降脂；去湿的药也很多，这里选苍术清肝、养肝、明目，降血脂；选泽泻泻相火，降血脂；选择茵陈不选龙胆草，茵陈也是一个降血脂的药，龙胆草就是一个抗炎的药。为什么用这么多降血脂的药？因为皮脂腺分泌旺盛，造成堵塞，形成炎症，然后继发感染，所以要去降血脂；为何从少阳去降？因为本病是少阳夹湿。

方中为什么用枇杷叶？痤疮长在脸上，也可以长在背上，脸上、背上属于皮肤，皮肤属于太阳经，发出后是温病，热病就要用治热病的药，所以要选用太阳经的药枇杷叶；如果局部的炎症很明显，可以加连翘，连翘也是一个太阳经的药，温病卫分证，也可以清肝。

还有"冬不藏精"，用 20g 制首乌，这是补肾的药。"冬不藏精"，少阴肾发出来是少阳，痤疮长在皮下，皮肤属太阳。通过清解少阳，祛湿降血脂，也可减脂肪，减体重，所以，这个验方不但能治疗少阳相火妄动的青春期痤疮，还能够治疗少阳肥胖。

痤疮是雄激素旺盛→皮脂腺分泌旺盛→继发炎症或感染，基本病机是"冬不藏精"，皮脂腺分泌旺盛有湿，发生炎症有火，把这个发病机理想明白了，中医治疗就很简单了。"冬不藏精"就用藏精的药，如首乌之类；皮脂腺分泌旺盛有湿，就加除湿的药；有火就清火，痤疮也是疮疡，就用治疮疡的药，如连翘之类，兼泻相火。

如果痘印不除，局部有瘀血，伏邪成巢，形成斑痕，表现是疙瘀，用乳香、没药、炮山甲活血，也可以选皂角刺。为什么选乳香、没药？因为没药能够降低血脂，抑制脂肪代谢；如果肾虚，加山茱萸，气虚加黄芪、当归；如果肝火旺，大便干，加决明子；如果肥胖，大腹便便，加厚朴，不消化肚子胀，加大腹皮，可随证加减。

第二节 胃-食管反流病

胃-食管反流病，以前叫反流性食管炎，食物由胃反流到食道，刺激食管导致食管的炎症，还可以刺激咽喉导致咽喉肿痛，还可以吸入气道导致支气管哮喘和吸入性肺炎，所以由反流性食管炎改成了胃-食管反流病。

举个例子，感冒可以诱发胃-食管反流病的急性发作，这个可能很多人不熟悉，我们回到《伤寒论》的条文去给大家讲解。首先说麻黄汤证："太阳病，头痛，发热，身疼，腰痛，骨节疼痛，恶风，无汗而喘者，麻黄汤主之。"麻黄汤证的特点是脉浮紧，无汗。方中用麻黄、桂枝、杏仁、甘草。为什么太阳病会脉浮？因为，机体发生急性上呼吸道病毒感染后，导致机体肾上腺素分泌增加，肾上腺素分泌增加使得浅表动脉的脉搏更表浅，为什么会更表浅呢？因为当脉搏更靠近体表的时候，患者发热汗出会从血液带走一部分体温，病人就会退烧。

所以当人感冒（或发生病毒感染）以后，导致脉搏表浅，出现浮脉。而麻黄中含有伪麻黄碱、麻黄碱、次麻黄碱等成分，它们的分子结构跟肾上腺素高度相似，具有拟肾上腺素的药理活性。西医治感冒，为什么用伪麻黄碱（伪麻黄碱是麻黄的提取物），不用肾上腺素呢？因为伪麻黄碱对心脏的毒性比肾上腺素要小，作用要缓和，要轻，而且麻黄煎煮法中明确说去上沫，也是减轻心脏毒性。

那么为什么感冒以后食欲不振呢？主要就是因为病毒感染导致肾上腺素分泌增加，而肾上腺素有抑制胃肠蠕动的作用。为什么肾上腺素会抑制胃肠蠕动呢？是因为当肾上腺素大量分泌的时候，机体处于亢奋状态，要去战斗，去应急，这时机体的血液是从消化道流向大脑、肌肉，以保证重要器官的供血充足，而此时相比较而言，胃肠道就不那么重要了，所以肠道的血供减少、蠕动减慢，导致了食欲不振。

如果服用了麻黄汤，麻黄发汗后，会进一步抑制胃肠道的蠕动，尤其是脾虚的患者，胃肠道的蠕动功能本来就弱，这个时候就会出现"发汗后，腹胀满"，用"厚朴生姜半夏甘草人参汤主之"。厚朴生姜半夏甘草人参汤就治疗服用了麻黄类药物后，消化道的蠕动抑制导致的食欲不振。所以当感冒服用麻黄类药物后，出现口味寡淡、食欲不振，脘腹胀满时，而且平素胃肠功能就比较弱的，用甘草、人参补脾，如果主要表现为腹胀，就用厚朴、生姜、半夏来除胀。这就是厚朴生姜半夏甘草人参汤证。

这时，由于感冒和治感冒用的药物，严重地抑制了患者胃部的蠕动，导致胃部的压力增加，就可能发生食物由胃向食管反流，因而出现栀子豉汤证："发汗、吐下后，虚烦不得眠，若剧者，必反复颠倒，心中懊恼，栀子豉汤主之，若少气者，栀子甘草汤主之，若呕者，栀子生姜豉汤主之。"条文中就讲，这种腹胀可以引发食物由胃向食管的反流，出现心烦，懊恼，胸中窒，胸中烧灼疼痛。我们说炎症，导致红肿（要通过胃镜观察）热痛。通过胃镜看到胃-食管反流病患者，急性期的炎症是红和肿的，黏膜是红和肿的，热和疼患者自己可以感觉到，胸口痛，里面火辣辣的，烧心，用栀子豉汤。

"若少气者，栀子甘草豉汤主之"，脾虚的患者，发汗后，腹胀满，胃肠道的蠕动功能减退。条文中只说少气的人，这是指脾虚的人，加甘草；食物由胃反流到食管，胃气上逆，如果引起恶心呕吐，说明胃气上逆很严重，加生姜，栀子生姜豉汤主之。

患者腹胀尤甚，"腹满，卧起不安者，栀子厚朴汤主之"，加厚朴、枳实。这就是太阳传阳明。阳明在经证有两个方，一个是栀子豉汤，治疗局部的炎症反应，红肿热痛；另一个是白虎汤，治疗炎症全身反应综合征，大热大渴大汗脉洪大。都是阳明在经，都是治疗炎症反应，前者治疗局部，后者治疗全身的炎症反应综合征。

"伤寒，医以丸药大下之，身热不去，微烦者，栀子干姜汤主之"，"凡用栀子汤，病人旧微溏者，不可与服之"，要用栀子豉汤，如果这个病人用栀子豉汤之前大便就是稀溏的（"旧"即是过去），当患者发生急性炎症的时候，大便可能不溏，但他大便过去是溏的，用栀子干姜汤主之。栀子拮抗局部的炎症，干姜抑制腺体分泌，实其大便。因为栀子太凉，此患者为太阴脾阳虚。所以，这是一个新感引动伏邪的例子。感冒之后，肾上腺素分泌增加，导致"发汗后腹胀满"，为什么？因为患者脾虚，本身消化道运动就减退，再用麻黄一发汗，出现腹胀满，用厚朴生姜半夏甘草人参汤主之。

如果此时胃气上逆，会导致胃-食管反流病急性发作，也就是西医讲的感冒诱发胃-食管反流病急性发作，可以用栀子干姜汤。少气者，加甘草；呕者，加生姜；腹满者，加厚朴、枳实；烦甚者，还可以用代赭石。这里面有一个问题需要解释，我们说伏邪发自少阳，栀子干姜汤证是阳明在经，与少阳有何关联？因为栀子这味药很特殊，众所周知，栀子豉汤证是治疗阳明在经，它有清胃的功效。但是栀子还可以清肝，如丹栀逍遥散，化肝煎等方都用了栀子。茵陈蒿汤治黄疸为什么选栀子？也是因为栀子可以清肝。现代研究也证实栀子能够清肝、利胆，拮抗肝脏的炎症，具有保肝利胆的作用。有人会说，西医讲的肝是中医讲的肝吗？去听我们的中医生理学，两个同中有异，异中有同。所以说栀子在这里用得非常巧妙。由此可见，张仲景伏邪的思想非常清晰。

　　如何才能够深刻理解一个太阳病传为阳明在经的栀子豉汤证和栀子干姜汤证呢？用伏邪的思想去理解。只有明确了疾病的传变才能使用截断法，如果没有伏邪和"病"的思想，那么辨证论治就是此时此刻机体的病理改变，截断法就成了一句口号。当然，如果炎症反应很严重，一个栀子干姜汤证的病人也会大便秘结，甚至也可以用大黄去下，因为疾病是能够传变的。我们在讲四逆汤证时为什么，说过时而用四逆汤，时而用甘草干姜汤，时而用芍药甘草汤，时而用调胃承气汤，其实都是一个道理。

第三节　多囊卵巢综合征

　　多囊卵巢综合征见于女性，主要表现为以下几点：

　　1. 排卵障碍。由于排卵障碍，导致月经改变，常常表现为月经后期，月经量少，不排卵。

　　2. 表现为雄激素分泌增加，出现痤疮、多毛、甚至长胡子。

　　3. 影像学改变，B超显示卵巢中卵泡多于12个。

　　4. 该病可以诱发子宫内膜癌，因为多囊卵巢综合征有个特点——排卵障碍或排卵减少。子宫内膜的生长和脱落受雌孕激素的控制，如果机体孕激素分泌减少，当其水平不足以拮抗雌激素对子宫的作用时，雌激素就会持续作用于子宫内膜，诱发子宫内膜癌。

　　5. 该病还可能伴随脱发、肥胖、高血压、高血糖等随代谢紊乱的表现。中医如何认识多囊卵巢综合征呢？总结为失精、化火、成巢、致劳八个字。

　　（1）失精。为什么说失精呢？因为表现为无子，即不孕，很多患者都是因此来就诊的。临床表现为月经后期、量少或者闭经，就是中医讲的失精，就是冬不藏精。

（2）化火。化火表现为痤疮，少阳湿热上扰表现为痤疮，也表现为脱发。

（3）成巢。什么叫成巢？就是在超声下可以看到多囊卵巢，一个个的空泡，中医叫作痰凝血瘀，形成病巢。

（4）致劳。毒聚发生子宫内膜癌。

我们反复讲伏邪，冬不藏精，春必病温，失精化火，伏邪成巢，伏邪致劳，多囊卵巢综合征是伏邪温病。它既有失精的表现，又有化火的表现，还有最后的成巢和肿瘤。针对这些特点，我们的治疗思路如下：

第一，从少阴、少阳去治疗失精和化火。

第二，从痰、瘀、毒去治，化痰、活血、解毒来治疗伏邪成巢和伏邪致劳。

第三，通和补，因为患者表现为月经后期、量少、闭经。月经减少不外乎两个原因：一者，精血不足月经量就减少了，就要用补；二者，虽然精血够，但是有痰凝、血瘀、气滞，就要去通。通就包含了治疗气滞、痰凝，例如苍附导痰汤用天南星、半夏、白芥子；祛瘀用化血煎；补就是填精，例如重用牛膝60g，还可以引血下行。

附录　图版

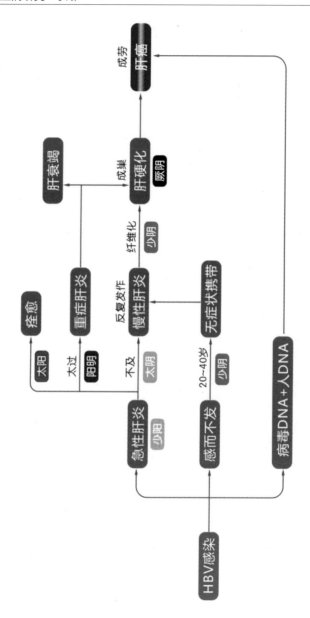

图1 病毒性肝炎六经传变过程示意图

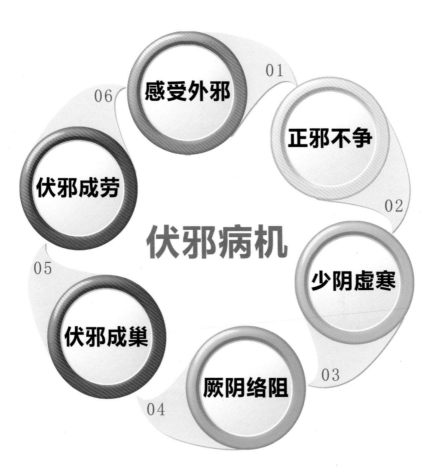

图 2　伏邪病机示意图

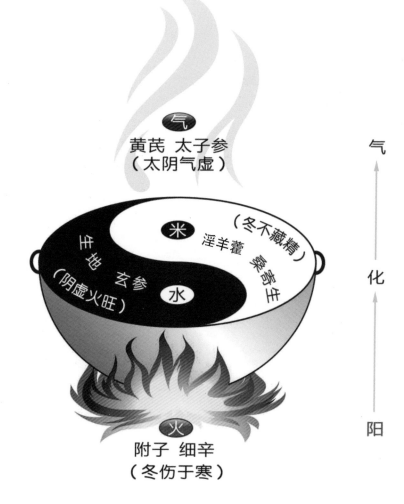

图3 阳化气示意图

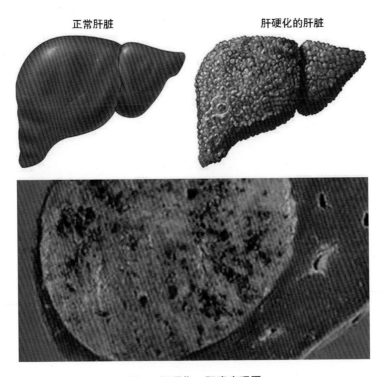

正常肝脏　　　　　　　肝硬化的肝脏

图 4　肝硬化、肝癌病理图

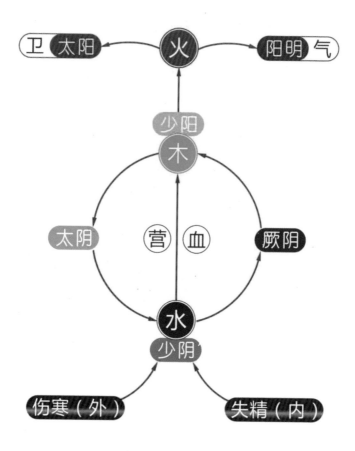

图 5 伏邪枢机示意图

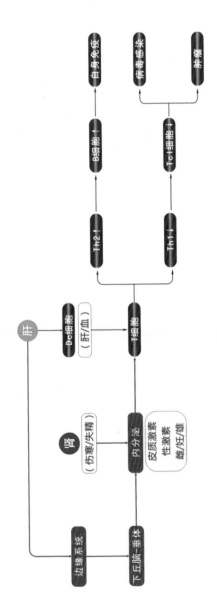

图6　免疫系统与伏邪的关系示意图

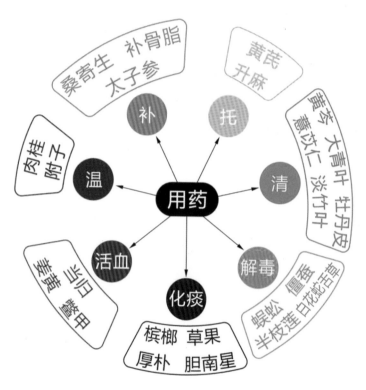

图7 伏邪用药举隅示意图

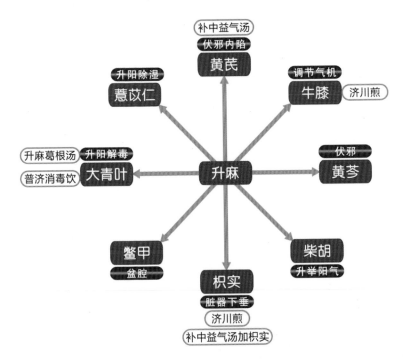

图 8　升麻的常用配伍示意图

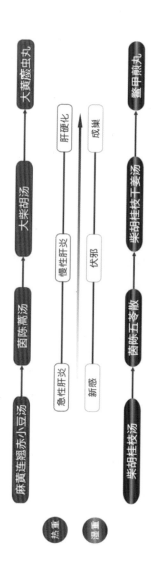

图9　肝硬化的两种传变示意图

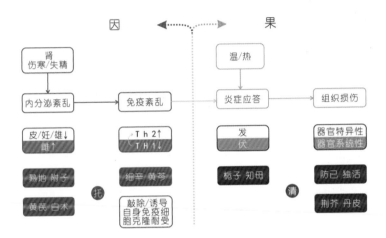

图 10 自身免疫病病变与药物作用部位示意图

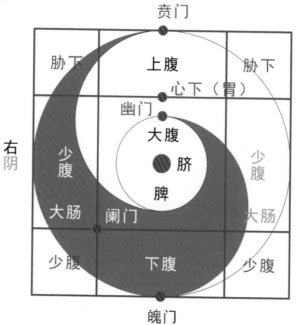

图 11　腹诊九分法示意图

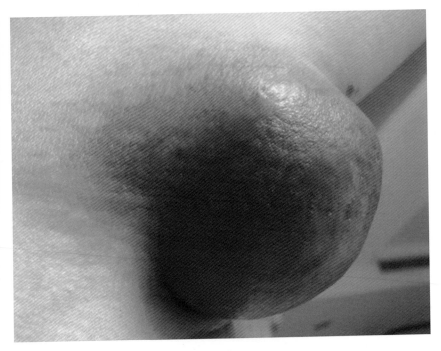

图 12　乳腺肿瘤

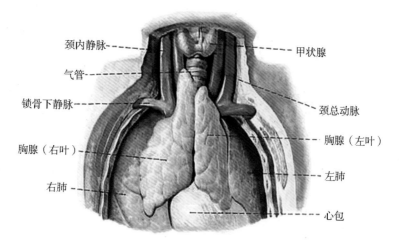

颈内静脉

气管

锁骨下静脉

胸腺（右叶）

右肺

甲状腺

颈总动脉

胸腺（左叶）

左肺

心包

图 13　胸腺示意图

书稿整理说明

此书依照吴雄志老师在"一路健康"APP 的教学视频整理而成，为"伏邪"课程的文字整理版，该课程亦为太湖学院博士班必修课。在您学习本书的过程中，建议与一路健康 APP 视频课程同步学习。具体步骤是：下载安装并登陆一路健康 APP→太湖学院→空中教室→博士班→伏邪。由于文字整理的局限性，一部分视频内容并未完整呈现，请以 APP 教学视频为准。另外，由于我们的水平有限，其中不免有曲解及错讹之处，如您发现错误，望发送邮件到 603356107@qq.com，我们将在以后的重印过程中及时改正。

以下人员均为志愿者，大家利用课余及工作外的时间整理文字、反复校对，历经 4 个月终于完成本书，在此诚挚感谢每个人所付出的辛勤劳动！

一、文字录入

王玲、皮诺曦、孙敏燕、郭圆圆、孙迎春、杨晓宇、李淼、李向林、黄廉鑫、张军涛、蒋丽、晏闯、孙崇铎、程保智、李月松、赵晓东、李晶、王玉平、陈文科、李逢春、单越涛、俞成连、杨光、斯炜烈、王宗陵、姜涛、田慧、张国华、林鼎峰、王支平、傅发根、魏红霞、董欢欢。

二、校对组

杨光、李晶、晏闯、莫艳芳、李侠、李淼、赵晓东、姜涛、林鼎峰、王玉平、王支平、张国华、贺雁、张艳娟、王建、高祖涛、俞成连、黄元德。

三、图片组

黎中华、蒋红钢、李哲。

四、出版组

李哲、李晓慧、郭圆圆、田慧、董欢欢。

全书统稿：张琴、牛永宁。

审稿：陈磊。

此外，在本书整理过程中，尚有许多志愿者在微信平台及一路健康 APP 上默默支持和无私奉献，在此一并表示感谢！